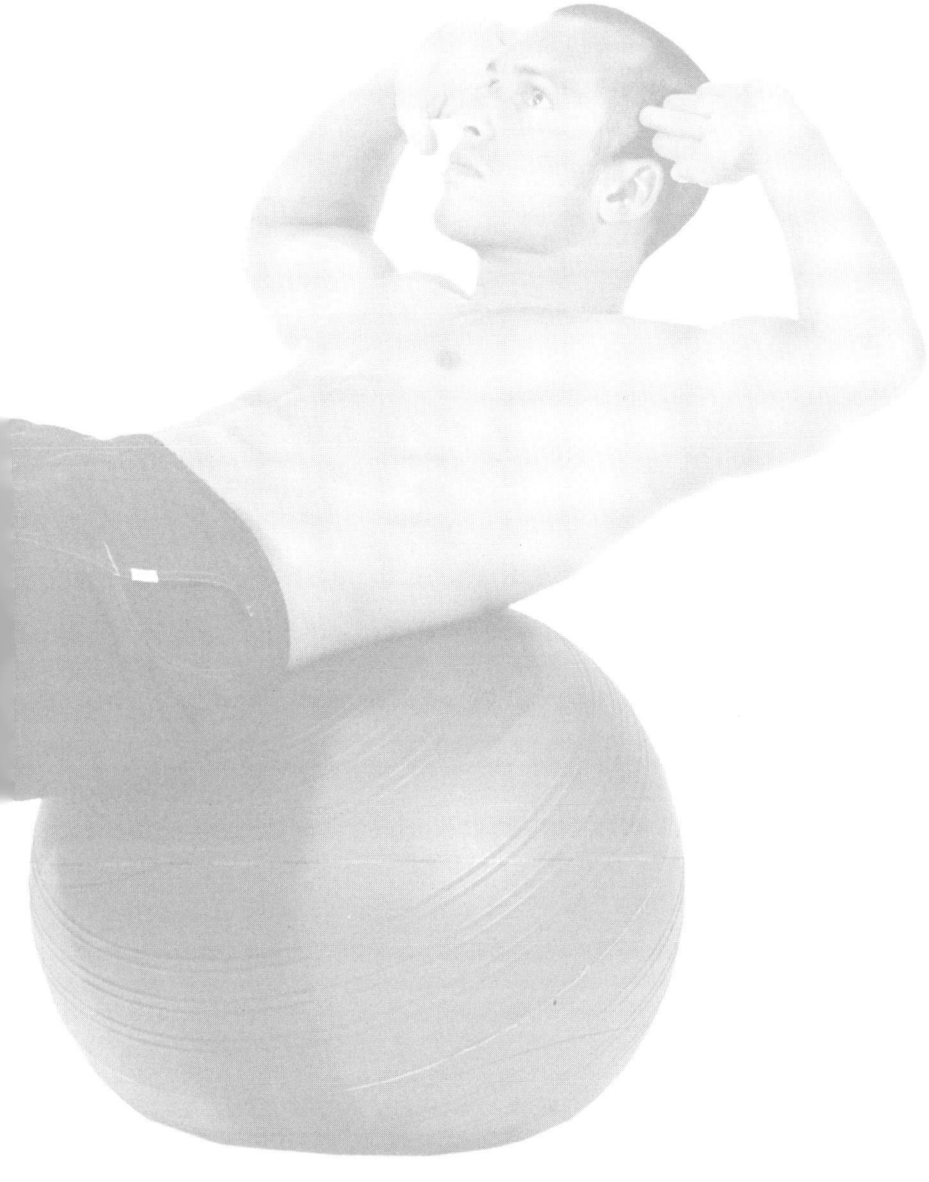

DAS Men'sHealth SIXPACK BUCH

Oliver Bertram

südwest

Herzlichen Dank an Dr. Stephan Geisler und Rufus Rieder
für Tipps und kritische Blicke.
Ebenso geht ein großes Dankeschön an Sandra Böschen
für ihren Einsatz beim Korrekturlesen.

ISBN 978-3-517-08771-9

© 2012 by Südwest Verlag, einem Unternehmen der Verlagsgruppe Random House GmbH,
81673 München

Redaktionsleitung: Silke Kirsch
Projektleitung: Esther Szolnoki
Producing: Bernhard Heun, Clemens Sorgenfrey
Lektorat: Clemens Sorgenfrey
Buchdesign: George Karabotsos mit John Seeger Gilman
Layout & Satz: Bernhard Heun
Bildredaktion: Annette Mayer
Grafik: Veronika Moga | VM Grafik
Fotos: Daniel Geiger für Men's Health & Christine Liebold für Men's Health
Umschlaggestaltung: R.M.E. Eschlbeck/Kreuzer/Botzenhardt unter Verwendung eines Fotos
von Dietrich Halemeyer
Litho: Artilitho snc, Lavis (Trento)
Druck & Verarbeitung: Těšínská tiskárna, Český Těšín
Printed in the Czech Republik

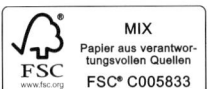

Verlagsgruppe Random House FSC-DEU-0100
Das für dieses Buch verwendete FSC®-zertifizierte Papier Profisilk wurde produziert
von Sappi Alfeld.

817 2635 4453 62

Inhalt

Einleitung

Willkommen in der wunderbaren Waschbrettwelt! Wie immer Ihre persönliche Bauchbaustelle aussehen mag, was immer Sie dazu angetrieben hat, nun diese Zeilen zu lesen: Auch Ihre Front ist in der Lage, nein, viel besser: sie ist es wert, eine markige Riffeloptik zu tragen. Das ist ein Versprechen: Sie werden Ihre Bauchmuskeln freilegen!

Das glauben Sie nicht? Vielleicht haben Sie schlechte Trainingserfahrungen gemacht: zu einseitig gearbeitet, mit dem falschen Programm oder ziellos, sozusagen aus dem Bauch heraus. Das ist natürlich alles besser als kein Training, aber selten von Erfolg gekrönt. Denn um die Speckpäckchen loszuwerden, muss das Gesamtpaket stimmen! In diesem Buch erfahren Sie, wie Sie das gewünschte Sixpack strukturiert und nach Plan herauslösen und so schnelle und ansehnliche Erfolge feiern. Ohne Verzögerung, ohne Umwege, ohne Rückschläge! Freuen Sie sich auf die beste Bauchform Ihres Lebens und auf das, was Sie mit ihr und diesem Buch erwartet. Hier sind sie, die – natürlich – sechs Siegprämien für Sixpack-Anwärter:

1) Sie bekommen einen knallharten, unverwechselbaren Front-Look

Die optische Wirkung ist alle Mühen wert: Das Sixpack ist und bleibt die Krönung aller Muskelziele! Es sieht knackig aus, es fühlt sich knackig an und der Weg dorthin ist ebenfalls knackig. Das heißt: Sie müssen etwas dafür tun. Ein Sixpack lässt sich zumeist erst blicken, wenn der Körperfettanteil unter 10 bis 15 Prozent liegt. Dass ein Waschbrettbauch nicht ohne Einsatz zu bekommen ist, begründet seinen Mythos: Er ist Ausdruck von harter Disziplin in Sachen Training und Ernährung. Umso mehr können Sie ihn mit Stolz tragen.

Das *Men's-Health*-Sixpack-Buch minimiert die Mühen, die Sie das Sixpack kostet, und zieht alle Register für den maximalen Trainingserfolg: Neben dem speziellen Bauchmuskeltraining geht es um eine nachhaltige, typgerechte Ernährungsumstellung, um Krafttraining zum Muskelaufbau für den ganzen Körper und um den bedarfsgerechten Einsatz von Ausdauersport als Fatburning-Beschleuniger. Diese Mehrfachstrategie ist der Schlüssel zum Erfolg und der einzig wirksame Weg zu einer Fronthaube mit riffeligem Kühlergrill. Untermauert wird das Gesamtpaket von rund 140 der besten Übungen für den Bauch und den Rumpf insgesamt, Dutzenden von Workouts sowie unzähligen Übungsvarianten, Alternativen und Intensivierungsmöglichkeiten.

2) Sie werden so gesund leben wie niemals zuvor

Ob Sie ein Sixpack bekommen oder nicht, hängt in starkem Maße davon ab, wie Sie sich ernähren. Denn die Tatsache, dass sich bei Ihnen momentan nur ein Paket wölbt, wenn Sie das T-Shirt lüpfen, ist mehr eine Folge der Fettschichten über der darunterliegenden Muskulatur als deren schlechter Trainingszustand. Das Dickenwachstum der Bauchmuskeln ist relativ begrenzt, die Möglichkeiten zum Abspecken hingegen sind nahezu grenzenlos.

Aus diesem Grund stellt das *Men's-Health*-Sixpack-Buch das Thema Ernährung in einem breit angelegten Kapitel mit in den Vordergrund: Lernen Sie alles Wichtige über Nährstoffe wie Eiweiß, Fett und Kohlenhydrate. Erfahren Sie, welche Lebensmittel förderlich für Ihre Sixpack-Ambitionen sind und welche Sie lieber links liegen lassen sollten. Jeder Körper reagiert anders auf eine Ernährungsumstellung. Wer zehn oder mehr Kilo loswerden muss, sollte einen gänzlich anderen Weg einschlagen als jemand, der nicht zulegen und kaum Muskelmasse aufbauen kann. Auf diesen wichtigen Aspekt, der in vielen Ansätzen zum Thema Fettabbau und Muskelaufbau fehlt, geht das *Men's-Health*-Sixpack-Buch intensiv ein: die individuelle Unterscheidung von Stoffwechseltyp zu Stoffwechseltyp. Hier finden Sie die für Sie passende Ernährungsstrategie – mit Tagesplanung, Lebensmittel-

sowie Trainingsempfehlungen und vielem mehr.

3) Sie bekommen eine schlanke Taille und legen so die Basis zur attraktiven V-Form

Richten Sie sich schon einmal darauf ein, Ihren gesamten Hosenbestand auszutauschen: Bauchmuskeln sind verantwortlich für eine schmale Taille. Wie ein Korsett sitzen sie nicht nur vorn, sondern auch an den Seiten, und reichen teilweise bis nach hinten an die Wirbelsäule. Je mehr Sie sie unter Spannung setzen, desto fester wird Ihre Taille. Das unterstreicht die Wirkung einer austrainierten Rücken- und Schulterpartie mit der männlich-markanten V-Form.

Das *Men's-Health*-Sixpack-Buch geht einen ganzheitlichen Weg: Neben den Bauchübungen gibt es reihenweise Übungen für den gesamten Rumpf. Denn selbstverständlich braucht ein attraktives Waschbrett auch ein ebensolches Umfeld.

4) Sie bekommen einen beschwerdefreien Rücken

Starke Bauchmuskeln sind eine echte Stütze für den Rücken und wirken Beschwerden entgegen. Zum einen schützen sie die Bandscheiben beim Heben von schweren Gewichten: Wenn Sie dabei Ihre Bauchmuskulatur anspannen, erhöht sich der Druck im Bauchraum, was die Last vom Rücken nimmt. Zum anderen heben Bauchmuskeln aufgrund ihrer anatomischen Verankerung das Becken vorn an. Im trainierten Zustand wirkt das einem Hohlkreuz entgegen.

Das *Men's-Health*-Sixpack-Buch geht noch einen Schritt weiter und stellt die wichtigsten Übungen für den unteren Rücken vor, die in keinem Bauchtraining fehlen sollten. Damit ist sichergestellt, dass Sie den Rumpf rundum ausgeglichen trainieren. Zahlreiche Sicherheitshinweise (auch speziell für Bauchübungen wie Crunches & Co.) werden Sie dabei durch Ihr Training führen. So steht einer beschwerdefreien, körperschonenden Kräftigung nichts im Wege.

5) Sie gehen aufrechter durchs Leben

Nicht nur die Rückenmuskeln, auch die Bauchmuskeln sind notwendig für eine aufrechte Körperhaltung. Nur gemeinsam können sie die Wirbelsäule und damit den Oberkörper in einer gesunden, ausbalancierten Position halten. Mit einer derart aufrechten Haltung wirken Sie größer, kräftiger, entschlossener. Im Übrigen trägt eine wirklich aufrechte Haltung dazu bei, die Wirbelsäule zu entlasten, und hat somit auch gesundheitliche Vorzüge.

Das *Men's-Health*-Sixpack-Buch erklärt in verständlichen Worten den Aufbau von Rumpf und Wirbelsäule und verdeutlicht, welche Rolle die Bauchmuskeln in Zusammenarbeit mit der Rückenmuskulatur spielen. Hinzu kommen viele haltungsbezogene Trainingshinweise. Insgesamt bekommen Sie so ein

Gespür dafür, wie Sie Ihre Haltung grundsätzlich verbessern können.

6) Sie werden in jeder Hinsicht so leistungsfähig sein wie nie zuvor

Bauchmuskeln haben entscheidenden Einfluss nicht nur auf die Rumpf-, sondern auch auf die Beckenstatik. Nur mit ihr lassen sich Kräfte von den Beinen zum Rumpf optimal übertragen. Starke Bauchmuskeln fördern so die Leistungsfähigkeit – im Alltag ebenso wie in jeder Art von Sport.

Das *Men's-Health*-Sixpack-Buch hilft nicht nur Ihre Bauchmuskeln freizulegen, sondern wird Sie insgesamt kräftiger, beweglicher und ausdauernder machen. Dazu finden Sie immer wieder Anregungen, wie Sie das bloße Krafttraining mit zusätzlichen Komponenten anreichern können: zum Beispiel in Form von bestimmten Übungsausführungen, Übungen zur Verbesserung der Mobilität oder ganzheitlichen Trainingsplänen. Das umfangreiche Kapitel zur Trainingslehre wird Sie zu einem wahren Krafttrainingsexperten machen – damit Sie in Zukunft Ihr Training zielgerichtet und selbstbestimmt steuern können und so Ihre persönlichen Muskelziele erreichen.

Wer jetzt noch zweifelt, den Weg zum Waschbrett zu gehen, ist selber schuld. Der erste Schritt ist ganz einfach: umblättern! Ihr Sixpack wartet. Unter dem Bauchspeck. Unter Garantie!

Testen Sie die Kraft Ihrer Bauchmuskulatur
So ermitteln Sie die Kraft Ihrer geraden Bauchmuskulatur: Führen Sie 60 Sekunden lang so viele saubere Crunches wie möglich aus (zur Übung siehe Seite 81).
Auswertung:
<25 schlecht,
25–40 okay,
>40 gut
Der seitliche Unterarmstütz (siehe Seite 119) gibt einen Überblick über die momentane Verfassung Ihrer seitlichen Bauchmuskulatur. Dazu versuchen Sie, die Endposition für 20 Sekunden oder mehr zu halten: Dann verfügen Sie über eine ordentliche Kraft im seitlichen Rumpf – die natürlich ausbaufähig ist. Testen Sie beide Seiten und überprüfen Sie, ob diese gleich kräftig sind.

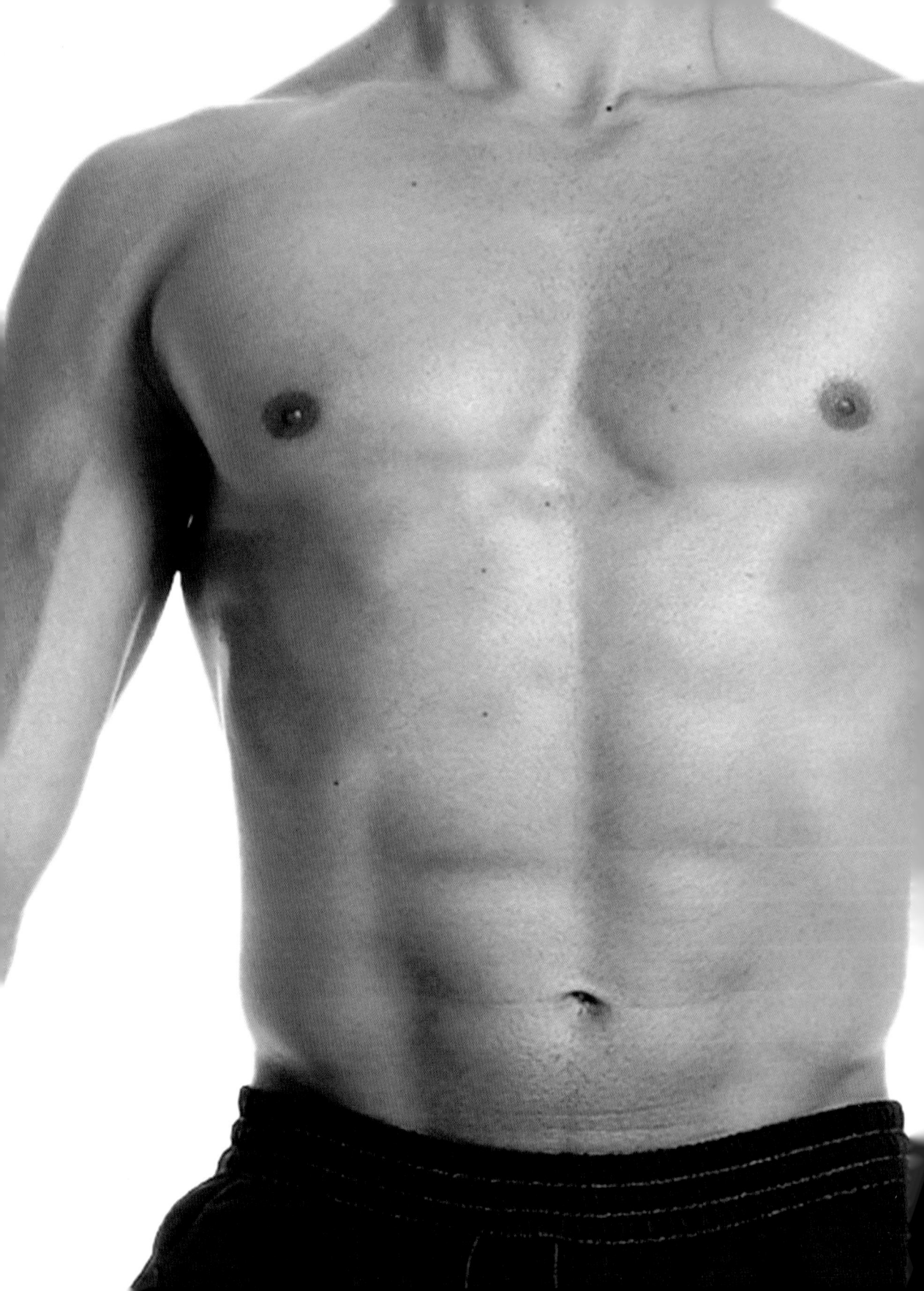

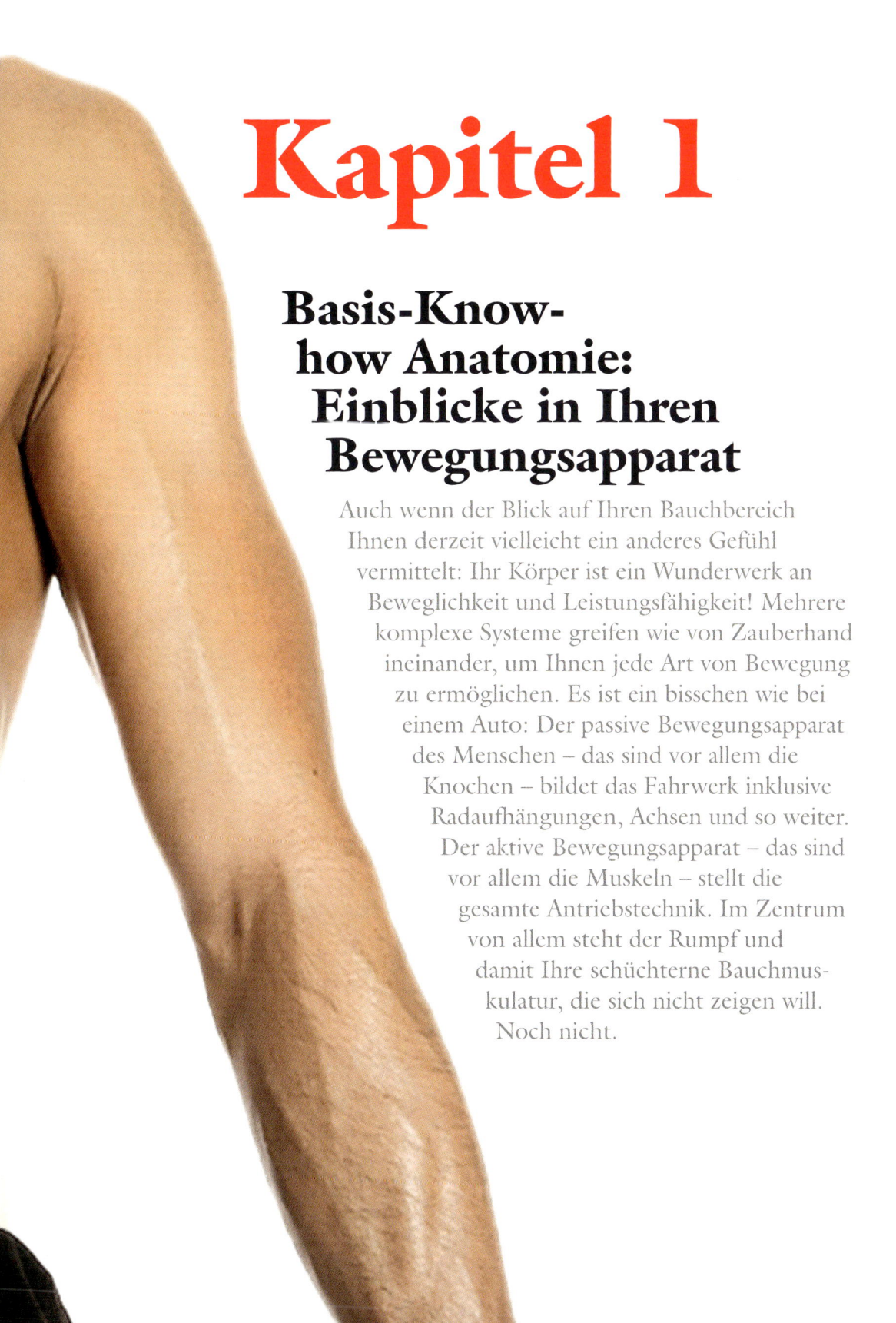

Kapitel 1

Basis-Know-how Anatomie: Einblicke in Ihren Bewegungsapparat

Auch wenn der Blick auf Ihren Bauchbereich Ihnen derzeit vielleicht ein anderes Gefühl vermittelt: Ihr Körper ist ein Wunderwerk an Beweglichkeit und Leistungsfähigkeit! Mehrere komplexe Systeme greifen wie von Zauberhand ineinander, um Ihnen jede Art von Bewegung zu ermöglichen. Es ist ein bisschen wie bei einem Auto: Der passive Bewegungsapparat des Menschen – das sind vor allem die Knochen – bildet das Fahrwerk inklusive Radaufhängungen, Achsen und so weiter. Der aktive Bewegungsapparat – das sind vor allem die Muskeln – stellt die gesamte Antriebstechnik. Im Zentrum von allem steht der Rumpf und damit Ihre schüchterne Bauchmuskulatur, die sich nicht zeigen will. Noch nicht.

BASIS-KNOW-HOW ANATOMIE

Dieses Kapitel klärt Sie darüber auf, was Sie bewegt, wenn Sie in Bewegung sind. Der Blick unter die Motorhaube Ihres Körpers lohnt sich: Denn nur wer weiß, wie dieser funktioniert, kann ihn zielgerichtet tunen. Die erste Tabelle dieses Betriebshandbuchs zeigt, aus welchen Bauteilen Ihr Bewegungsapparat zusammengesetzt ist.

DIE BESTANDTEILE DES MENSCHLICHEN BEWEGUNGSAPPARATS		
Einheiten	**Aufgaben**	**Beispiele**
Knochen	• stellen das Stützgerüst des Körpers • liefern Ansatzpunkte für Muskeln • schützen innere Organe • ermöglichen lebenserhaltende Abläufe wie die Atmung (dazu ist der Brustkorb nötig) • bilden Blutzellen (im Knochenmark)	Jeder der mehr als 200 Knochen im Körper erfüllt eine oder mehrere dieser Aufgaben
Gelenke	• verbinden knöcherne und knorpelige Elemente im Körper • sorgen für Beweglichkeit • übertragen Kräfte von einem Knochen auf den anderen	Hüfte, Schultern, Ellenbogen, Knie, Fingergelenke, Wirbel der Wirbelsäule
Bänder	• verbinden Knochen • sichern Gelenke • lenken die Zugrichtung der Muskeln beziehungsweise Sehnen • schützen Muskeln vor Überdehnung	Kreuz- und Seitenbänder im Knie, Bänder im Sprunggelenk
Muskeln	• ermöglichen jede Art von Haltung und Bewegung • notwendig für lebenserhaltende Abläufe wie die Atmung (Atemhilfsmuskeln) oder den Pulsschlag (das Herz) • schützen innere Organe • versorgen den Körper mit Wärme	Jeder der über 650 Muskeln im menschlichen Körper erfüllt eine oder mehrere dieser Aufgaben
Sehnen	• bilden das Befestigungsgewebe zwischen Muskeln und Knochen • übertragen Kräfte von Muskeln auf die Knochen und umgekehrt	an jedem der über 650 Muskeln des Körpers
Sehnenscheiden	• schützen besonders lange Sehnen und bei hoher Sehnenspannung: zum Beispiel in Knochennähe oder da, wo eine Sehne ihre Verlaufsrichtung ändert • sorgen dafür, dass dicht beieinanderliegende Muskeln reibungsfrei arbeiten können	Sehnenscheiden im Unterarm oder im Fußgelenk
Schleimbeutel	• In und um Gelenken dämpfen diese mit Gelenkflüssigkeit gefüllten Säckchen Reibungen und Stöße	Knie
Sesambeine	• Diese kleinen, in Sehnen eingelagerten Knochen verstärken die Hebelwirkung und erhöhen so die Kraftübertragung von Muskeln	Kniescheibe
Faszien	• Das weiche bis filzig-harte Bindegewebe verbindet und umhüllt wie ein Netzwerk alles im Körper	Muskelfaszie um jeden Muskel, jeden Muskelfaserstrang und jede einzelne Muskelfaser

Zwischen Brustkorb und Becken: Das knöcherne Zuhause Ihrer Bauchmuskeln

Den größten Teil des körperlichen Fahrwerks bilden die Knochen des Rumpfes: Sie tragen die Last des Oberkörpers und sind als Stützgerüst permanent im Einsatz, um ihn aufrecht zu halten. Der Rumpf inklusive Bauch bildet den Mittelpunkt, um den herum alles Weitere symmetrisch angelegt und ausgerichtet ist.

Dabei spannt sich die Bauchmuskulatur von den Rippen des Brustkorbs hinunter zum Becken. Beide Knochenstrukturen sind anatomisch gesehen eben-so Bestandteil des Rumpfes wie die Wirbelsäule. An dieser ist die Rumpfstreckmuskulatur verankert, also die Muskulatur, die den Bauchmuskeln funktionell ent-

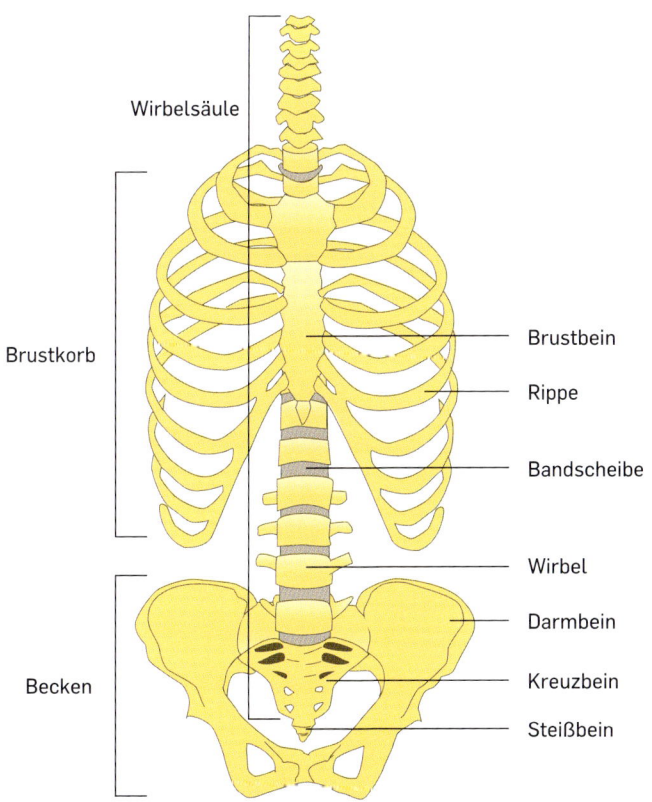

Wirbelsäule

Brustkorb

Becken

Brustbein

Rippe

Bandscheibe

Wirbel

Darmbein

Kreuzbein

Steißbein

Die Knochenpartien des Rumpfes

Blasebalg Brustkorb
Ohne die Bewegung der Rippen nach außen und innen könnten Sie nicht atmen. Diese lebenswichtige Bewegung verdanken Sie auch Ihren Bauchmuskeln: Von denen setzen viele an den Rippen an und sind so maßgeblich an der Atmung beteiligt. Heben sie die Rippen an, dehnt sich der Brustkorb aus und damit die Lunge, die sich mit Luft füllt.
    Werden die Rippen mithilfe der Bauchmuskeln wieder abgesenkt, verkleinert sich der Brustraum und die Luft wird aus den Lungen herausgedrückt.

gegenwirkt. Sie wird vereinfachend zusammengefasst als Rückenstrecker bezeichnet (weitere Infos dazu siehe Seite 19).

Der Brustkorb setzt sich zusammen aus der Brustwirbelsäule hinten (siehe unten), den Rippen an den Seiten und dem Brustbein vorn. Unten wird der Rumpf vom Becken begrenzt. Das besteht hauptsächlich aus den beiden Hüftbeinen mit den Hüftgelenkpfannen, an denen die Oberschenkelknochen ansetzen. Zwischen den Hüftbeinen sitzt hinten das Kreuzbein, an das sich das Steißbein anschließt. Hier ist das Becken gelenkartig – aber nur minimal beweglich – verbunden mit der Wirbelsäule.

Aufbau der Wirbelsäule

Die Wirbelsäule schließlich bildet das Zentrum des gesamten passiven Bewegungsapparats. Sie hält Ihren Körper tagaus, tagein bei jeder Bewegung aufrecht und überträgt alle Kräfte, die von Armen oder Beinen auf den Rumpf einwirken.

Die Wirbelsäule hat einen starren und einen beweglichen Teil. Der starre Teil mit Kreuz- und Steißbein ist wie beschrieben mit dem Becken verbunden. Der bewegliche Teil darüber besteht aus 24 Wirbeln: den sieben kleinen Wirbeln der Halswirbelsäule (HWS), den zwölf mittelgroßen Wirbeln der Brustwirbelsäule (BWS) und den fünf kräftigen Wirbeln der Lendenwirbelsäule (LWS).

Da dieser knöcherne Zauberstab gegen die Schwerkraft arbeiten und vorrangig vertikalen Kräften widerstehen muss, ist zwischen den Wirbeln jeweils ein Puffer eingesetzt: die Bandscheiben. Darum herum und kreuz und quer an der Wirbelsäule entlang gibt es unzählige Muskeln, Sehnen, Bänder und Gelenke, die den ganzen Komplex in Position, aber gleichzeitig auch maximal beweglich halten.

Muskelschild vor den inneren Organen

Die Illustration auf der vorhergehenden Seite zeigt, dass im Rumpfbereich vorn unten keine Knochen zu finden sind. Aus gutem Grund: Wäre Ihr Oberkörper wie in einer Ritterrüstung rundum verpackt, würde das Ihr Hüftscharnier blockieren. Sie könnten nicht sitzen, geschweige denn sich nach vorn beugen und wären so zeit Ihres Lebens zu einer gestreckten Körperhaltung verdammt. Um diese Lücke im Rumpfkorsett zu schließen, erfüllen Ihre Bauchmuskeln hier eine Schutzfunktion für die lebenswichtigen Organe im Bauchraum. Die Muskulatur verläuft in mehreren Schichten quasi reißfest verwoben und ist zudem durch große Bindegewebe-Platten verstärkt, sodass man sie getrost als flexiblen Schutzpanzer bezeichnen kann.

Der aktive Bewegungsapparat:
Die Muskeln

Der Schutzpanzer, der das Thema dieses Buches ist, besteht gerade einmal aus rund einem halben Dutzend Muskeln. Kein Vergleich zu dem, was an Ihrem Körper sonst so alles in Aktion ist: Über 600 Muskeln halten Sie in Bewegung. Rund 400 davon können Sie willkürlich steuern. Das ist die sogenannte Skelettmuskulatur, zu der auch die Bauchmuskeln gehören. Insgesamt macht die Muskelmasse rund 40 Prozent Ihres gesamten Körpergewichts aus (und demnächst natürlich noch mehr).

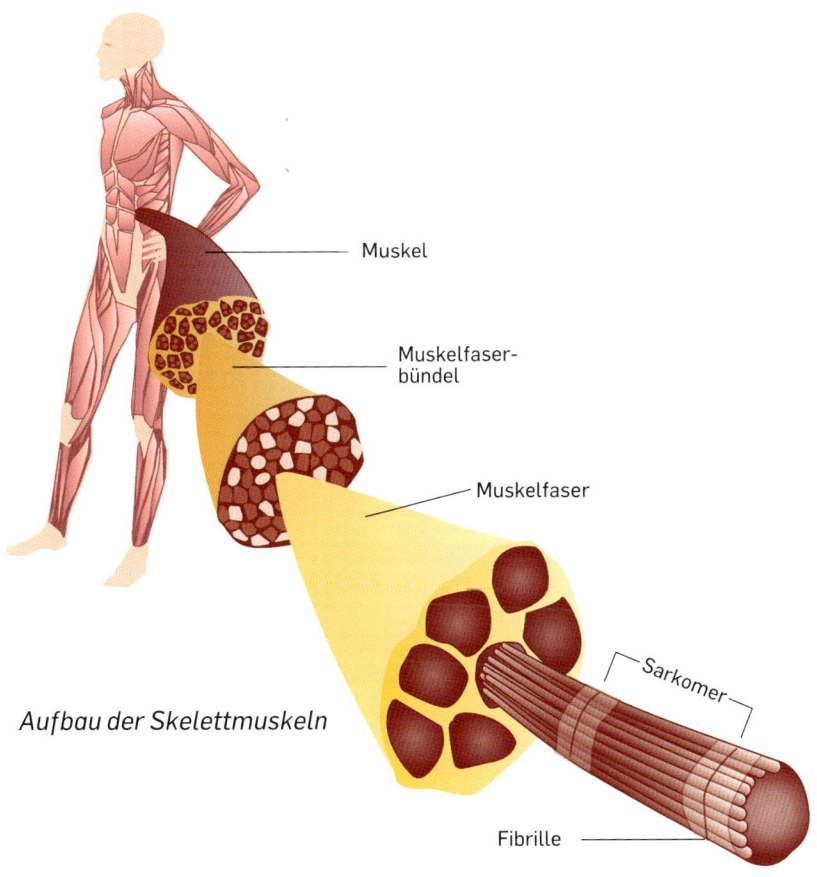

Muskel

Muskelfaser-bündel

Muskelfaser

Sarkomer

Aufbau der Skelettmuskeln

Fibrille

Jeder Skelettmuskel besteht aus Muskelfaserbündeln, die wiederum aus einer Vielzahl von einzelnen Muskelfasern gebildet werden. In einer Muskelfaser, auch Muskelzelle genannt, befinden sich sogenannte Myofibrillen, die ihrerseits zahlreiche sogenannte

13

Sarkomere beinhalten. Diese Minieinheiten werden von Nervenimpulsen gesteuert und machen das, was sich dann als Muskelkontraktion äußert: Sie ziehen sich zusammen. Der gesamte Muskel, jedes Muskelfaserbündel und jede einzelne Faser wird von einer Bindegewebshülle, der sogenannten Faszie, umhüllt (mehr dazu auf Seite 18). Die Faszien verbinden zudem verschiedene Muskeln miteinander und sind daher wichtige Bestandteile der reibungslosen Koordination bei der Muskelarbeit.

Muskeln sind Teamworker

Bei einer Bewegung ist nie nur ein einziger Muskel aktiv. Vielmehr kommt es immer zu einem komplexen Miteinander mehrerer Muskeln oder ganzer Muskelgruppen. Wie gut diese harmonieren, hat enorme Auswirkungen. So bestimmt das intelligente Zusammenspiel aller beteiligten Muskeln, ob Sie eine Bewegung optimal ausführen und wie viel Kraft Ihnen überhaupt zur Verfügung steht. Wie in einem echten Team, so haben die Muskeln in einer Bewegung jeweils festgelegte Aufgaben und Rollen:

Da gibt es zum einen die „Macher", die Muskeln, die eine Bewegung hauptsächlich umsetzen. Sie werden Agonisten oder auch Spieler genannt. Ihre gerade Bauchmuskulatur ist zum Beispiel Agonist, wenn Sie einen geraden Crunch ausführen.

Dann gibt es die „Kritiker", die dafür sorgen, dass die „Macher" nicht über das Ziel hinausschießen. Das sind die Muskeln, die grundsätzlich in die entgegengesetzte Richtung ziehen und gedehnt werden, wenn der Agonist arbeitet. Diese Antagonisten oder Gegenspieler kontrollieren die Bewegung, indem sie führend wirken und bereits die Gegenbewegung vorbereiten. Der Gegenspieler ist also mitnichten völlig passiv und schlaff. Ohne ihn wäre der Agonist am Ende seiner Bewegung hilflos, da kein Muskel sich von selbst in die Ausgangsposition zurückdehnen kann. Bei dem Crunches-Beispiel etwa ist der Rückenstrecker der Gegenspieler.

Zu guter Letzt gibt es die „Unterstützer", die mehr oder weniger große Schar an Helfern. Diese Synergisten sind die Muskeln, die dem Agonisten unter die Arme greifen. Im Crunches-Beispiel sind das unter anderem die seitlichen Bauchmuskeln, die stabilisieren und ebenfalls den Oberkörper beugen.

Ausgeglichen aufrecht

Der Team-Gedanke und das Zusammenspiel von Agonist und Antagonist sind besonders wichtig für den Rumpfbereich. Denn dort zerren permanent alle Muskeln von allen Seiten, um den Körper in einer aufrechten Position zu halten: Die Bauchmuskeln ziehen nach vorn, der Rückenstrecker nach hinten. Nur wenn alle gleich stark sind und ausgewogen miteinander arbeiten, können Sie sich entspannt (und beschwerdefrei) im Lot halten. Deshalb gehört zu jedem Bauchtraining auch das Training des Rückenstreckers dazu.

Die Arbeitsweise der Muskulatur

Um seine Arbeit (im Team) ausführen und seine Kraft zum Ausdruck bringen zu können, stehen jedem einzelnen Skelettmuskel drei verschiedene Möglichkeiten zur Auswahl:

1) Zieht sich der Muskel zusammen, arbeitet er positiv dynamisch oder konzentrisch. Dabei verkürzt er sich – wie Ihre Bauchmuskulatur, wenn Sie einen Crunch ausführen.

2) Wenn Sie den Oberkörper im Crunch langsam wieder absenken, gibt es für die Bauchmuskulatur immer noch keine Ruhepause – sonst würden Sie ungebremst auf den Boden knallen. Auch auf dem Weg zurück kontrahiert der Muskel, wird dabei aber gestreckt: Er arbeitet so negativ dynamisch oder exzentrisch gegen eine andere Kraft (hier die Schwerkraft).

3) Die Muskulatur kann auch Kraft aufwenden, ohne sich zu verkürzen oder zu strecken. Zum Beispiel, wenn Sie den Crunch am höchsten Punkt schön lange halten: „Einundzwanzig, zweiundzwanzig …" – hier wirkt die Bauchmuskulatur statisch beziehungsweise isometrisch: Der angespannte Muskel verändert seine Länge nicht. Das Crunches-Beispiel macht deutlich, dass in einer Bewegung alle drei Arbeitsweisen der Muskulatur kombiniert vorkommen, egal ob Crunches, Beinheben oder Rumpfdrehen.

Der hat Nerven

Was passiert im Muskel bei Belastung? Zunächst bekommt er per Nervensignal vom Gehirn den Befehl, sich zusammenzuziehen. Einige Muskelfasern werden durch ein solches Signal angesprochen und kontrahieren, so stark sie können. Andere bekommen keine Anweisung und machen gar nichts. Wie können Sie trotzdem Ihre Kraft steuern und sich zum Beispiel in einem Moment mit festem Griff an eine Klimmzugstange hängen, im nächsten Moment dann ein Trinkglas in der Hand halten, ohne es zu zerdrücken? Das ist zum einen eine Frage der Übertragungsfrequenz, mit der die Nervenimpulse übermittelt werden. Je nachdem, wie hoch diese ist, kommen unterschiedliche Fasertypen zum Einsatz. Zum anderen lässt Ihr Körper, um Kraft zu sparen, einfach weniger Muskelfasern arbeiten, wenn weniger zu tun ist.

Wie sehr Sie sich auch anstrengen: Nie lassen sich alle Fasern eines Muskels gleichzeitig aktivieren. Aus diesem Grund bleiben Sie länger leistungsfähig, denn auch im Verlauf einer Belastung werden ständig Fasern ein- und ausgeschaltet. So können sich die erschöpften Fasern erholen, während die frischen mit anpacken müssen. Das Tolle ist, dass Sie davon überhaupt nichts mitbekommen, denn an der Intensität der Kontraktion ändert sich nichts.

Durch (Kraft-)Training wird auch die Performance der Nervenimpulse verbessert. Deren Weg vom Gehirn zum Muskel ist nämlich nicht eine durchgehende Nervenbahn, sondern ein komplexer Weg über mehrere Schaltstationen. Durch regelmäßige Wiederholung wird der Impuls immer schneller und deutlicher übertragen.

Power mit Exzentrik
Messungen der Muskelspannung zeigen, dass ein Muskel in der exzentrischen Arbeitsweise am meisten Kraft aufbringen kann. Das kennen Sie sicher auch: Nach dem zehnten Crunch ist es ungleich schwerer, sich zu einem elften nach oben zu drücken, als sich von oben wieder Richtung Boden abzusenken.

Die Bauchmuskeln

Hätten Sie's gewusst? Es gibt keine oberen und unteren Bauchmuskeln. Das reine Sixpack besteht nur aus einem einzigen Muskel, dem geraden Bauchmuskel. Dieser ist aber, wie die Grafik unten rechts zeigt, durch Bindegewebsstränge unterteilt. Dadurch können in den einzelnen Sixpack-Blöcken unterschiedlich starke Spannungen auftreten. Je nach Beanspruchung können Sie also die oberen oder die unteren Anteile des geraden Bauchmuskels gezielt ansprechen, wobei aber immer auch der ganze Muskel arbeitet (mehr dazu im Übungskapitel ab Seite 80).

Insgesamt ist die Gruppe der Rumpfbeuger sehr überschaubar und äußerlich zu sehen ist neben dem geraden Bauchmuskel nur noch einer: der äußere schräge Bauchmuskel. Einige weitere wie der quere Bauchmuskel gestalten die Rumpf- und Taillenform jedoch maßgeblich mit. Für alle Bauchmuskeln gilt: Sie sorgen dafür, dass der Oberkörper ge-beugt sowie zur Seite geneigt oder gedreht werden kann, und sind zur Rumpfstabilisation unersetzlich. Dabei liegen sie nicht etwa platt vor dem Körper, sondern spannen sich, wie die Grafik unten links zeigt, beidseitig nach hinten und bilden so gemeinsam mit der Rückenmuskulatur einen Muskelring: Der flexible Schutzpanzer ist perfekt.

Die Bauchmuskeln

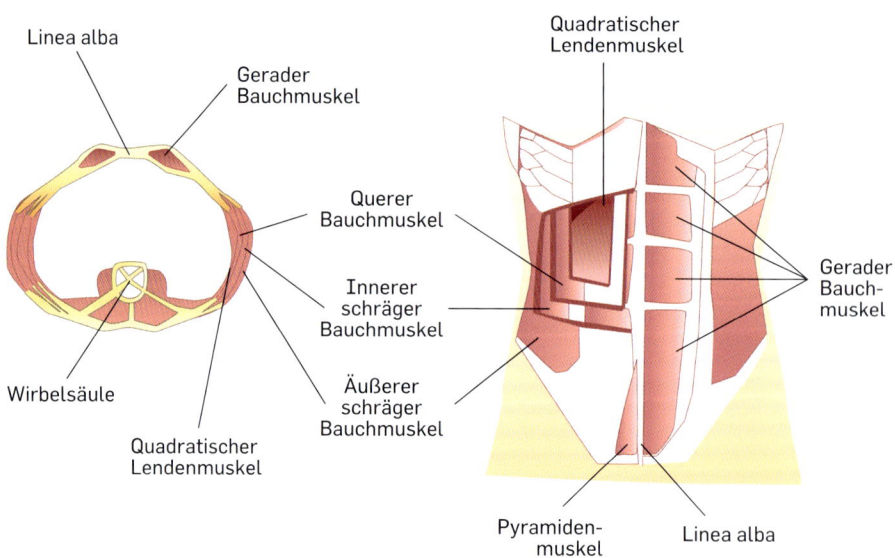

Linea alba

Gerader Bauchmuskel

Quadratischer Lendenmuskel

Querer Bauchmuskel

Innerer schräger Bauchmuskel

Äußerer schräger Bauchmuskel

Gerader Bauch-muskel

Wirbelsäule

Quadratischer Lendenmuskel

Pyramidenmuskel

Linea alba

DIE BAUCHMUSKELN		
Muskel	**Hauptaufgaben**	**Attraktivitätsfaktor**
Gerader Bauchmuskel (Musculus rectus abdominis)	· beugt den Oberkörper nach vorn · hebt das Becken vorn an · direkter Gegenspieler zur Streckmuskulatur der Wirbelsäule, wirkt einem Hohlkreuz entgegen	★★★ · zentral exponierte Lage · Quer verlaufende Sehnen unterteilen den Muskel in mehrere Bäuche, sind so für das begehrte Waschbrett verantwortlich
Äußerer schräger Bauchmuskel (Musculus obliquus externus abdominis)	· Sind beide Seiten aktiviert, beugt er den Oberkörper nach vorn und hebt das Becken an · Arbeitet nur eine Seite, beugt er den Rumpf zu der aktivierten Seite oder dreht ihn zur anderen · stabilisiert das Becken · unterstützt die Ausatmung	★★★ · größter Bauchmuskel · liegt dicht unter der Haut und ist somit direkt zu sehen · macht die Taille schlank und verstärkt so die V-Form des Oberkörpers
Innerer schräger Bauchmuskel (Musculus obliquus internus abdominis)	· beugt den Oberkörper mit nach vorn oder hebt das Becken, wenn er beidseitig angespannt wird · Einseitig aktiviert beugt und dreht er den Rumpf zur aktivierten Seite · unterstützt die Ausatmung	★ · recht klein und vom äußeren schrägen Bauchmuskel verdeckt · formt immerhin eine schlanke Taille mit
Querer Bauchmuskel (Musculus transversus abdominis)	· zieht den Bauch zusammen, ist zum Beispiel beim Husten stark gefordert · senkt die Rippen und unterstützt so die Ausatmung	★★ · verläuft zwar im Hintergrund und wird vollständig verdeckt, ist aber durch seine quer verlaufende Spannung hauptverantwortlich für eine schlanke Taille
Pyramidenmuskel (Musculus pyramidalis)	· nahezu ohne Funktion, beugt minimal nach vorn unten	★ · klein und nicht zu sehen (bci etwa jedem Fünften fehlt er ganz)
Quadratischer Lendenmuskel (Musculus quadratus lumborum)	· beugt den Rumpf zur Seite · unterstützt die Ausatmung	★ · nicht zu sehen

★★★ = gut sichtbar und formgebend –
unbedingt trainieren!
★★ = prägt die Körperform mit –
lohnenswert!
★ = optisch mehr oder weniger
ohne Bedeutung

Kein Sixpack ohne Bindegewebe

Ein stabilisierendes Element des Bauchmuskulatur-Schutzpanzers ist das Bindegewebe, das sich – teils in Streifen verlaufend, teils flächig – durch das gesamte Muskelgewebe zieht. Diese Muskelfaszie bietet zwar keinen knöchernen Schutz, ist aber derart fest, dass auch sie den Schildcharakter der Bauchwandmuskulatur unterstreicht.

Im Zentrum steht die sogenannte Linea alba. In diesem sehnigen Bereich laufen die queren und schrägen Bauchmuskeln zusammen. Die Linea alba spaltet den geraden Bauchmuskel in zwei Stränge und kann genetisch bedingt unterschiedlich breit sein: Vielleicht kennen Sie auch jemanden, bei dem zwischen den Bauchmuskel-Paketen ein breiterer „Graben" liegt. Dazu verlaufen von links nach rechts dünnere Faszienstreifen. Nur dank dieses Bindegewebes gibt es also überhaupt eine Waschbrett-Optik!

Der Traum vom symmetrischen Waschbrett

Mission Eightpack
Wie viele Faszien- oder Bindegewebsstränge quer verlaufen, ist Veranlagungssache. Oft sind es drei. Rechnerisch ergeben sich so acht Pakete: Warum laufen also gut trainierte Menschen nicht immer mit einem Eightpack herum? Zum einen, weil der unterste Querstrang nicht sichtbar einschneidet, sondern mit der Muskulatur auf gleicher Höhe ist. Zum anderen können die oberen Pakete mit der Brustmuskulatur optisch verschmelzen, wenn der obere Faszien-Querstrang zu weit oben sitzt. So entsteht das weitverbreitete, ungeliebte Fourpack. Dann – und im Kampf um die acht Pakete – hilft nur: intensives Training der unteren und seitlichen Bauchmuskelanteile (siehe Übungen ab Seite 94).

Bei den meisten Menschen verlaufen die Querstränge nicht waagerecht beziehungsweise setzen links und rechts nicht auf gleicher Höhe an. Das sorgt für ein asymmetrisches Aussehen des Waschbretts. Wer davon träumt, seine schiefen Pakete zurechtzurücken, muss jetzt ganz tapfer sein: Durch Training werden Sie daran nichts ändern können. Andererseits wird durch die festgeschriebene Genetik Ihr Wieviel-Pack-auch-immer-Look einzigartig und unverwechselbar! Symmetrie hin oder her: Jedes sichtbare Waschbrett ist ein Hingucker und eine Auszeichnung für Ihr hartes, diszipliniertes Training.

Faszientraining – der Schlüssel für dicke Bauchmuskel-Blöcke?

Seit Kurzem setzen sich Forscher vermehrt mit der Funktion der Muskelfaszien auseinander. Wie es scheint, kann durch gezieltes Training der Zug auf die Faszie erhöht werden – ein Sechser im Lotto für alle Sixpack-Jünger: Denn das würde bedeuten, dass die Querstreifen tiefer in den geraden Bauchmuskel einschnitten, die Muskelriegel also hervorträten und so auch eher ein Eightpack möglich wäre. Das Ganze gilt bislang ohne Gewähr, aber schaden kann es auf keinen Fall, regelmäßig verstärkt die seitlichen Bauchmuskeln zu trainieren. Diese zerren indirekt an den Faszien-Quersträngen und erhöhen damit theoretisch deren Spannung. Bringen Sie Geduld mit: Nach einem halben Jahr könnten dann erste Auswirkungen sichtbar sein.

Die Muskulatur der Wirbelsäule und der Hüfte

Zum Abschluss lernen Sie noch die direkten Nachbarn und Mitstreiter der Bauchmuskulatur kennen. An erster Stelle steht, nach dem Prinzip von Spieler und Gegenspieler, die Muskulatur, die entgegen der Beugefunktion Ihrer Bauchmuskeln den Rumpf streckt: Das erledigt der sogenannte Rückenstrecker (Musculus erector spinae), ein Sammelbegriff für eine Vielzahl kleinerer und größerer Muskeln, die sich entlang der ganzen Wirbelsäule erstrecken und diese aufrichten, bewegen und stabilisieren.

Auch am Becken gibt es Muskeln, die einen entgegengesetzten Zug zur Bauchmuskulatur ausüben: Das ist die hüftbeugende Muskulatur, allen voran der Lenden-Darmbein-Muskel, in der Fachsprache auch Musculus iliopsoas oder kurz Iliopsoas genannt. Er besteht eigentlich aus zwei Muskeln (siehe Illustration). Der zweite große Hüftbeugemuskel ist ein Teil des großen Oberschenkelmuskels (Musculus quadriceps femoris): Der gerade Schenkelmuskel (Musculus rectus femoris) ist der einzige der vier Muskelteile des Quadrizeps, der auch über die Hüfte verläuft und diese beugen hilft. Diese Hüftbeuger sind jedoch keine echten Gegenspieler der Bauchmuskulatur: Beide Muskelgruppen sind nicht allein für die Beckenhaltung verantwortlich und arbeiten zudem bei bestimmten Bewegungen in die gleiche Richtung. Das gilt für viele Bauchübungen, vor allem Sit-ups und Beinhebebewegungen – hier mischen die kräftigen Hüftbeuger ordentlich mit.

Je mehr die Hüftbeuger beansprucht werden, umso größer ist die Gefahr, dass Sie ins Hohlkreuz fallen. Das passiert auch, wenn die Bauchmuskeln zu schwach sind (siehe dazu auch die Rumpf-Regel 1 auf Seite 38).

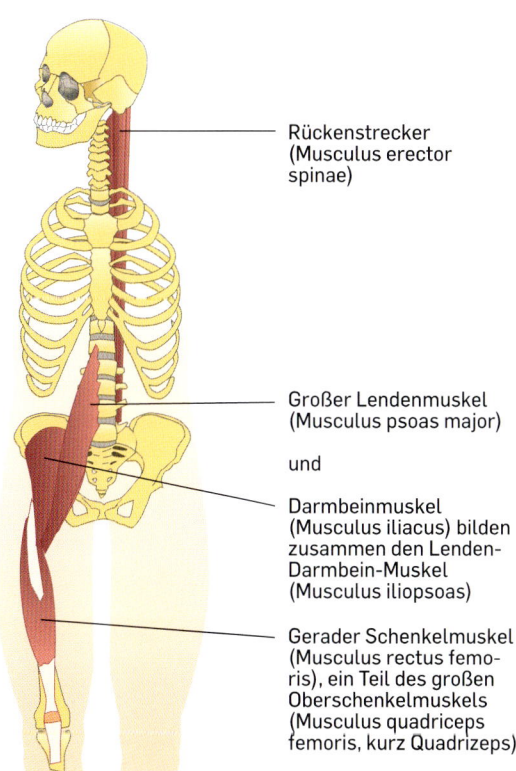

Rückenstrecker und Hüftbeuger

Rückenstrecker (Musculus erector spinae)

Großer Lendenmuskel (Musculus psoas major)

und

Darmbeinmuskel (Musculus iliacus) bilden zusammen den Lenden-Darmbein-Muskel (Musculus iliopsoas)

Gerader Schenkelmuskel (Musculus rectus femoris), ein Teil des großen Oberschenkelmuskels (Musculus quadriceps femoris, kurz Quadrizeps)

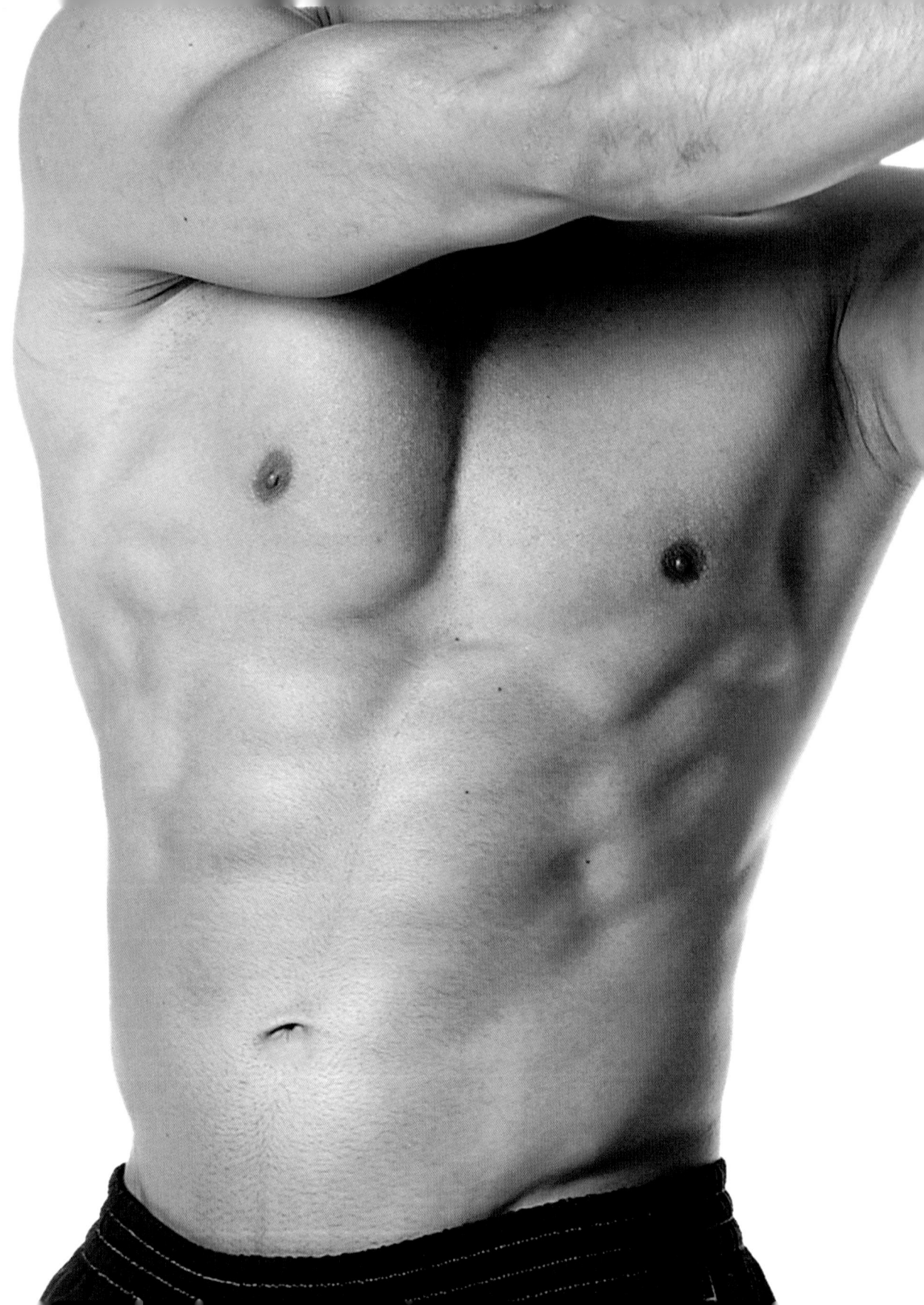

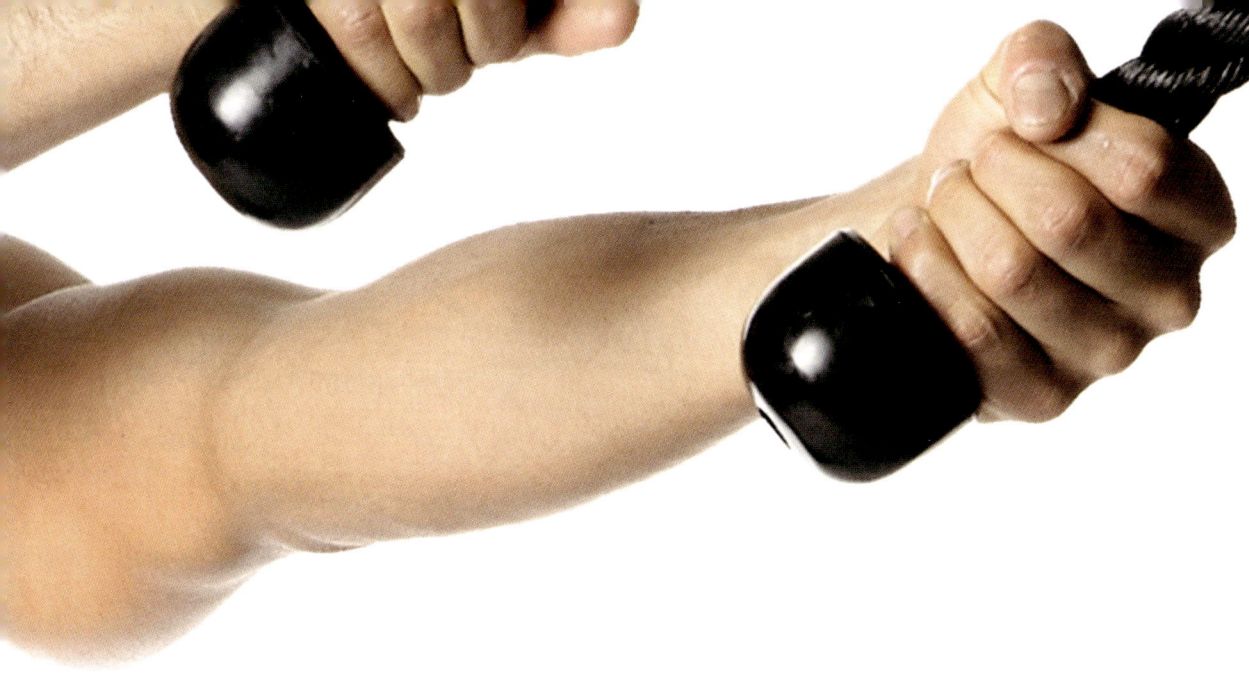

Kapitel 2

Basis-Know-how Trainingslehre: Alles für den Muskelaufbau

Dieser Teil des Betriebshandbuchs Bauch behandelt einen weiteren entscheidenden Schritt zur attraktivsten Front Ihres Lebens: die Tuning-Anleitung. In kompakter Form erfahren Sie alles über das optimale Krafttraining für jedes Leistungsniveau und jedes Ziel. Inklusive grundlegender Informationen, zum Beispiel, wie Ihr Körper überhaupt auf Training reagiert. Und Sie finden viele detaillierte Vorschläge zur Workout- und Übungsgestaltung, darunter Dutzende Möglichkeiten der Intensivierung. So kann jeder sein (Bauch-)Training erfolgreich aufmotzen. Das Ganze vollkommen frei von faulem Hinterhofschrauber-Zauber, dafür mit der (na ja, fast) lebenslangen Garantie einer Fachwerkstatt!

Allgemeine Trainingsprinzipien

Am Anfang war der Schweiß: Die Grundlage dieses Trainingskompendiums bilden zehn Gebote, an denen sich jede Art von Krafttraining orientieren sollte und die Sie mit Blick auf einen himmlischen Bauch am besten sofort verinnerlichen.

Trainingsgebot 1: Fordern Sie Ihren Körper

Ihr Körper ist ein Anpassungswunder – er stellt sich auf alles ein, was Sie mit ihm machen: Hängen Sie vor dem Fernseher ab, wird er schlaff. Fordern Sie ihn hingegen durch Training heraus, reagiert er auch darauf entsprechend: mit Muskelaufbau und Kraftzuwachs, vor allem in den Erholungsphasen. Dieser Prozess wird Super- oder Überkompensation genannt. Die folgende Grafik zeigt modellhaft, was passiert, wenn Ihr Körper „überkompensiert": Nach der Belastung ist der Körper ermüdet (rot), erholt sich wieder (grün), und zwar so weit, dass er zum Ende der Erholungsphase leistungsfähiger ist als zuvor. Diese Power nutzen Sie für das nächste Training und im Idealfall geht das immer so weiter. Sie werden fitter und die Muskeln wachsen. Fordern Sie Ihren Körper hingegen nicht ein weiteres Mal heraus, sinkt seine Leistungsbereitschaft wieder (blau). Dumm gelaufen, das Spielchen beginnt von vorn.

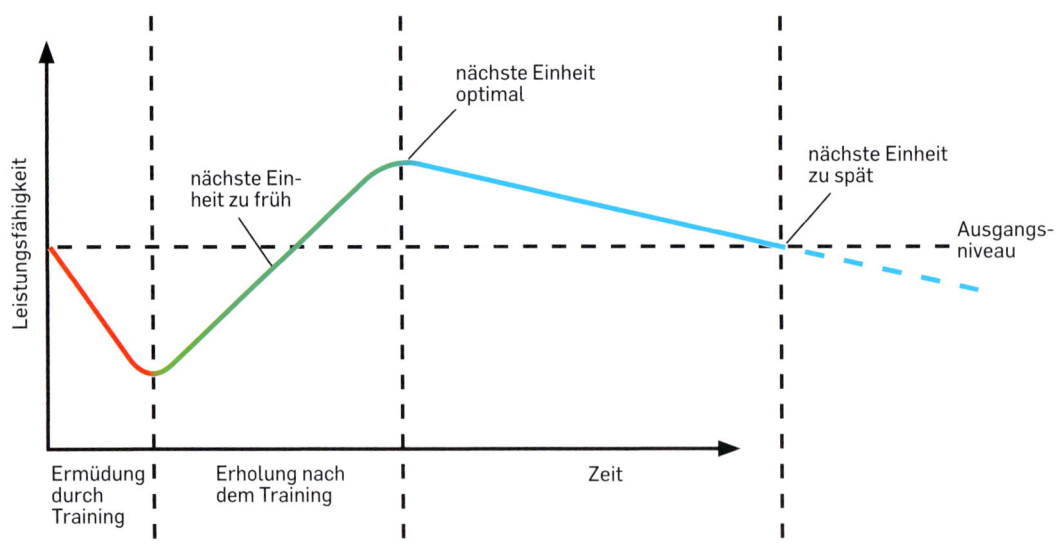

Das Prinzip der Superkompensation

Trainingsgebot 2: Ihre Muskulatur muss sich erholen können

Genauso wichtig wie das Training ist die Zeit danach, in der der Körper sich erholen kann. Das folgt zwangsläufig aus dem ersten Trainingsprinzip (siehe Grafik, grüne Linie). Wie lange die Regenerationszeit dauert, hängt von Ihrer Leistungsfähigkeit sowie dem Umfang und der Intensität des Trainings ab. Unter normalen Trainingsbedingungen ist die Regeneration nach 48 bis 72 Stunden beendet: Der optimale Zeitpunkt für ein Folgetraining (das Ende der grünen Linie in der Grafik) ist erreicht. Wenn Sie das Training zu früh ansetzen, haben Sie entweder nicht das optimale Leistungsniveau oder, was weit schlimmer ist, sind eventuell noch tief in der Erholungsphase, in der der Körper weniger leistungsfähig ist als vor dem ersten Training. Wer das fortführt und immer zu früh (zum Beispiel täglich) wieder trainiert, ist bald nur noch ein Schatten seiner selbst. Trainieren Sie hingegen zu spät, haben Sie ein ähnliches Problem: Das Leistungsniveau ist niedriger, als es sein könnte, nach etwa einer Woche wieder genauso wie zu Beginn (das Ende der durchgezogenen blauen Linie) oder sogar noch schlechter.

So regenerieren Sie richtig

- Mit einem Cool-down direkt nach dem Training (siehe auch Seite 37): Das leitet Stoffwechselprozesse zur Reparatur beanspruchter Muskeln sowie zur Beruhigung aller Systeme im Körper ein. Die Regeneration beginnt bereits, während Sie noch das verschwitzte Trainingshemd anhaben.
- Mit einer Massage, einem Saunagang oder einem Bad: Was Ihnen auch gefällt – alle drei Vorschläge fördern die Zirkulation des Blutes und pushen damit die Regeneration. Die Massage sollte sanft ausfallen, das Bad darf warm oder auch kalt sein – probieren Sie aus, womit Sie sich besser fühlen.
- Mit Essen und Trinken: Trinken Sie viel, am besten Wasser. Essen Sie ausreichend und versorgen Sie sich dabei mit den wichtigsten Vitaminen, Mineralien und Spurenelementen (siehe dazu auch Kapitel 3 ab Seite 47).
- Mit Bewegung: Auch wenn es sich nicht sofort so anfühlen mag – mit lockerer Bewegung regenerieren Sie schneller, als wenn Sie alle viere von sich strecken.
- Mit Kompressionskleidung: Der Druck durch das Gewebe von außen fördert die Durchblutung der Muskulatur, das ist belegt. Mit dieser Wirkung sollte Kompressionskleidung also auch Regenerationsprozesse ankurbeln.

Trainingsgebot 3: Geben Sie den Muskeln etwas zu futtern

Ohne ausreichende Energieversorgung gibt es keinen Trainingserfolg! Ihre Muskeln brauchen Futter, damit sie wachsen kön-

Mit dem Kater auf Schmusekurs
Bei heftigem Muskelkater sollten Sie lieber etwas sanfter trainieren, bis das Gröbste abgeklungen ist. Die Mini-„Verletzungen" im Muskelgewebe, die den Muskelkater ausmachen, sind an sich nichts Beunruhigendes, können aber bei zu viel Zug durch zu große Intensität weiter einreißen. Mit etwas gesundem Menschenverstand machen Sie schon alles richtig – es geht letztlich nur darum, dass Sie nicht gegen den Schmerz antrainieren.

nen. Training allein genügt nicht. Es kommt nicht nur darauf an, was Sie essen, sondern auch wie viel und wann. Dabei steht die „Fütterung" der Muskelmasse bei sehr vielen Männern dem Wunsch gegenüber, Fett loszuwerden. Das Thema ist so bedeutend gerade für den Bauchbereich, dass sich Kapitel 3 ab Seite 40 ausführlich mit der optimalen trainingsbegleitenden Ernährung sowohl zum Abspecken als auch zum Muskelaufbau befasst.

Trainingsgebot 4: Trainieren Sie regelmäßig

Aus dem ersten und zweiten Prinzip folgt dieses vierte Gebot. Um sich im Training (auch für den Bauch) weiterzuentwickeln, müssen Sie wenigstens zweimal in der Woche ran. Für den Muskelaufbau sind drei oder mehr wöchentliche Krafteinheiten ideal. Wer mit Ausdauertraining abnehmen will, packt diese Einheiten noch dazu. Mit drei Kraft- und zwei Ausdauereinheiten pro Woche an jeweils verschiedenen Tagen haben Sie zum Beispiel bereits ein Erster-Klasse-Ticket gelöst für den direkten Weg zum Waschbrett-Look. Die Beispielpläne in Kapitel 5 (auf Seite 171) zeigen, wie Ihre Trainingswoche aussehen könnte.

Trainingsgebot 5: Fordern Sie Ihren Körper intensiv

Mehr Power und größere Muskeln bekommen Sie nur, wenn Sie Ihren Körper herausfordern. Die Sportwissenschaft spricht vom Trainingsreiz: Wie kommt die Belastung beim Körper an? Spürt er nichts oder nur ganz wenig, ist Ihr Training also zu lasch, so ist es auch ohne Wirkung. Der Reiz muss für den Körper fühlbar über dem liegen, was er zu leisten gewohnt ist. Das merken Sie dann auch: Sie schwitzen im Training, kommen außer Atem, Ihre Muskeln brennen. Auch Muskelkater ist in diesem Zusammenhang (und auch sonst) nichts Schlimmes, sondern ein weiteres Zeichen dafür, dass Ihr Trainingsreiz stark genug war. Was aber nicht heißt, dass Sie jedes Mal zwingend Muskelkater bekommen müssen.

Trainieren Sie nach Gefühl

Der schwedische Sportwissenschaftler Gunnar Borg hat eine nach ihm benannte Methode zur Belastungsbestimmung entwickelt, mit der Sie die Intensität des Trainings ganz subjektiv nach Gefühl steuern können: die Borg-Skala (siehe links). Ganz ohne Zahlenspiele können Sie mit ihr immer wieder in einem Belastungsbereich trainieren, der stets passend ist, da er auch die Tagesform berücksichtigt. Sie müssen nur ein wenig ausprobieren und eine eigene Belastungsskala „erspüren", die etwa sieben verschiedene Intensitätsstufen kennt. Die Werte Borg 5 bis Borg 7 bieten sich zum Aufbau von Muskelmasse oder für Maximalkrafttraining an. Bei Borg 4 und weniger trainieren Sie eher gesundheitsorientiert – eine passende Faustregel zum Beispiel fürs Ausdauertraining.

Borg 1
= sehr geringe Belastung – Sie spüren dabei kaum eine Anstrengung
Borg 2
= geringe Belastung
Borg 3
= leichte bis mittlere Belastung
Borg 4
= mittlere Belastung
Borg 5
= mittlere bis hohe Belastung
Borg 6
= hohe Belastung
Borg 7
= sehr hohe Belastung – Sie schaffen gerade noch die letzte angegebene Wiederholung

Trainingsgebot 6: Erhöhen Sie die Intensität nach und nach

Ihr Körper gewöhnt sich relativ schnell an Belastungen. Wenn Sie regelmäßig immer dasselbe trainieren, wird er sich nach einigen Wochen langweilen. Das führt dann dazu, dass die Erfolge früher oder später ausbleiben. Deshalb sollten Sie die Belastungen nach und nach steigern und Ihren Körper, beispielsweise mit neuen Übungen, ständig vor neue Herausforderungen stellen. Hier folgt ein Überblick verschiedener Ansätze, um die Trainingsintensität grundsätzlich zu steigern (weitere Intensivierungstechniken finden Sie ab Seite 32):

- Häufiger trainieren: Sie können zum Beispiel mehr Einheiten pro Woche durchführen (Regenerationszeiten beachten!).
- Umfangreicher trainieren: Packen Sie einfach mehr Übungen in Ihr Trainingsprogramm.
- Intensiver trainieren: In diesem Fall können Sie ganz banal mit mehr Gewicht trainieren, aber auch Übungen in einer schwierigeren Haltung oder Position ausführen.
- Länger trainieren: Dazu können Sie beispielsweise mehr Wiederholungen pro Satz oder mehr Sätze pro Übung absolvieren.
- Kompakter trainieren: Kürzen Sie Ihrem Körper die Pausen zwischen den Sätzen oder Übungen.

- Langsamer trainieren: Dies ist eine der besten Möglichkeiten, das Bauchmuskeltraining zu intensivieren, denn viele Bauchübungen wie Crunches, Beinheben oder Seitheben werden oft ohne Gewichte ausgeführt. Was Sie hier erhöhen können, ist die sogenannte „Time under tension" (englisch für „Zeit unter Anspannung"). Das ist die absolute Netto-Zeit, während der die Muskeln unter Spannung stehen. Jede Pause und jedes kurze Ablegen verkürzt diese Zeit. Ein einfaches Rechenbeispiel zeigt, warum langsameres Training intensiver ist: Sie können zum Beispiel zwölf Wiederholungen einer Übung im Hauruckverfahren in je zwei Sekunden durchknüppeln. Ihre Muskulatur wird dabei 24 Sekunden gefordert. Nehmen Sie sich für jede Wiederholung fünf Sekunden Zeit, arbeiten die Muskeln eine volle Minute und damit mehr als doppelt so lang.

Trainingsgebot 7: Bauen Sie Ihr Training in Zyklen auf

Was Profisportler schaffen, können Sie auch: Diese bauen ihr Training oft in Perioden mit verschiedenen Trainingsschwerpunkten auf (die zumeist an Wettkämpfen orientiert sind). Auf diese Weise ist von vornherein gesichert, dass im Training wechselnde und neue Herausforderungen vorkommen. Diese Trainingsstruktur sorgt zudem

Fordern, nicht überfordern

Übertreiben Sie die Intensivierungen nicht. Maximal sollte die Belastung für Ihren Körper um zehn Prozent pro Woche steigen, aber nicht jede Woche am Stück, und auch nur für eine der genannten Möglichkeiten.

Das klingt nach wenig, ist aber tatsächlich sehr viel. So viel, dass Fortgeschrittene diesen Wert nicht mehr annähernd erreichen werden.

Bevor Sie gleich zu mehr Gewichten greifen: Es ist ratsam, zunächst die Häufigkeit des Trainings zu erhöhen (zum Beispiel von zwei auf drei Einheiten pro Woche), dann die Dauer (zum Beispiel in einer Einheit mit zusätzlichen Übungen), dann erst die Intensität (etwa durch ein höheres Gewicht).

dafür, dass der Körper in den Regenerationsphasen garantiert zur Ruhe kommen und leistungsfähiger werden kann.

Ein guter Zyklus ist der 3:1-Zyklus: Auf einen Monat bezogen schreibt er drei Wochen mit steigender Belastung vor, gefolgt von einer regenerativen Entlastungswoche mit leichterem Training. Dieser Zyklus lässt sich auch weiter planen und kombinieren: im Kleinen mit 3:1 Tagen, im Großen mit 3:1 Monaten, jeweils mit der beschriebenen Belastungsabfolge.

Trainingsgebot 8: Gestalten Sie Ihr Training abwechslungsreich

Die meisten Männer tendieren dazu, stets gleich zu trainieren: Ein Crunch wird mit immer gleichem Ablauf bei gleichem Tempo und gleich langen Pausen ausgeführt, die Hände immer auf gleiche Weise an den Kopf gelegt. Das drückt die Trainingswirkung. Gerade die Bauchmuskulatur braucht ein vielseitiges Training, das möglichst viele Muskelfasern anspricht, um zur Geltung kommen zu können.

Viele Möglichkeiten für ein abwechslungsreiches Training

- Tauschen Sie nach etwa sechs bis acht Wochen die Hälfte Ihrer Übungen aus.
- Modifizieren Sie den Bewegungsablauf, indem Sie zum Beispiel die Bewegungsamplitude verändern, eine zusätzliche Rumpfdrehung einbauen und so weiter. Bei vielen Bauchübungen wie Crunches lassen sich die Muskeln allein durch unterschiedliche Armstellungen anders ansprechen.

- Betonen Sie andere Phasen einer Wiederholung, zum Beispiel die exzentrische (siehe Seite 15).
- Erkunden Sie neue Trainingsgeräte: freie Gewichte anstelle von geführten Maschinen, Kabelzüge anstelle von Hanteln, Reck- anstelle von Bodenübungen. Beinheben hängend an der Klimmzugstange fühlt sich beispielsweise ganz anders an als Beinheben auf dem Boden – Ihre Muskulatur wird ein Lied davon singen.
- Positionieren Sie sich anders zum Trainingsgerät. Wechseln Sie Schritt- oder Griffstellungen.
- Setzen Sie andere Prioritäten im Training, indem Sie zum Beispiel mehr für die seitlichen Bauchmuskeln tun.
- Verändern Sie die Reihenfolge der Übungen innerhalb einer Einheit oder trainieren Sie im Zirkel- statt im Stationstraining.
- Nutzen Sie Hilfsmittel wie Physiobänder, Medizinbälle oder Balance-Kissen.
- Führen Sie Übungen auf einem Bein oder mit einem Arm aus oder machen Sie isometrische Übungen zu dynamischen oder umgekehrt. Für alle hier angeführten Gestaltungsmöglichkeiten gilt: Setzen Sie diese nur im Rahmen der Regeln für das Krafttraining ein (siehe Seite 36).

Periodensystem zum Schlankwerden

Gute Nachrichten für alle, die ein bisschen mehr Bauchspeck spazieren tragen: Mit der Periodenmethode schaffen Sie die Kombination Fettabbau plus Muskelaufbau! So geht es: Die ersten zwei Monate wird abgespeckt. Der Schwerpunkt liegt auf der Kraftausdauer (siehe die Tabelle zur Belastungsgestaltung auf Seite 30), ergänzt durch ein relativ hohes Pensum an Ausdauersport. Auf diese Weise erlernen Sie auch Bewegungsabläufe bei noch nicht zu großen Gewichten und schaffen die Grundlagen für das folgende Muskelaufbau-Training, das auch etwa zwei bis drei Monate dauern sollte. In dieser Zeit schränken Sie das Ausdauertraining ein. Wenden Sie durchgängig den 3:1-Zyklus an.

Trainingsgebot 9: Definieren Sie für sich Trainingsziele

Ob Fettabbau oder Sixpack-Aufbau: Die Motivation ist zu Beginn groß, weil Sie ein bestimmtes Ziel vor Augen haben. Im Laufe der Zeit, wenn der Trainingsalltag einsetzt und die Fortschritte stocken, verblasst dieses Ziel irgendwie und scheint weiter weg denn je. Deswegen sollten Sie sich Zwischenziele setzen: zum Beispiel fünf Kilo loswerden oder ein Sportabzeichen meistern. Haken Sie diese Meilensteine nach und nach ab, und eines Tages wird Sie Ihr Sixpack im Spiegel anstrahlen. Bis dahin helfen die Zwischenziele übrigens auch, die Fortschritte zu überprüfen und gegebenenfalls in Sachen Training und Ernährung nachzubessern.

Trainingsgebot 10: Hören Sie auf Ihren Körper

Ihre körperliche Verfassung hat enormen Einfluss auf das Training. Das betrifft zum einen die Tagesform: Wer wenig geschlafen oder Alkohol getrunken hat oder grundsätzlich unter Stress steht, muss sich nicht wundern, wenn die Leistung darunter leidet. Auch unabhängig von klaren äußeren Ursachen hat jeder mal Tage, an denen er sich schlapp fühlt, nicht so gut drauf ist. Es ist wichtig, dass Sie derartige Schwankungen akzeptieren. Zum anderen ist es noch wichtiger, dass Sie niemals über Beschwerden und Schmerzen hinwegtrainieren sollten. Schmerzen sind immer ein Warnsignal des Körpers! Das gilt beim Rumpftraining besonders, bei dem weniger Beschwerden im Bauch als vielmehr im Rückenbereich auftreten. Wer sich nicht sicher ist, geht vorsichtshalber zum Arzt und lässt sich durchchecken und beraten.

Bauch-Bonus: Das elfte Sixpack-Gebot

Merken Sie sich das: Mit Bauchübungen (allein) werden Sie Ihr Sixpack nicht freilegen! Crunches & Co. sind gut und schön und wichtig für die Definition, aber nur eine umfassende Strategie mit drei tragenden Säulen führt zum Ziel:

1) Krafttraining. Für den Bauch, aber auch für den ganzen Körper und vorrangig für große Muskelgruppen. Das macht den Körper um das Sixpack herum attraktiver und führt zu einer nachhaltigen Umstellung Ihres Stoffwechsels und Energiehaushalts.
2) Ausdauertraining. Zumindest bis zu dem Moment, in dem sich Muskelstrukturen am Bauch erahnen lassen und somit die Fettpolster darüber auf ein erträgliches Maß zusammengeschrumpft sind.
3) Ernährung, die ausgewogen und ausreichend sein muss mit dem Ziel, die Nährstoffverteilung zu optimieren und so Fettabbau und Muskelaufbau zu begünstigen.

Die Themen Ausdauersport und Ernährung werden in Kapitel 3 eingehend behandelt.

Erwiesen: Die Dreierstrategie wirkt am besten

Übergewichtige Männer bekamen bei einer Studie der amerikanischen Ball State University in Muncie, Indiana, für zwölf Wochen reduzierte Kost. Ein Teil machte zusätzlich Ausdauertraining, ein anderer Ausdauer- und Krafttraining, der Rest gar nichts. Das Ergebnis: Alle nahmen im Schnitt etwa neun Kilo ab. Entscheidend ist aber, was. Bei den Teilnehmern ohne Sport waren darunter etwas mehr als sechs Kilo Fett, bei den Ausdauersport treibenden Männern rund sieben Kilo. Beide Gruppen verloren auch Muskelmasse. Anders sah es bei denjenigen mit der Dreierstrategie „Ernährungsumstellung – Krafttraining – Ausdauersport" aus – ihre fette Ausbeute: 97 Prozent Fettgewebe ohne Verlust von Muskelmasse.

So gestalten Sie Ihr Krafttraining

Nachdem Sie die Trainingsgebote verinnerlicht haben, folgt nun eine Step-by-step-Anleitung, wie Sie an das Körper-Tuning herangehen. Die Tabelle zeigt, wie Sie Ihr Krafttraining strukturieren können. Das Stationstraining ist weitverbreitet und für Fortgeschrittene wie Einsteiger geeignet. Für Letztere ist auch das Zirkeltraining zu empfehlen. Beide Trainingsformen können Sie als Ein- oder Mehr-Satz-Training und als Ganzkörper- oder als Split-Training durchführen.

WEGE ZUR GESTALTUNG DES KRAFTTRAININGS			
Form	**Beschreibung**	**Vorteile**	**Nachteile**
Anhand der Abfolge der Übungen			
Stations-training	· Sie schließen eine Übung (Station) in einem oder mehreren Sätzen ab, bevor die nächste Übung an der Reihe ist · Üblich sind 8–10 Übungen	· intensives Training der Muskeln im Fokus	· relativ zeitaufwendig durch die nötigen Pausen zwischen den Sätzen
Zirkel-training	· Sie führen alle Übungen direkt nacheinander durch, entweder in einem oder in mehreren Durchgängen · Üblich sind 6–12 Übungen	· zeitsparend · hält den Puls dauerhaft oben, sorgt so für einen zusätzlichen Trainings-(und Abspeck-)Effekt	· Alle Stationen müssen frei oder vorbereitet sein · geringerer Trainingseffekt für den einzelnen Muskel als im Stationstraining
Pyramiden-training	· Sie steigern oder reduzieren die Gewichtsbelastung pyramidenartig · wenige Übungen, dafür mit 4–8 Sätzen pro Übung	· sehr effektiv · für ganz gezielte, differenzierte Trainingsziele optimal	· zeitintensiv · anspruchsvoll und somit eher etwas für erfahrene Kraftsportler
Anhand der trainierten Muskelgruppen			
Ganzkörper-training	· Sie trainieren in einer Einheit alle Hauptmuskelgruppen · Üblich sind 8–12 Übungen	· Mehrmals pro Woche können Sie den ganzen Körper trainieren, bis zu 3 Einheiten pro Woche sind ideal	· weniger intensiv für den einzelnen Muskel im Vergleich zum Split-Training · zeitintensive Trainingseinheiten
Split-Training	· Sie verteilen die Muskelgruppen auf verschiedene Trainingstage · Üblich sind 8–12 Übungen	· intensives Training auch für kleinere Muskelgruppen möglich · ab 4 Einheiten pro Woche ideal	· zeitintensives Gesamttraining
Anhand der Anzahl durchgeführter Sätze			
Ein-Satz-Training	· Sie absolvieren einen Satz pro Übung, dafür stehen meist mehr Übungen auf dem Programm · Üblich sind 12–15 Übungen	· spart Zeit · bringt viele verschiedene Bewegungsabläufe in ein Training	· je nach Übungszusammenstellung relativ geringer Trainingseffekt für den einzelnen Muskel
Mehr-Satz-Training	· Sie absolvieren von jeder Übung mehrere Sätze · Üblich sind 8–10 Übungen	· relativ hoher Trainingseffekt für den einzelnen Muskel	· zeitintensiv

Stationstraining ist in der Regel effektiver als Zirkeltraining, Mehr-Satz-Training ist effektiver als Ein-Satz-Training und Split-Training effektiver als Ganzkörpertraining. Für die effektive Variante müssen Sie aber auch mehr Zeit investieren.

Die richtige Planung eines Split-Trainings

Split-Training ist abgesehen vom Pyramidentraining die intensivste Trainingsform, setzt aber zumeist auch voraus, dass Sie häufiger als dreimal pro Woche an die Geräte gehen. Grundsätzlich können Sie zwischen zwei Trainingsstrategien wählen:

1) Split-Training mit Vorermüdung der Muskulatur

Hier werden Muskelgruppen trainiert, die als Synergisten zusammenarbeiten. Ein lupenreines Beispiel: Die Brust, die vordere Schulter und der Trizeps sind allesamt an Drückbewegungen vom Körper weg beteiligt (zum Beispiel Bankdrücken oder Liegestütze). Demgegenüber sind der obere Rücken, der hintere Teil der Schultern und der Bizeps bei Zugbewegungen zum Körper tätig (Klimm- oder Ruderzüge zum Beispiel). Durch die Aufteilung in Drück- und Zugbewegungen wird diese Methode auch Push-pull-Methode genannt („to push": englisch für „drücken", „to pull": englisch für „ziehen"). Für das Bauchtraining könnte das bedeuten, dass Sie in einer „Beuge"-Einheit Bauch und Hüftstrecker, eventuell unter Einbeziehung der Brust, die auch nach vorn vor den Körper arbeitet, in ein Training packen. In einer anderen „Streck"-Einheit könnten Sie dann den unteren Rücken gemeinsam mit Gesäß und hinterem Oberschenkel (als Hüftstrecker) trainieren, eventuell ergänzt durch den oberen Rücken, dessen Muskulatur in Streckrichtung des Oberkörpers arbeitet und Gegenspieler der Brust ist.

Diese Methode erzeugt eine besondere Art der Intensität, denn alle Muskeln müssen die gesamte Einheit durchhalten. Auch die kleineren Muskeln müssen von Anfang an mit ran und sind dann, wenn sie mit gezielten Übungen gefordert werden, bereits vorermüdet.

2) Split-Training ohne Vorermüdung der Muskulatur

Alternativ können Sie das Split-Training auch mit gemeinsamen Einheiten für Spieler und Gegenspieler gestalten. So hat jeder Muskel immer dann mal Pause, wenn gerade sein Gegenspieler arbeiten muss. In den angeführten Beispielen können Sie etwa die Brust und den oberen Rücken zusammen trainieren, aber auch den Bauch und den unteren Rücken. Diese Methode hat den Vorteil, dass jeder Muskel in den betreffenden Übungen maximal belastet werden kann, da er frisch und nicht vorermüdet ist. Das Split-Training ohne Vorermüdung ist meist so intensiv, dass Sie schon mit drei Einheiten pro Woche gut bedient sind.

Ihre Muskelzellen machen es vor: Es ist nie zu spät!
Das wird jetzt ein heftiger Tritt vors Schienbein Ihres inneren Schweinehunds: Die älteste Muskelzelle in Ihrem Körper ist jugendliche 15 Jahre alt – egal welches Baujahr Sie sind (es sei denn natürlich, Du bist jünger ...). In dieser Zeit haben sich im Körper turnusmäßig alle Muskelzellen erneuert. Es ist also auch für Sie nicht zu spät, ins Training einzusteigen – und auch nicht zu spät für die Waschbrett-Optik!

Belastungsgestaltung in einer Trainingseinheit

Ob Sie sich ein Waschbrett oder etwas ganz anderes antrainieren, Fett abbauen oder einfach die Gesundheit fördern wollen: Ihr Trainingsziel bestimmt, wie Sie trainieren sollten. Es gibt also insbesondere bei der konkreten Gestaltung einer Trainingseinheit kein „richtig" oder „falsch", sondern immer nur ein „passend".

Die Tabelle zeigt den Zusammenhang von Trainingsziel und Gestaltung in vereinfachter Form. Natürlich gibt es noch weitere Trainingsziele, die auch alle im Rahmen der dargestellten Belastungsspanne liegen: Wer beispielsweise abnehmen will, sollte sich bis höchstens 80 Prozent der Maximalkraft belasten. Darüber hinaus verbrennen Sie zwar auch reichlich Kalorien, arbeiten aber ansonsten an der Zielsetzung vorbei.

Wer seine grundsätzliche Leistungsfähigkeit (und damit auch die Kraftausdauer) verbessern will, sollte sich zwischen 65 und 75 Prozent der Maximalkraft belasten. Für jedes Ziel gilt: Orien-

BELASTUNGSGESTALTUNG NACH TRAININGSZIELEN								
Trainingsziel	**Steigerung der Maximalkraft**			**Muskelaufbau (Hypertrophietraining)**			**Gesundheitsorientiertes Training (Ausdauer und Kraftausdauer)**		
Kraftleistung (in Prozent) 100 % = Maximalkraft	*100 %*	*95 %*	*85– 90 %*	*80– 85 %*	*75– 80 %*	*65– 75 %*	*60– 65 %*	*50–60 %*	*30– 50 %*
Wieder- holungen	*1*	*2*	*3–5*	*5–7*	*8–10*	*11–15*	*16–20*	*21–25 (in speziellen Fällen mehr)*	
Tempo	*schnell (mit 10 Sekunden Pause zwischen den Wiederholungen)*			*zügig bis langsam (2–7 Sekunden)*			*zügig bis langsam (2–7 Sekunden)*		
Sätze	*5–8*			*2–3*			*2–5*		
Pausen zwi- schen Übun- gen / Sätzen (Minuten)	*5–8*		*3–5*	*1–2*			*1–3*		
Regenera- tionszeit (Minimum)	*4 Tage*		*3 Tage*	*2–3 Tage*	*1,5–2 Tage*		*1 Tag*		
Hauptsäch- liche Wir- kungen	· *Verbesserung der Maxi- malkraft* · *Verbesserung der intra- muskulären Koordina- tion: Es werden mehr Muskelfasern aktiviert*			· *Vergrößerung des Mus- kelfaser-Querschnitts, dadurch wächst der Muskel* · *positive Auswirkungen auf den Muskelstoff- wechsel und die Maxi- malkraft*			· *Verbesserung des Muskelstoff- wechsels, darunter: Optimierung der muskeleigenen Energiespei- cher sowie des Laktathaushalts, bessere Durchblutung, effektivere Herztätigkeit* · *Verbesserung von (Kraft-)Aus- dauer und Erholungsfähigkeit*		

tieren Sie sich an den Belastungswerten. Beispiel für den Muskelaufbau: Wer sich hier für eine Belastung von 75 bis 80 Prozent der Maximalkraft entscheidet, macht acht bis zehn zügige bis langsame Wiederholungen pro Übung in zwei bis drei Sätzen bei Pausen von ein bis zwei Minuten und einer Regenerationszeit von etwa ein bis zwei Tagen. Diese Belastungsmerkmale gelten dabei nicht nur für das Stationstraining, sondern ebenfalls für andere Organisationsformen wie das Zirkeltraining.

Ermittlung des passenden Trainingsgewichts

Aus der Tabelle auf der linken Seite können Sie entnehmen, dass die Trainingsintensität der entscheidende Faktor dafür ist, um ein bestimmtes Trainingsziel zu erreichen. Die passende Intensität wiederum wird oft anhand der Kraftleistung des Körpers im Vergleich zu seiner Maximalkraft (im Beispiel eben: 75 bis 80 Prozent) gemessen. Diese bezieht sich auf das maximale Gewicht, das Sie willentlich in einer einzigen Wiederholung bewegen können. Normalerweise finden Sie die Maximalkraft heraus, indem Sie mit schwerem Gewicht herumexperimentieren, bis Sie das passende gefunden haben. Das ist zum einen wenig rückenfreundlich, zum anderen nicht hilfreich bei vielen Bauchmuskelübungen, die häufig nur mit dem eigenen Körpergewicht ausgeführt werden.

Sie können aber auch mit mehreren leichteren Wiederholungen Ihre Maximalkraft ermitteln beziehungsweise die passende Intensität bestimmen. Dazu wärmen Sie sich gut auf und testen für eine Übung direkt im Anschluss, wie viele Wiederholungen (bei welchem Gewicht, sofern vorhanden) Sie schaffen.

Nicht zu viel und nicht zu wenig
Wirklich rückenfreundlich gestalten Sie die Bestimmung Ihrer Maximalkraft, wenn Sie ein Gewicht wählen, mit dem Sie wenigstens sieben Wiederholungen schaffen. Es sollten aber auch nicht mehr als 13 Wiederholungen sein, denn je geringer die Wiederholungszahl ist (je näher das Gewicht also am maximal Möglichen liegt), desto genauer ist das Messergebnis.

ERMITTLUNG DER MAXIMALKRAFT	
Wiederholungsmaximum	Entspricht anteilig der Maximalkraft
1	100 %
2	95 %
3–4	90 %
5–6	85 %
7–8	80 %
9–10	75 %
11–13	70 %
14–16	65 %
17–20	60 %

Trainingsintensivierung in einem Workout

Die Art und Weise, wie Sie Übungen in einem Training zusammenstellen, hat ebenfalls entscheidenden Einfluss auf dessen Effektivität. Das gilt insbesondere für das Bauchtraining und hier für Übungen mit dem eigenen Körpergewicht, bei dem keine schweren Gewichtsblöcke für maximale Belastung sorgen können. Wer mit Crunches einmal Verbundsätze durchgeführt hat, weiß, wie intensiv diese wirken. Das Kombinationsspiel von Übungen in einem Workout ist zudem eine gute Methode für mehr Abwechslung im Training und lässt sich ohne größeren Aufwand von Mal zu Mal mit Erfolg einsetzen.

Verbundsätze als Agonistentraining

In dieser Kombinationsform führen Sie zwei oder mehr Übungen für eine Muskelgruppe direkt nacheinander aus, ohne ihr eine Pause zu gönnen. Auf diese Weise trainieren Sie sie bis zur Erschöpfung. Beispiel: gerade Crunches, direkt danach Kletter-Crunches und/oder Klappmesser.

Verbundsätze als Antagonistentraining

Bei dieser Variante werden zwei oder mehr Übungen direkt nacheinander ohne Pause kombiniert, in denen abwechselnd Agonisten und Antagonisten gefordert werden. Beispiel: Beinheben, direkt danach Rumpfheben im Liegen.

Diese Methode ist zeitsparend und bringt den gegenläufig arbeitenden Muskeln bei, harmonischer zusammenzuwirken.

Verbundsätze als Synergistentraining

Hier werden zwei oder mehr Übungen direkt nacheinander ohne Pause durchgeführt für Muskelgruppen, die zusammenarbeiten. Beispiel: gerade Crunches, dann Rumpfdrehen. Bei geraden Crunches ist die seitliche Bauchmuskulatur bereits mit von der Partie und wird anschließend im Rumpfdrehen gezielt gefordert. Auch bei dieser Methode wird die Muskulatur wie bei den Verbundsätzen mit Agonisten intensiv beansprucht.

Möglicherweise ist Ihnen der Begriff „Verbundsatz" nicht geläufig, dafür aber vielleicht Bezeichnungen wie „Super-" oder „Tri-Satz". Das sind letztlich Verbundsätze mit zwei beziehungsweise drei aufeinanderfolgenden Übungen. Darüber hinaus gibt es noch die Mammut- oder Riesensätze. In diesen Verbundsätzen werden mehr als drei Übungen direkt nacheinander zusammengefasst.

Training nach dem Vorermüdungsprinzip

Von der Vorermüdung als Mittel der Intensivierung haben Sie bereits in Sachen Split-Training erfahren. In dieser Variante geht es nun darum, in jeder beliebigen

Trainingseinheit insbesondere die großen Muskelgruppen maximal zu fordern.

Denn oft sind es kleinere Synergisten, die beim Training größerer Muskeln schlappmachen, nicht die großen Muskeln selbst. Beim Beinheben im Hängen streiken möglicherweise irgendwann die Hüftbeuger. Wenn Sie die Übung dann abbrechen müssen, ist Ihre Bauchmuskulatur vielleicht noch gelangweilt. Um das zu verhindern, können Sie das Prinzip der Vorermüdung nutzen: Bringen Sie die größeren, kräftigeren Muskeln, in dem hier angeführten Beispiel also die Bauchmuskeln, zunächst isoliert richtig zum Brennen – beispielsweise mit Übungen wie Crunches, Radfahren oder Käfer. Auf diese Weise ist Ihre Bauchmuskulatur vorermüdet, wenn das Beinheben an der Reihe ist, und wird nicht mehr unterfordert aus dem Training gehen.

Sequenzentraining

Alle Leute mit (viel) zu viel Bauchspeck aufgehorcht: Beim Sequenzentraining verbrennen Sie aufgrund der Ausdauerkomponente jede Menge Kalorien und halten Kreislauf wie Stoffwechsel auf Trab – eine ideale Krafttrainingsmethode zum Abnehmen. Das Ganze geht allerdings ein wenig auf Kosten der reinen Krafttrainingswirkung. Das Sequenzentraining ist deshalb für reinen Muskelaufbau nicht die beste Lösung und auch reines Ausdauertraining ist für sich genommen effektiver. Aller-

dings gibt es kaum eine Trainingsform, mit der Sie Ihren gesamten Körper in so kurzer Zeit derart umfassend und ausgewogen belasten. Aus dem Ausdauersport gibt es übrigens ein Pendant zum Sequenzentraining: den Trimm-dich-Pfad. Wenn Sie also das nächste Mal laufen gehen, dann schwingen Sie sich auch draußen ruhig mal an die Geräte.

Hier sehen Sie, wie ein Sequenzentraining mit abwechselnden Kraft- und Ausdauerelementen für den ganzen Körper mit Schwerpunkt Bauch aussehen kann (ein bis zwei Durchgänge sind ideal). Wer sich ganz gezielt um den Bauch kümmern will, kann auch nur Übungen für ihn sowie den unteren Rücken durchführen – zum Abnehmen besser ist aber der Ganzkörperaspekt:

- Aufwärmen
- Kraft: vier Übungen für Beine und Gesäß, zwei für den Bauch (je ein Satz, 15 bis 25 Wiederholungen)
- Ausdauer: 15 Minuten Laufband, Ergometer, Crosstrainer oder Rudergerät
- Kraft: je zwei Übungen für Brust, oberen Rücken und Schultern/Arme (je ein Satz, 15 bis 25 Wiederholungen)
- Ausdauer: 15 Minuten, am besten mit einem anderen der genannten Kardiogeräte
- Kraft: vier Übungen für den Bauch, zwei für den unteren Rücken (je ein Satz, 15 bis 25 Wiederholungen)
- Cool-down

Seilspringen fürs Sixpack
Wer kein vollständiges Sequenzentraining durchführen will oder kann (aus Mangel an Zeit und / oder Kardiogeräten), greift einfach zum Springseil und hüpft sich damit zwischen den einzelnen Übungen oder Übungsblöcken für ein bis zwei Minuten lang schlank. Ein besseres Ganzkörpertraining mit großem Rumpfanteil können Sie kaum durchführen.

Trainingsintensivierung innerhalb einer Übung

„Wiederholung": Das klingt irgendwie nach „immer wieder gleich". Ist es aber gar nicht. Oder: Sollte es vielmehr nicht sein. Sie können innerhalb einer Übung Ihrer Muskulatur prima auf ungewohnte Weise einheizen. Bevor Sie eine Übung mit einer der folgenden Intensitätstechniken anreichern, sollten Sie allerdings den korrekten Bewegungsablauf verinnerlicht haben.

Teilbewegungen

Während einer Bewegung wird die trainierte Muskulatur unterschiedlich intensiv gefordert. Es gibt Phasen, in denen die messbare Muskelspannung größer ist als in anderen. Phasen der erhöhten Spannung sollen mit dieser Intensitätstechnik verlängert und voll ausgekostet, weniger effektive Phasen weggelassen werden. Beim Beinheben im Liegen zum Beispiel bewegen Sie die Beine dann nur in dem Bereich, in dem sie sich dicht über dem Boden befinden. Da Teilbewegungen die Bewegungsamplitude reduzieren, ist ihr Alltagsnutzen begrenzt. Ihr Muskel hat ja nicht umsonst die Fähigkeit, sich über einen weiteren Weg zu bewegen. Zur gezielten Erhöhung der Kraft ist die Methode aber wirksam.

Reduktionssätze

Nach Abschluss eines vollständigen Satzes, in dem Sie keine weitere normale Wiederholung mehr schaffen, trainieren Sie unmittelbar anschließend mit weniger Gewicht weiter. Wenn Sie mit diesem geringeren Gewicht keine Wiederholung mehr absolvieren können, reduzieren Sie es erneut, so lange, bis Ihr Muskel völlig erschöpft ist.

Faszien-Stretch-Training

Dies ist eine Variante der Reduktionssätze mit leicht anderem Schwerpunkt. Dazu schließen Sie an Ihren normalen Satz fünf bis sieben weitere mit (sehr) leichtem Gewicht und maximaler Wiederholungszahl an. Zwischen diesen Leichtgewichtsätzen gibt es jeweils nur eine kurze Pause von etwa 20 Sekunden. Das Ergebnis ist ein Pumpeffekt, der die Muskeln maximal aufbläht, da sie nach einem solchen Hardcore-Training so gut wie sonst nie mit Blut versorgt sind. Führen Sie pro Einheit nicht mehr als ein, zwei Übungen (die nicht für dieselbe Muskelgruppe sein dürfen) in dieser Form durch.

Höchstkontraktion

Eine einfache und zugleich effektive Methode, die Intensität einer Übung zu erhöhen. Dazu spannen Sie die trainierten Muskeln für einige Sekunden maximal an, wenn sie sich im Moment der höchsten Belastung befinden. Das ist zumeist der Moment, bevor Sie eine Übung auf dem Weg zurück zur Ausgangsposition umkehren.

Mit Teilbewegungen den Trainingsreiz verlängern
Unter Teilbewegungen wird manchmal auch verstanden, am Ende eines Satzes eine Bewegung noch weiter auszuführen, auch wenn die Muskeln den ganzen Bewegungsweg nicht mehr schaffen: Dann beschränken Sie sich auf den Teil, den Ihre Muskulatur noch packt. Das ist in der Regel der Bereich mit der geringsten Spannung.

Endkontraktionen

Dies ist ein ähnlicher Ansatz wie die Höchstkontraktionen, nur noch ein wenig ausgefeilter und intensiver. Bei einem Crunch zum Beispiel spannen Sie den Bauch in der höchsten (End-) Phase der Bewegung maximal an und „schieben" sich dabei wiederholt ein kleines Stückchen weiter nach oben. Aber bitte vollkommen ohne Schwung: Die Bewegung ist wirklich minimal, von außen vielleicht gar nicht wahrzunehmen und soll einzig aus der Anspannung der Muskulatur heraus entstehen.

Zeitlupentraining

Hierbei führen Sie eine Bewegung möglichst langsam aus. Das erhöht den Anteil statischer Arbeit. Dynamik oder gar Schwung treten völlig in den Hintergrund. In der Spitze führen Sie nur eine einzige Bewegung aus, die zum Beispiel 30 Sekunden dauern kann. Diese Methode fordert Ihre Muskulatur auf eine ungewohnte Weise mit der Folge, dass (andere) Muskelfasern zu weiterem Wachstum animiert werden. Zudem ist das Zeitlupentraining relativ gelenkschonend.

Speed-up-Training

Poleposition in Sachen Trainingsintensität: Geben Sie Vollgas bei einer Übung. Bewegen Sie sich so schnell wie möglich und führen Sie in einer festgelegten Zeit, zum Beispiel 60 Sekunden, möglichst viele Wiederholungen aus. Auch mit dieser Methode bringen Sie Ihre Muskulatur aus dem Tritt und verbessern darüber hinaus auch noch Ihre koordinativen Fähigkeiten. Sie sollte aber nur bei Übungen mit dem eigenen Körpergewicht eingesetzt werden und nur dann, wenn Sie im normalen Training vollkommen beschwerdefrei sind. Vorher wärmen Sie sich bitte ganz besonders gut auf.

Ein Top-HIT für Ihr Sixpack

Es gibt eine Kombination aus Stations-, Ganzkörper- und Ein-Satz-Training, die von Anfang an Techniken der Intensivierung einschließt: das sogenannte High-Intensity-Training (HIT). Der Name ist dabei Programm, denn die Intensität ist maximal, der Zeitaufwand dagegen minimal. Und so geht es: Das Training besteht aus ungefähr acht Übungen, die am besten den gesamten Körper abdecken. Schwerpunkte wie für den Bauch sind natürlich erlaubt.

Von jeder Übung absolvieren Sie jeweils nur einen Satz mit so hohem Gewicht, dass Sie gerade eben sechs bis acht langsame, etwa sechs Sekunden lange Wiederholungen ohne Schwung schaffen. Und dann beginnt der Spaß: Schließen Sie unmittelbar Teilbewegungen oder Reduktionssätze an und brennen Sie bei immer weniger Gewicht Ihren Muskel richtig aus. Erst jetzt ist der Satz für diese Übung beendet. Legen Sie eine kleine Pause von ein bis zwei Minuten ein, ehe Sie im Anschluss zur nächsten Übung übergehen.

Regeln für das Krafttraining

Wer Bauch und Rumpf trainiert, sollte sich nicht nur über die Intensität, sondern auch über die Sicherheit beim Training Gedanken machen. Die Wirbelsäule inklusive dem Rückenstrecker macht zwar einiges mit, aber eben nicht alles. Und es wäre doch zu dumm, wenn Sie mit Bauchtraining Ihrem Rücken schaden, obwohl Sie doch genau das Gegenteil, ein kräftiges und beschwerdefreies Kreuz, erreichen können. Mit den folgenden Tipps machen Sie auch sonst alles richtig im Training.

Workout-Regel 1: Starten Sie immer mit einem Warm-up

Kein Training, ob Kraft oder Ausdauer, sollte ohne Warmlaufphase beginnen. Im kalten, unbewegten Zustand sind Muskeln, Bänder und Gelenke anfällig für Verletzungen. Mit dem Warm-up mobilisieren Sie alle Bereiche, fördern die Durchblutung und damit die Versorgung mit notwendigen Nährstoffen. Auch Ihr Herz-Kreislauf-System und der Stoffwechsel sind dann auf den Punkt leistungsbereit.

Wenn Sie mit sehr hohen Gewichten trainieren oder komplexe Übungen ausführen, absolvieren Sie zusätzlich ein spezielles Warm-up: mit einem vorgezogenen lockeren Satz bei leichtem Gewicht. Insgesamt sollte das Aufwärmen Ihren Körper anregen, dabei aber so schonend ausfallen, dass es nicht erschöpfend wirkt.

Workout-Regel 2: Bleiben Sie aufrecht

Gerade beim Rumpftraining ist es besonders wichtig, zu jeder Zeit eine möglichst lotgerechte Position einzunehmen, die den Körperachsen entspricht, den Rücken maximal entlastet und zudem garantiert, dass die trainierten (Bauch-)Muskeln wirklich optimal angesprochen werden. Halten Sie sich bitte immer an die Übungsanweisungen – und natürlich an alle anderen Tipps zum sicheren Training.

Workout-Regel 3: Legen Sie wert auf die Bewegungsqualität

Gehen Sie beim Training nicht im Geiste die Börsenkurse durch, sondern konzentrieren Sie sich auf jede Wiederholung, die trainierte Muskulatur und den Bewegungsablauf. Das Ziel ist es, eine Bewegung sicher zu beherrschen – dann können Sie auch das Gewicht erhöhen und andere Intensivierungstechniken anwenden. Außerdem hat die Konzentration aufs Training einen positiven Effekt auf dessen Wirkung: Sie spannen so die Muskulatur eher mehr an, was eventuell sogar zu einer besseren Leistung führen kann. Besonders für das Bauchtraining gilt: Niemals mit Schwung arbeiten! Das kann nicht nur, wenn es schiefläuft, zu Verletzungen führen, sondern bremst bei vielen Bauchübungen auch die Effektivität aus. Faustregel: lieber zu langsam als zu schnell bewegen.

So läuft Ihr Körper warm

Mit zehn Minuten Warm-up kommen Sie in der Regel aus. Wenn Ihre Tagesform nicht die beste oder die Umgebung kälter als gewohnt ist, sollten Sie noch ein paar Minuten dranhängen. Ins allgemeine Aufwärmprogramm gehören ausdauernde (Kardio-)Bewegungen, zum Beispiel auf dem Laufband, dem Ergometer oder auch am Rudergerät. Alternativ oder zusätzlich sind einfache Übungen wie Seilspringen, Hampelmann-Sprünge oder Schattenboxen ideal, da sie den gesamten Körper mit allen größeren Gelenken (auch denen des Oberkörpers) aktivieren. Für das Bauchtraining kümmern Sie sich zusätzlich gezielt um Ihren Rumpf, zum Beispiel durch leichtes Drehen, Beugen und Strecken.

Workout-Regel 4: Atmen Sie ruhig und gleichmäßig

Für den Bauchbereich gibt es viele Übungen, in denen die Muskulatur statisch angespannt wird. Die Versuchung ist groß, mit der Spannung auch den Atem anzuhalten, da die Bauchmuskeln an der ungünstigen Pressatmung direkt beteiligt sind. Diese erhöht unter anderem den Blutdruck und verringert die Durchblutungsleistung im gesamten Körper inklusive der Versorgung des Herzens, das ja auch ein Muskel ist. Ihr Atem sollte also immer fließen.

Wenn Sie ein Gewicht bewegen oder einen Widerstand überwinden (also in der konzentrischen Belastungsphase, zum Beispiel auf dem Weg nach oben bei einem Crunch), atmen Sie aus. Wenn Sie einem Gewicht nachgeben oder in die Ausgangsposition zurückkehren (in der exzentrischen Belastungsphase, zum Beispiel auf dem Weg nach unten bei einem Crunch), atmen Sie ein.

Workout-Regel 5: Halten Sie die richtige Reihenfolge ein

Für ein sicheres und effektives Training ist die Reihenfolge der Übungen nicht beliebig. Faustregeln: Neue Übungen sollten vor bekannten, komplexe vor einfachen und schwere vor leichten Übungen durchgeführt werden. Das schließt in den meisten Fällen mit ein, dass Sie sogenannte mehrgelenkige vor sogenannten eingelenkigen Übungen absolvieren, wie eine weitere Trainingsregel vorgibt: Übungen, bei denen mehr Gelenke, also auch mehr Muskeln, bewegt werden, sollten immer vor Übungen an die Reihe kommen, bei denen nur ein Gelenk bewegt wird.

Workout-Regel 6: Behandeln Sie jede Seite gleich

Jeder hat eine Schokoladenseite, was oftmals dazu verführt, diese starke Seite mehr zu trainieren als die schwache. In der Folge wird die starke immer stärker, die schwache immer schwächer, das Ungleichgewicht also immer größer. Um körperliche Dysbalancen zu vermeiden, sollte es grundsätzlich paritätisch zugehen. Belasten Sie also bei einseitigen Übungen beide Seiten immer gleich: mit gleichem Gewicht, gleichen Wiederholungs- und Satzzahlen. Von dieser Regel gibt es nur eine einzige Ausnahme: Ist eine Seite bei Ihnen bereits spürbar schwächer als die andere, dürfen Sie diese gezielt für eine gewisse Zeit verstärkt trainieren, bis sie etwa so leistungsfähig ist wie die andere.

Workout-Regel 7: Beenden Sie ein Training immer mit einem Cool-down

Damit läuten Sie direkt die Regeneration ein: Die Muskulatur wird mit frischen Nährstoffen versorgt und kann sich der im Training angefallenen, nicht benötigten Stoffwechselprodukte entledigen. Auch mental signalisiert das Cool-down Ihnen und Ihrem Körper: „Runterfahren!"

So kommt Ihr Körper runter

Was gehört in ein Cool-down? Im Prinzip das Gleiche wie in ein Warm-up: vor allem leichtes Kardiotraining auf einem Ausdauergerät Ihrer Wahl. Nach einem intensiven Krafttraining kann es zudem hilfreich sein, die Spannung in der Muskulatur zu senken, und zwar mit leichtem Stretching der betreffenden Muskelpartien. Zehn Minuten sind auch für das Cool-down eine gute Marke. Aber lassen Sie sich danach nicht gleich aufs Sofa fallen. Sie regenerieren besser, wenn Sie auch nach dem Training in Bewegung bleiben. So beschleunigen Sie die notwendigen Stoffwechselprozesse auf dem Weg zu einer nie da gewesenen Leistungsfähigkeit.

Das Kreuz mit dem Hohlkreuz

Sie tendieren zum Hohlkreuz? Dann versuchen Sie, wann immer Sie daran denken, Ihr Becken aufzurichten, indem Sie es ein wenig nach hinten kippen lassen, als wollten Sie sich setzen.

Spezielle Tipps für ein sicheres, effektives Bauch- und Rumpftraining

Sicher schnell ans Ziel: Mit diesen Tipps zünden Sie den Turbo auf dem Weg zum feinen Bauchrelief ganz ohne (beschwerdebedingte) Verzögerungen.

Rumpf-Regel 1: Behalten Sie die Hüftbeugemuskulatur im Auge

Bei sehr vielen Bauchübungen mischt die hüftbeugende Muskulatur kräftig mit (siehe dazu die unten stehende Grafik). Sie darf aber nicht die Oberhand gegenüber der Bauchmuskulatur gewinnen. Als Faustregel für ein sicheres, rückenschonendes Bauchtraining gilt: Führen Sie jede Art von Rumpf- oder Beinhebeübung nur so weit aus, wie der Zug auf das Becken von Bauch- und Hüftbeugemuskulatur ausgeglichen bleibt. Konkret heißt das: die Beine beim Beinheben im Liegen nur so weit absenken und bei Sit-ups oder Crunches den Oberkörper nur so weit anheben, wie Sie nicht in ein verstärktes Hohlkreuz fallen oder sich gar Schmerzen im unteren Rücken bemerkbar machen. Sonst sind Sie zu weit gegangen, die Hüftbeuger haben das Heft in die Hand genommen.

Rumpf-Regel 2: Vermeiden Sie abrupte Bewegungen

Insbesondere beim Rumpftraining ist die Gefahr groß, dass einer dieser vielen Muskeln an

Gesunde und ungesunde Ausführung von Sit-ups und Crunches

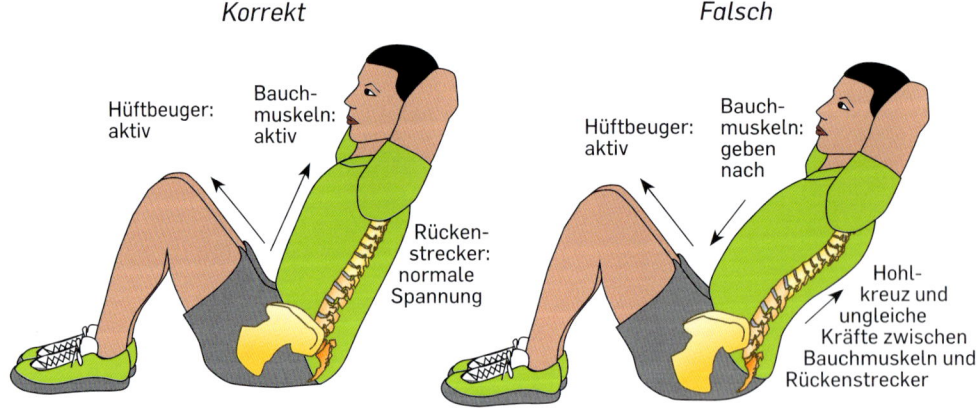

Korrekt

Hüftbeuger: aktiv

Bauchmuskeln: aktiv

Rückenstrecker: normale Spannung

Falsch

Hüftbeuger: aktiv

Bauchmuskeln: geben nach

Hohlkreuz und ungleiche Kräfte zwischen Bauchmuskeln und Rückenstrecker

Ausgewogene Kräfte zwischen Hüftbeuger sowie Bauchmuskeln und Rückenstrecker

Hüftbeuger stärker als Bauchmuskeln, die Folge: massive Belastung für die Bandscheiben der Lendenwirbelsäule

Rücken, Rippen oder Becken in Mitleidenschaft gezogen wird und verspannt – oder gar Schlimmeres passiert. Gutes Aufwärmen ist also Pflicht – ebenso wie Achtsamkeit bei jeder Bewegung.

Rumpf-Regel 3: Spannen Sie den Rumpf an

Und zwar immer. Das ist besonders wichtig bei fast allen Bauchübungen, bei denen entweder der Rumpf oder die Beine angehoben beziehungsweise gehalten werden und die so einen erhöhten Druck auf den (Lenden-) Wirbelsäulenbereich ausüben. Die Rumpfspannung zu halten geht eigentlich ganz einfach: Ziehen Sie zu Beginn einer Übung den Bauchnabel nach innen und halten Sie ihn dort, ohne Ihre regelmäßige Atmung zu vernachlässigen.

Rumpf-Regel 4: Zerren Sie nicht an den Halswirbeln

Wer Crunch- oder Sit-up-Bewegungen ausführt, kennt die Anweisung, die Hände an die Schläfen oder in den Nacken zu legen. Beides ist an sich in Ordnung. Nicht in Ordnung ist (aber leider häufig zu beobachten), dass die Hände am Nacken oder Kopf zerren, um der Crunch-Bewegung noch zusätzlichen Schwung zu geben. Das übt massiven Druck auf die filigrane Halswirbelsäule aus. Im Zweifelsfall legen Sie nur die Fingerspitzen an die Schläfen – oder strecken die Arme aus, dadurch werden Crunch- und Sit-up-Bewegungen nämlich intensiver.

Rumpf-Regel 5: Stützen Sie sich beim Vorbeugen ab

Das ist ein nützlicher Hinweis für Training und Alltag: Wenn Sie sich aus der Hüfte heraus mehr als 30 Grad vorneigen müssen, stützen Sie sich ab. Und zwar nicht erst, wenn die Übung beginnt. Viele machen nämlich schon vorher eine Menge falsch. Zum Beispiel, indem sie sich achtlos verdreht und hoffnungslos gekrümmt zu den schweren Hanteln herunterbeugen und damit ihren Rücken arg strapazieren (zu diesem Thema passt auch die folgende Rumpf-Regel gut). Wenn Sie sich nicht abstützen können, dann gehen Sie zunächst mit geradem Rücken etwas in die Knie und schieben das Gesäß nach hinten – das entlastet die Bandscheiben beim Vorbeugen.

Rumpf-Regel 6: Bleiben Sie im Bewegungssektor

Stellen Sie sich so hin, als wollten Sie eine Übung ausführen. Ziehen Sie zwei imaginäre Linien in Verlängerung Ihrer Füße. Der Bereich vor Ihnen, der dadurch abgegrenzt wird, ist der Bereich, in dem Sie Gewichte anheben, bewegen oder ablegen dürfen. Müssen Sie etwas greifen oder bewegen, das außerhalb dieses Sektors liegt oder ihn überschreitet, stellen Sie sich zuerst so hin, dass der Gegenstand nun innerhalb des Bewegungssektors der neuen Schrittstellung liegt oder landet. Auf diese Weise schützen Sie Ihre Lendenwirbelsäule vor Rotationsbewegungen, die sie gar nicht gerne hat.

Haltung in der Waagerechten
Auch bei Stützübungen wie dem Unterarmstütz sollte der Körper gerade bleiben: Sie dürfen weder im Beckenbereich noch in der Brustregion absacken. Wer seinen Körper nicht so lange wie angegeben halten kann, macht eine kurze Zwischenpause und erfüllt die angegebene Zeit im Anschluss.

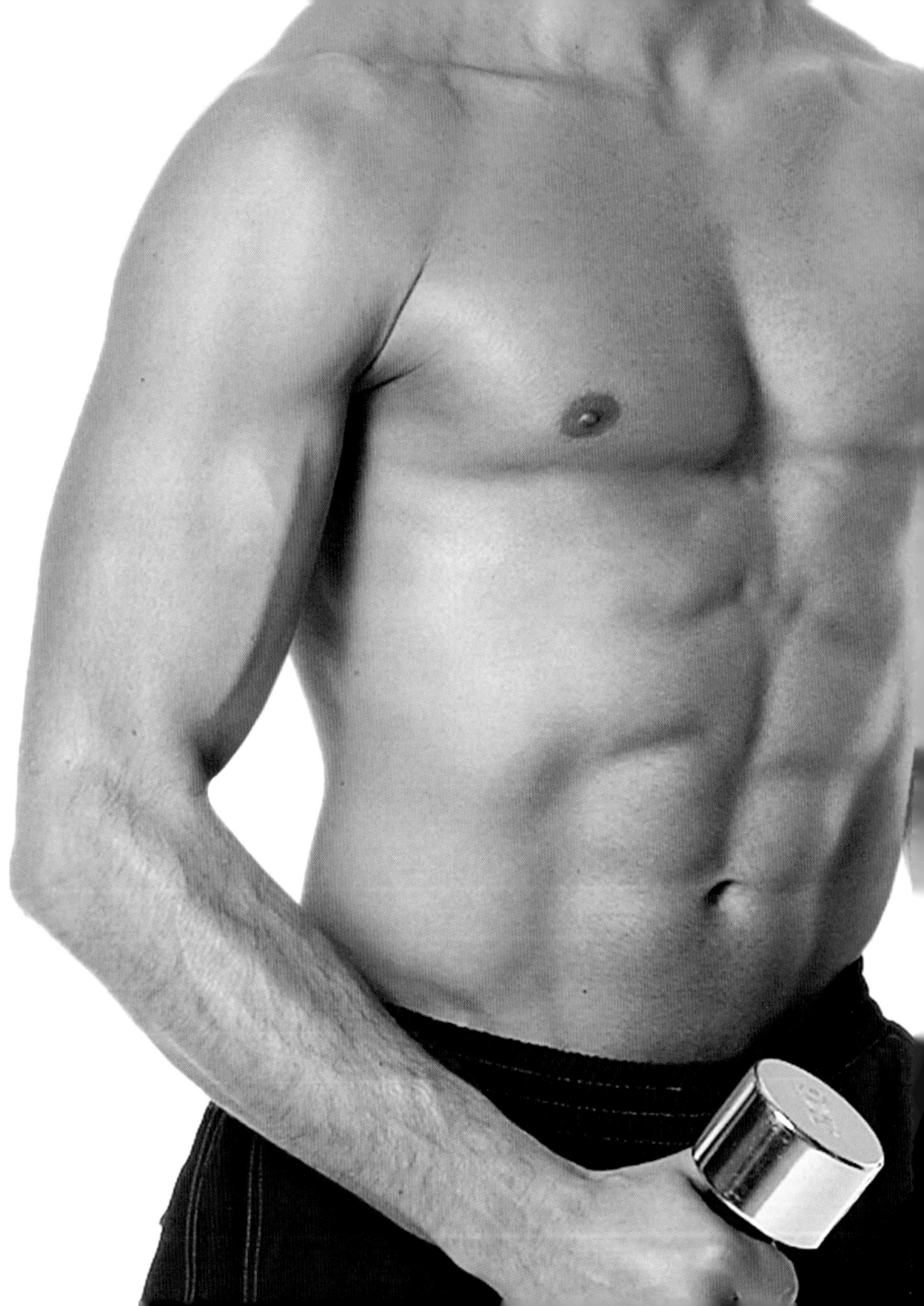

Kapitel 3

Basis-Know-how Fatburning: Ernährung und Ausdauersport

In diesem Teil des Betriebshandbuchs geht es um den Motor in Ihrer Körper-Karosse: den Stoffwechsel, der alles antreibt, der Nährstoffe verteilt und aus ihnen Energie gewinnt. Bei vielen läuft dieser Motor untertourig – mit dem Ergebnis, dass er an Leistung einbüßt und sich Kraftstoffe (in diesem Fall: Fett) ablagern. Wer vom Waschbrett träumt, muss zwei Dinge tun: zum einen einen Gang raufschalten und so mittels Kraft- und Ausdauertraining schleunigst in höhere Drehzahlbereiche kommen; zum anderen die Kraftstoffmischung überprüfen, mit der er seinen Motor tagtäglich flutet. Denn jeder Stoffwechsel ist anders. Hier erfahren Sie, ob in Ihnen eher ein Diesel oder ein Turbobenziner läuft und wie Sie daraus eine Fatburning-Maschine machen, die Sie schnell ans Ziel bringt: zum Sixpack.

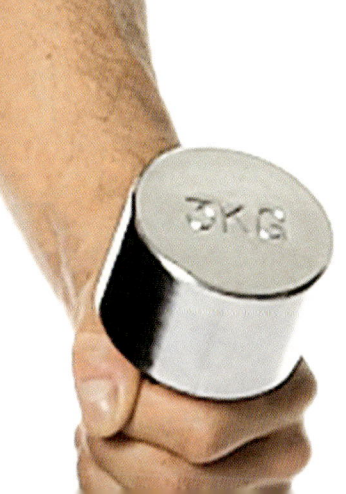

Der Motor: Ihr Stoffwechsel

Wie eine Maschine braucht Ihr Körper Energie, um am Laufen gehalten zu werden. Diese Energie nehmen Sie täglich über Speisen und Getränke zu sich. Sie wird zunächst für lebenserhaltende Prozesse wie die Atmung, den Herzschlag, Hirnfunktionen, Verdauung und vieles mehr verwendet: Das ist der sogenannte Grundumsatz (siehe nächste Seite). Je nachdem, wie viel Sie sich am Tag bewegen, benötigen Sie dann zusätzliche Energie – der sogenannte Leistungsumsatz (ebenda). Am Ende des Tages ist – in unserer heutigen Wohlstandsgesellschaft – zumeist reichlich Energie übrig. Das ist eine wunderbare Voraussetzung, um das eigene Überleben zu sichern. Für die Ästhetik Ihres Körperbaus (inklusive Waschbrett) ist es hingegen an jedem neuen Tag ein Tiefschlag.

Die Währungseinheit: Kalorien, die gar keine sind

Kalorien sind in aller Munde. Dabei ist die Bezeichnung genau genommen falsch: Der Energiewert, der damit gemeinhin bezeichnet wird, ist tausendfach höher – die sogenannte Kilokalorie (kcal). Seit 2010 ist nun europaweit für Lebensmittel eine andere Einheit vorgeschrieben, das sogenannte Kilojoule (kj). Und so sieht das Verhältnis aus:

1 Kilokalorie (das, was normal als Kalorie bezeichnet wird) = 1000 Kalorien (von denen redet niemand) = 4,184 Kilojoule

Der Einfachheit halber wird in diesem Buch wie gewohnt von Kalorien gesprochen, wobei stets Kilokalorien gemeint sind.

Ihr Körper ist grundsätzlich darauf bedacht, mit möglichst wenig Energie auszukommen. Alles, was übrig ist, wird aufgespart für Zeiten der Not. Das war einmal eine überlebenswichtige Strategie in grauer Vorzeit, als es noch nicht an jeder Straßenecke einen Supermarkt gab – geschweige denn Straßenecken. Heute ist es der Grund für eine weitverbreitete Zivilisationskrankheit: Übergewicht. Speck am Bauch. Kein Sixpack.

Im Rahmen dieses Bauchmuskel-Trainingsbuchs interessieren weniger die lebenserhaltenden Stoffwechselprozesse als vielmehr die Abläufe, in denen Ihr Körper Substanz, also Fett oder Muskeln, auf- beziehungsweise abbaut. Ihr Körper verstoffwechselt die Nährstoffe, die Sie ihm zuführen.

Was macht er aber mit der überschüssigen Energie, die nicht verbrannt wird? Er kann sie entweder in Fett- oder Muskelgewebe investieren. Damit er sich für das Muskelgewebe entscheidet, müssen Sie Krafttraining durchführen. Denn: Muskelmasse ist für den Körper ein Luxusgut. Einmal aufgebaut, verbraucht diese ständig Energie. Erst wenn Sie Ihren Körper einer Belastung aussetzen, bekommt er einen Grund dafür, sich für den Aufbau von neuem Muskelgewebe zu interessieren. Denn dann will er sich mit zusätzlicher Kraft und Leistungsfähigkeit auf kommende Belastungen dieser Art einstellen.

Auch für bereits antrainierte Muskelmasse gilt: Bleiben Sie zumindest so weit aktiv, dass Ihr Körper diese erhalten will. Ansonsten kommt er ganz schnell dahinter, dass die drei Zentimeter Oberarmumfang mehr völlig überflüssig sind. Gänzlich ohne Krafttraining wird sich Ihr Körper bei Energieüberschuss jedes Mal dafür entscheiden, die Fettdepots auszubauen. Und Körperfett ist immer der Grund, warum sich ein Waschbrett nicht zeigen will. Lassen Sie es ganz grundsätzlich gar nicht erst so weit kommen: Regulieren Sie die Energieversorgung.

Überfluss oder Engpass: Die Energiebilanz

In den seltensten Fällen führen Sie Ihrem Körper genauso viel Energie zu, wie er in dem Moment benötigt. Sie leben vereinfacht gesagt in einem permanenten Zustand von Unter- oder Überversorgung. Ihr Körper baut ständig irgendwo Gewebe auf oder ab. Die Rechnung ist einfach: Ein Überschuss an Energie führt zum Aufbau, eine Unterversorgung zum Abbau von körpereigenen Substanzen.

Der Grundumsatz

Bei der Gegenüberstellung der Energie, die Sie an einem Tag verbrauchen, mit den Kalorien und damit der Energie, die Sie an demselben Tag zu sich nehmen, spricht man von der Energiebilanz. Auf der Verbrauchsseite steht zum einen der Grundumsatz, also die Energie, die Ihr Körper im absoluten Ruhezustand zur Aufrechterhaltung aller Systeme benötigt. Wie hoch ist Ihrer? Hundertprozentig Aufschluss kann darüber nur eine ausführliche Analyse bei einem (Sport-)Mediziner geben. Eine annähernde und enorm einfache Formel zur Ermittlung Ihres Grundumsatzes ist die folgende: 1 Kalorie für jedes Kilo Körpergewicht pro Stunde. Bei (stark) Übergewichtigen geht diese Formel nicht ganz auf. Sie müssen vom Ergebnis etwas abziehen, denn viel Übergewicht bedeutet zumeist viel Fett – Gewebe, das vollkommen inaktiv ist und lediglich das Körpergewicht erhöht, aber eben nicht den Grundumsatz.

Zurück zur Formel: Sie wiegen 70 Kilogramm? Dann liegt Ihr Tages-Grundumsatz grob bei:
70 (Kilogramm) x 24 (Stunden) = 1680 Kalorien

Da Sie kaum einen Tag in absoluter Ruhe liegend im Bett verbringen, können Sie getrost einen weit höheren Tagesbedarf annehmen. Hier kommt der Leistungsumsatz ins Spiel.

Der Leistungsumsatz

Dieser ist stark davon abhängig, wie viel Sie in Bewegung sind: Vom Gähnen bis zum Spinning-Kurs fließt alles in die Rechnung ein. Für eine einfache Ermittlung hilft der sogenannte Aktivitätsfaktor (auch PAL-Wert genannt, aus dem Englischen: PAL für

DER AKTIVITÄTSFAKTOR	
PAL-Wert	**Entspricht diesen grundlegenden Tätigkeiten**
0,95	Schlafen
1,2	ausschließliches Sitzen oder Liegen (z. B. bei Krankheit)
1,3–1,5	ausschließliches Sitzen mit minimalen Aktivitäten (z.B. Büroangestellte, in der Freizeit: Fernsehgucken)
1,6–1,7	überwiegendes Sitzen mit Geh- und Steh-Unterbrechungen (z.B. Bahnfahrer, in der Freizeit vielleicht: Grillen)
1,8–1,9	überwiegendes Stehen oder Gehen (z.B. Verkäufer, in der Freizeit: Hausarbeit)
2,0–2,4 (bei hoher Intensität mehr)	überwiegend körperlich anstrengende Arbeiten (z.B. Bauarbeiter, in der Freizeit: Sport und Training)

„Physical Activity Level", auf Deutsch „[körperlicher] Aktivitätsgrad"), mit dem Sie den Grundumsatz multiplizieren können und der so etwa den tatsächlichen Tagesumsatz angibt.

Je genauer Sie Ihre Aktivitäten kennen, desto exakter wird die Rechnung. Versuchen Sie, die in der Tabelle genannten Aktivitätslevel stundenweise zu ermitteln. Um bei dem Beispiel mit 70 Kilogramm Körpergewicht zu bleiben, gehen Sie wie folgt vor:

Schritt 1: Wenn Sie acht Stunden Schlafen (Faktor 0,95), acht Stunden einem Job überwiegend im Sitzen nachgehen (Faktor 1,6), sechs Stunden zu Hause sitzen (Faktor 1,4) und sich insgesamt zwei Stunden sportlich betätigen (Faktor 2,2), dann rechnen Sie zusammen:
$8 \times 0{,}95 + 8 \times 1{,}6 + 6 \times 1{,}4 + 2 \times 2{,}2 = 33{,}2$
Schritt 2: Das Ganze teilen Sie durch 24 (Stunden) = 1,38. Dies ist Ihr Aktivitätsfaktor.
Schritt 3: Multiplizieren Sie Ihren Grundumsatz mit diesem Aktivitätsfaktor:
$1680 \times 1{,}38 = 2318$ Kalorien
Dies ist annähernd Ihr tatsächlicher Energieverbrauch.

Energieaufnahme

Auf der anderen Seite der Bilanz steht die Energie, die Sie im Laufe des Tages zu sich nehmen. Hier hilft nur: Kalorien zählen. Am besten führen Sie für eine Woche oder zwei ein Ernährungstagebuch. Damit kommen Sie auch möglichen groben Schnitzern in der Ernährung auf die Spur.

Der anabole Stoffwechselzustand: Energie im Überfluss für das Zunehmen

Wer Muskeln aufbauen will, muss nicht nur trainieren, sondern eine positive Energiebilanz erzielen, seinem Körper also mehr Energie bereitstellen, als er benötigt. Nur in dieser sogenannten anabolen Stoffwechsellage ist Muskelaufbau möglich. Das Problem: Die überschüssige Energie wandert zumeist nicht vollständig in neue Muskelmasse, sondern auch in die Fettdepots.

Der katabole Stoffwechselzustand: Energie-Engpass zum Abnehmen

Wer Fett abbauen und abnehmen will, muss seinem Körper weniger Energie zuführen, als dieser benötigt (negative Energiebilanz). Nur so wird dieser nach und nach die Fettreserven angreifen. Das Problem mit dem katabolen Stoffwechselzustand: Ihr Körper greift nicht nur die Fettspeicher an, sondern verstoffwechselt möglicherweise auch Muskelmasse. Wer seinen Körper dauerhaft mit (viel zu) wenig Energie versorgt, wie es bei strengen Diäten der Fall ist, setzt zudem seine allgemeine Leistungsfähigkeit aufs Spiel und leitet Prozesse ein, in denen der Körper im Anschluss umso mehr Körperfette abspeichert, sobald er wieder an mehr Energie kommt – der gefürchtete Jo-Jo-Effekt (siehe auch Seite 66).

Liebes Tagebuch ...
Für die Bestandsaufnahme Ihrer Ernährung in Form eines Ernährungstagebuchs gilt:
· Halten Sie fest, was Sie wann in welcher Menge essen. Und zwar möglichst genau, mit jedem Stückchen Schokolade zwischendurch und jeder Kelle Soße. Denken Sie auch an die Getränke.
· Notieren Sie alles direkt beim Essen, nicht hinterher. Hier hilft ein kleines Notizbuch oder ein App auf dem Smartphone.
· Essen Sie normal weiter. Sie wollen ja herausfinden, wo Optimierungsbedarf besteht. Rechnen Sie erst am Ende die Kalorien aus, damit Sie nicht mittendrin vor Schreck hinten überfallen.
· Ziehen Sie Bilanz: was die Kalorien angeht, aber auch wie gesund und ausgewogen Ihre Ernährung ist. Nutzen Sie im Zweifel die Hilfe eines professionellen Ernährungsberaters.

Ihr Stoffwechsel:
Ausdruck Ihrer Individualität

Leider gibt es keine Zauberformel, mit der jeder seine Fettpolster garantiert verschwinden lassen kann. Für jeden gelten andere Regeln, denn Ihr Stoffwechsel ist so individuell wie Ihr Fingerabdruck. Er ist abhängig von sehr vielen Faktoren, zum Beispiel von Alter und Geschlecht, von der Körpergröße, der Fett- und Muskelgewebe-Verteilung im Körper, dem Knochenbau oder der Qualität der Energieverwertung sowie der Fettspeicherung. Immerhin lassen sich grob drei Stoffwechseltypen unterscheiden, die im Zusammenhang mit drei Typen unterschiedlichen Körperbaus stehen: dem ektomorphen, dem mesomorphen und dem endomorphen Körpertyp. Die Zuordnung zu einem dieser Körpertypen offenbart, wie schnell oder langsam Ihr Körper Muskel- und Fettgewebe auf- beziehungsweise abbauen kann. Sie ist allerdings nicht unumstritten und es gibt bis heute keine wissenschaftliche Basis dafür, genau diese drei Körpertypen, die auch Konstitutions- oder Somatypen genannt werden, zu unterscheiden. Das macht aber nichts, denn zum einen ist es erstaunlich, wie die beschriebenen Prozesse auf uns Menschen zutreffen. Zum anderen fällt sowieso kaum jemand hundertprozentig in eine der drei Kategorien. Auch Sie werden wahrscheinlich ein Mischtyp sein. Trotzdem ist die Orientierung an einem der Körpertypen äußerst hilfreich, die persönlich richtige Strategie zum Fettabbau und so den Weg zum Waschbrett zu finden. Welchem Stoffwechseltyp Sie angehören, ist übrigens genetisch bedingt. Durch Training können Sie den Stoffwechsel zwar oberflächlich beeinflussen, aber die Art und Weise, wie er grundsätzlich abläuft, werden Sie nicht verändern können.

Der endomorphe Stoffweltyp

Der endomorphe Typ ist in Sachen Sixpack ein Problemfall. Menschen dieses Typs haben meist einen breiten Körperbau und ein massig wirkendes, relativ weiches Muskulatur-Fett-Gewebe. Daraus ergibt sich ein muskuläres Definitionsproblem, das sich besonders am Bauch abzeichnet – oder gerade eben nicht, denn vom Waschbrett fehlt in der Regel jede Spur. Ihr Stoffwechsel ist oft träger und der Grundumsatz ist geringer als bei anderen Körpertypen, auch trotz des vergleichsweise hohen Körpergewichts. Während sie leicht zunehmen, werden sie Körperfett leider nur recht langsam wieder los, weshalb eine ausgearbeitete kohlenhydratarme Ernährung für endomorphe Menschen besonders wichtig ist. Um die großzügig ausgelegten körpereigenen Fettdepots zu leeren, sollten sie zwingend Ausdauersport treiben.

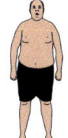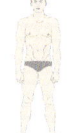

Alle Typen haben das gleiche Problem
Haben Sie sich schon einmal gefragt, warum Sie ausgerechnet immer am Bauch und der Hüfte zuerst Speck ansetzen? Das gilt tendenziell und typunabhängig übrigens für jeden Mann. Die Erklärung: Dort ist das weiche Gewebe am wenigsten im Weg, beeinflusst den Körperschwerpunkt nicht negativ und fungiert als hervorragender Stoßdämpfer und wärmender Mantel zum Schutz für die inneren Organe, die unterhalb des Brustkorbs von keiner Knochenstruktur mehr nach außen abgesichert sind.

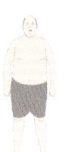 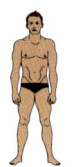 

Der mesomorphe Stoffwechseltyp

Dieser Körpertyp ist von Natur aus begünstigt und darf zumeist einen athletischen, muskulösen Körper sein Eigen nennen, inklusive einem breiten Brustkorb und einer schnittigen V-Form. Mesomorphe Menschen nehmen schnell zu, bauen dabei zügig Muskelmasse auf, können aber auch in relativ kurzer Zeit wieder abnehmen. Ihr Vorteil ist ein optimal getakteter Stoffwechsel, der ausreichend schnell arbeitet, damit der Körper nicht zu viel Energie als Körperfett ablegen kann, aber doch langsam genug ist, um für den Muskelaufbau benötigte Energie noch bereitstellen zu können. Allerdings ist auch der mesomorphe Typ nicht vor Fettablagerungen speziell im Bauchbereich sicher, weshalb die Ernährung grundsätzlich stimmen sollte und auch der Einsatz von Ausdauertraining sinnvoll sein kann.

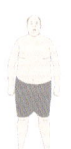 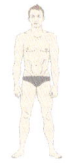 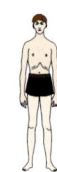

Der ektomorphe Stoffwechseltyp

Ektomorphe Zeitgenossen werden in einem Punkt von vielen Menschen beneidet: Sie können futtern, was sie wollen, sie nehmen dabei kein bisschen zu. Übergewicht und ausufernde Fettdepots sind also nicht das Problem des ektomorphen Typs. Tatsächlich haben diese Leute dank des geringen Körperfett-anteils von Haus aus die besten Chancen auf ein Sixpack!

Dafür gehen Ektomorphe leider oft als Hänflinge durch: Die Statur ist schmächtig, das Knochengerüst mit flachem Brustkorb und schmaler Schulterpartie wenig beeindruckend und um die dünnen Knochen herum ziehen sich überschaubare Schichten von Muskel- und Fettgewebe, die den Schmalhans-Eindruck betonen.

Zu allem Übel baut der ektomorphe Typ nur sehr schwer Muskelmasse auf, weswegen man ihn im Fitness-Fachjargon auch als Hardgainer bezeichnet (abgeleitet aus dem Englischen: hard = schwer, to gain = zunehmen). Das größte Problem ist aber der Stoffwechsel. Ektomorphe haben einen enorm hohen Grundumsatz, für den jede Menge Energie benötigt wird, die dann zum Aufbau von zusätzlichem Gewebe nicht mehr zur Verfügung steht. Oftmals weist der ektomorphe Körper zudem eine hohe Anzahl an fettverbrennenden Enzymen auf, für die viele andere dankbar wären, die aber dazu beitragen, dass er fast nie in den anabolen Stoffwechselzustand kommt. Wenn dann noch die Schilddrüse eine Überfunktion hat, wird das Zunehmen zu einem Gewaltakt. Insgesamt gelten für Ektomorphe in Sachen Ernährung ganz andere Spielregeln als für Abspecker.

Die optimale Ernährung für Sixpacker

Erfahren Sie in diesem Kapitel, wie Sie Ihren Körper typgerecht waschbretttauglich füttern. Wichtig ist dabei die richtige Kraftstoffmischung, also was und wie viel Sie zu sich nehmen, aber auch, wann Sie es essen.

Die Kraftstoffe: Kohlenhydrate, Fett, Eiweiß

Warum Fett ein guter Energiespeicher ist, zeigt die folgende Tabelle. Es enthält mehr als doppelt so viel Energie wie Kohlenhydrate oder Eiweiße. Wäre es anders, würden Sie vielleicht mit Kohlenhydratdepots an den Hüften herumlaufen. Die Vorstellung ist gar nicht so abwegig, denn in der Tat kann der Körper überschüssige Kohlenhydrate in Fett umwandeln und so in die ungeliebten Polster drücken (dazu mehr ab Seite 50). Alkohol soll in diesem Buch – und hoffentlich auch bei Ihnen – als Energieträger keine weitere Rolle spielen.

DIE ENERGIEREICHEN NÄHRSTOFFE	
Nährstoff	**Brennwert je Gramm**
Eiweiß	4 Kalorien
Kohlenhydrate	4 Kalorien
Fett	9 Kalorien
Alkohol	7 Kalorien

Eiweiß

Eiweiß, auch Protein genannt, ist als reiner Energieträger zwar von untergeordneter Funktion, aber der wichtigste Aufbau-Nährstoff zum Muskelwachstum. Er wird zur Reparatur geschädigter oder zum Aufbau neuer Zellstrukturen eingesetzt, zum Beispiel nach dem Training im Muskelgewebe. Ein Großteil jeder Körperzelle besteht aus Eiweiß, insgesamt sind es rund 15 Prozent des Körpers – abgesehen von Wasser gibt es in Ihrem Körper (mit Blick auf Ihre Fettdepots: hoffentlich) keine andere Substanz in einer solchen Menge. Und wo bekommen Sie es her? Eiweiß steckt zum einen in tierischen Nahrungsmitteln und ist in Fleisch, Fisch, Eiern und Milch(produkten) immer enthalten. Zum anderen können Sie Eiweiß über ausgewählte pflanzliche Produkte zu sich nehmen, wie folgende Tabellen zeigen.

Die offizielle Eiweiß-Empfehlung
Die Deutsche Gesellschaft für Ernährung (DGE) empfiehlt erwachsenen Männern eine tägliche Eiweißzufuhr von 0,8 Gramm pro Kilogramm Körpergewicht. Ein solcher Wert ist grundsätzlich in Ordnung. Für gezieltes Muskelaufbau-Training oder eine kohlenhydratreduzierte Ernährung, bei der Sie nicht zu viel abnehmen wollen, ist es aber besser, zu mehr Eiweiß zu greifen. Weitere typbezogene Infos dazu ab Seite 62.

Eiweiß als Energiequelle

Proteine können zur Not auch als Brennstoff herhalten. Das ist insbesondere für Trainierende interessant, die möglichst gleichzeitig Muskelaufbau und Fettabbau betreiben wollen: Eiweiße sind mit Blick auf eine mögliche Fetteinlagerung ungefährliche Energieträger, mit denen sich die benötigte große Kalorienmenge decken lässt. Für den Körper ist die Umwandlung der Eiweiße nämlich ein energieaufwendiges Unterfangen. Deswegen gilt für Abspecker wie für Hardgainer: Daumen hoch für den Eiweißverzehr! Genauere Infos finden Sie in den folgenden Tabellen. Beachten Sie bitte, dass alle Werte, auch in den Folgetabellen zu den Kohlenhydraten und zum Fett, lediglich Annäherungswerte sind und je nach Zubereitung, Hersteller und anderen Faktoren schwanken können.

LEBENSMITTELGRUPPEN MIT EIWEISSANTEIL			
Lebensmittel	**Eiweißgehalt**	**Eigenschaften**	**Empfehlung**
Fleisch	· hoch	· Fettgehalt stark unterschiedlich · wertvolle Fettsäuren, zudem Vitamine, Mineralstoffe und Spurenelemente	· gezielt zugreifen: Vorsicht vor zu viel fettem Fleisch · kohlenhydratreiche Panaden (z. B. Schnitzel) und gebackenes Fleisch meiden
Fisch und Meeresfrüchte	· hoch	· Fettgehalt je nach Fischsorte stark unterschiedlich · wertvolle Vitamine, Mineralstoffe und Spurenelemente · wichtige essenzielle Fettsäuren	· zugreifen, aber auf Fettwerte achten · Panaden (z. B. Backfisch) meiden
Sojaprodukte (Bohnen, Mehl etc.)	· hoch	· wichtige Vitamine, Mineral- und Ballaststoffe · teilweise hoher Fett- oder Kohlenhydratanteil	· zugreifen, aber Fett- und Kohlenhydratwerte beachten – insbesondere bei Fertigprodukten
Nüsse und Samen	· hoch	· reich an Vitaminen, essenziellen Fettsäuren und Ballaststoffen · hoher Fettanteil	· zugreifen, aber Fettgehalt bedenken · Finger weg von gerösteten und gezuckerten Produkten
Hülsenfrüchte	· hoch	· reich an Vitaminen, Spurenelementen, Mineral- und Ballaststoffen	· zugreifen, aber auf Kohlenhydratmenge achten
Milch und Milchprodukte	· mittel bis hoch	· wichtige Vitamine und Mineralstoffe · bei Fertigprodukten (Milchreis, Sahnejoghurts, Eis etc.) teils viel Fett und/oder Kohlenhydrate	· bei Milch und magerem Käse/Joghurt zugreifen · gezuckerte und Sahneprodukte meiden
Eier	· mittel	· reich an Fettsäuren und auch Vitaminen	· moderat zugreifen
Gemüse	· niedrig bis mittel	· viele wichtige Vitamine, Mineralstoffe, Spurenelemente und sekundäre Pflanzenstoffe · gut: reichlich Ballaststoffe	· unbedingt zugreifen · Rahmprodukte meiden

AUSGESUCHTE LEBENSMITTEL MIT EIWEISSGEHALT UND BRENNWERT					
Lebensmittel	Eiweißgehalt (Gramm)	Brennwert (Kalorien)	Kohlenhy-drate / Fett*	Für Abspecker**	Für Hardgainer**
Sojanudeln	40	390	+ / o	o	+
Lachsschinken	35	250	- / -	+	+
Schinken (roh)	34	290	- / +	-	+
Sojabohnen	34	320	o / +	o	+
Harzer Käse	30	130	- / -	+	-
Erdnussbutter	26	630	+ / +	o	+
Thunfisch (im eigenen Saft)	24	110	- / -	+	+
Mageres Geflügelfleisch	24	110	- / -	+	+
Linsen und Erbsen	24	300	+ / -	o	+
Hartkäse (45 % Fett in Trockenmasse)	24	320	- / +	o	+
Schinken (gekocht)	23	140	- / o	+	+
Mageres Fleisch (Filet)	22	110	- / -	+	+
Bohnen (weiß)	21	260	+ / -	o	+
Pistazienkerne	21	620	+ / +	-	o
Magerer Meeresfisch (z. B. Kabeljau)	19	100	- / -	+	+
Hackfleisch (gemischt)	19	260	- / +	o	+
Magerquark	15	80	o / -	+	-
Fetter Meeresfisch (z. B. Hering, Lachs)	14	240	- / +	o	+
Walnüsse, Paranüsse	14	700	+ / +	o	+
Haferflocken	13	370	+ / o	-	+
Hüttenkäse	12,5	105	o / o	+	+
Tofu	11	100	- / +	+	+
Eier	11	150	- / +	o	+
Buttermilch (natur)	3,5	35	o / -	+	-
Milch	3,5	60	o / o	o	+
Joghurt natur	3,5	70	o / o	o	+

alle Zirkawerte bezogen auf 100 Gramm
* + = viel; o = etwas; - = kaum oder gar nicht
** + = optimal

o = in Maßen okay, aber achten Sie insgesamt auf Fett- und / oder Kohlenhydratgehalt
- = nicht geeignet (für Hardgainer: nicht optimal)

Kohlenhydrate

Kohlenhydrate stellen das Super-Plus-Benzin unter den Nährstoffen dar. Sie sind relativ schnell verwertbar und geben zügig Power. Für viele lebenswichtige Funktionen, vor allem für die Hirntätigkeit, sind sie die Energiequelle Nummer eins. Hinter den Kohlenhydraten verbergen sich chemisch gesehen mehr oder weniger komplexe Verbindungen aus Zuckermolekülen, die mehr oder weniger schnell für Energie sorgen. Die Palette reicht von echter Glukose ("Einfachzucker" wie Traubenzucker), die vom Körper sofort und ohne Umschweife verwertet wird, über stärkehaltige Lebensmittel wie Kartoffeln oder Nudeln bis hin zu "langkettigen" Kohlenhydraten wie in Vollkornprodukten, aus denen erst über einige Umwege Energie gewonnen werden kann.

Dickmacher Kohlenhydrate

Über lange Zeit galt der Nährstoff Fett als Quelle allen Übels in Sachen Körperspeck. Das war naheliegend, handelt es sich bei Fett doch um dieselbe Substanz wie in den körpereigenen Speichern, die zudem einen sehr hohen Energie-Speicherwert hat. Heute weiß man: Die Kohlenhydrate sind hauptverantwortlich für Ihre Speckfalten.

Finger weg von Süßigkeiten & Co.

Nahrungsmittel aus Einfachzucker wie zum Beispiel reiner Zucker, Marmelade oder süßer Naschkram liefern ausschließlich Energie und kaum weitere Nährstoffe wie Vitamine, Mineralstoffe oder Ballaststoffe. Dadurch sind sie für den Organismus insgesamt wenig wertvoll und verschaffen Ihnen (aufgrund der fehlenden Ballaststoffe) zumeist auch kein Sättigungsgefühl. Im Gegenteil: Einfachzucker-Lebensmittel haben den großen Nachteil, dass sie Heißhunger auslösen! Da sie einen hohen Anteil an schnell verwertbaren Kohlenhydraten haben, schnellt der Blutzuckerspiegel rasant nach oben. Ist die schnelle Energie (in relativ kurzer Zeit) verbrannt, fällt der Zuckerspiegel ins Bodenlose und der Körper schreit nach mehr. Süßigkeiten und andere stark zucker- oder weißmehllastige Lebensmittel stehen somit einer maßvollen Ernährung im Weg.

Das Insulinproblem

Warum beeinflussen Kohlenhydrate überhaupt das Abspeichern von Fett im Körper? Abgesehen davon, dass der Körper sie ganz banal in Fett umwandeln und so abspeichern kann, klärt ein Rückblick in die Evolutionsgeschichte auf.

Während Sie sich heute vor kohlenhydratreichen Lebensmitteln in Supermarktregalen oder an Fast-Food-Countern kaum in Sicherheit bringen können, waren unsere frühen Vorfahren permanent unterversorgt mit dem Nährstoff. Fleisch und Fisch und

Kohlenhydrat-Empfehlung

Die DGE empfiehlt erwachsenen Männern, mindestens 50 Prozent der insgesamt aufgenommenen Energie mit Kohlenhydraten abzudecken. Diese pauschale Bewertung ist nicht für alle optimal – auf den Seiten 62 bis 68 finden Sie gezieltere Empfehlungen je nach Körper- und Stoffwechseltyp.

somit Eiweiß und Fett waren die Hauptenergielieferanten. Ackerbau und damit die Kultivierung kohlenhydratreicher Lebensmittel kam erst wesentlich später auf, als die genetische Programmierung der Energieverwertung im Körper schon lange festgelegt war. In der urzeitlichen Mangelsituation war es überlebenswichtig, dass das Gehirn bevorzugt mit Glukose aus den Kohlenhydraten versorgt wurde, denn es kann nur mit diesem Energieträger arbeiten. Für den ganzen restlichen Körper wurde die Verwertung von Kohlenhydraten streng reguliert – mit einer Barriere für das zur Kohlenhydratverwertung benötigte Hormon Insulin. Alle Zellen, die auch anderweitig, zum Beispiel mit Fetten, arbeiten konnten oder deren Versorgung nicht so wichtig war wie die des Gehirns, wurden so von der Kohlenhydratverwertung ausgenommen.

Diese Blockadefunktion haben Sie leider heute noch in Ihrem Körper. Nun gibt es in unserer Zeit keinen Kohlenhydrat-Notstand mehr, im Gegenteil: Der überwiegende Teil unserer Nahrung besteht aus Kohlenhydraten. Ihr Körper ist damit stets prall gefüllt. Die Versorgung des Gehirns ist gesichert, übrig bleiben Unmengen von Kohlenhydraten, die von den insulinresistenten Zellen hin und her geschubst werden.

Sie werden einfach nicht gebraucht, auch nicht von den Muskelzellen, denn der durchschnittliche (Büro-)Mensch bewegt sich kaum noch – ganz im Gegensatz zu seinen Vorahnen. Vor einigen Zigtausend Jahren waren die Menschen nämlich noch richtig gut in Form: In der Urzeit verbrauchten sie mit Speer und Keule in der Hand und viel Bewegung an der frischen Luft im Schnitt etwa doppelt so viel Energie wie die Menschen heutzutage. Da es damals weniger zu essen gab als heute, entwickelte der Körper viele Strategien, um Energie zu sparen – darunter auch die eingangs erwähnte Tendenz, möglichst jeden Überschuss abzuspeichern. Dieser fatale Mechanismus trifft nun auf die große Flut an Kohlenhydraten, die Ihren Körper überschwemmen.

Wohin mit den Kohlenhydratmassen?

Die körpereigenen Kohlenhydratspeicher, die von Haus aus nur wenig Platz bieten, sind aufgrund der mangelnden Bewegung dauerhaft gefüllt. Damit der Körper die Kohlenhydrate doch noch irgendwie loswerden kann, reagiert er mit einer immer größeren Ausschüttung von Insulin, um auch die letzte Körperzelle zu überzeugen, doch bitte, bitte die Kohlenhydrate aufzunehmen. Der Blutzuckerspiegel erreicht besorgniserregende Höhen, und das mit mittel- bis langfristig möglicherweise fatalen Folgen: Blutzucker, Blutfett, Diabetes, Herzinfarkt, Schlaganfall. Letztlich hat der Körper überhaupt keine andere Wahl: Die Kohlenhydrate werden relativ einfach in Fett umgewandelt und wandern schnurstracks in Ihre Speckröllchen.

Insulin bremst den Fettabbau

Daran hat der erhöhte Insulinspiegel einen großen Anteil. Das Hormon hemmt vehement die Fähigkeit des Körpers, Fett abzubauen. Im Gegenteil, es beschleunigt noch die Fetteinlagerung, da es auch dafür benötigt wird. Der Weg zu den Fettdepots wandelt sich durch das Insulin im Überfluss zur Einbahnstraße: Der Zugang ist weit aufgestoßen, der Weg hinaus versperrt. Wer sich rund um die Uhr stark kohlenhydratlastig ernährt, festigt diese Einbahnstraßen-Regelung auf Dauer. Deswegen gilt für alle, die Körperfekt loswerden wollen: Beschränken Sie zunächst die Versorgung mit Kohlenhydraten, und dabei vor allem die Aufnahme von Lebensmitteln aus Zucker oder Weißmehl sowie solchen mit kombinierter Kohlenhydrat-Fett-Dichte (allen voran Kartoffelchips und ähnliche Knabbereien, auch Schokolade!).

Der glykämische Index

Nun lassen sich nicht alle kohlenhydrathaltigen Lebensmittel in einen Topf werfen. Einige treiben den beschriebenen Prozess schneller an, andere verhalten sich eher zurückhaltend und haben nicht so dramatische Auswirkungen. Eine Bewertung ist mit dem sogenannten glykämischen Index (kurz GI oder Glyx) möglich. Er gibt an, wie schnell,

stark oder lang kohlenhydratreiche Lebensmittel den Insulin- und damit den Blutzuckerspiegel ansteigen lassen oder hochhalten.

Die glykämische Last

Aussagekräftig wird dieser Wert erst, wenn man den Energiegehalt des Lebensmittels und die Menge mit berücksichtigt: Das geht mit der sogenannten glykämischen Last, kurz GL. GL-Werte unter 10 sind gut, zwischen 11 und 20 okay, über 20 schlecht. Mit höheren Werten steigt der negative Einfluss auf den Blutzuckerspiegel und die Wahrscheinlichkeit, mit der ein Lebensmittel in Ihre Fettdepots wandern kann beziehungsweise deren Abbau hemmt. „Schlechte" Lebensmittel enthalten tendenziell viel einfache Zuckerverbindungen (Süßigkeiten, Zucker, Weißmehl und so weiter) oder eine brisant hohe Konzentration an Kohlenhydraten, die den Blutzuckerspiegel auch über lange Zeit sehr hoch halten. „Gute" Lebensmittel wie Vollkornprodukte haben mehr komplexe Kohlenhydrate, die sanfter mit dem Blutzuckerspiegel umgehen.

Alles Glyx oder was?

Der glykämische Wert ist ein wichtiges Kriterium, auf das Sie als Sixpack-Anwärter achten sollten. Deshalb ist die Tabelle auf Seite 55 nach ihm sortiert. Er dient der groben Orientierung und ist nicht in Stein gemeißelt: So können Lebensmittel im Laufe des Zubereitungsprozesses ihren GL-Wert verändern. Die

Gute Karten für die Motivation

Nichts drückt derart auf Stimmung und Motivation wie Zwänge und Verbote. Natürlich gehört zum schlanken Riffelbauch jede Menge Disziplin. Aber Training, Essen und Leben sollen noch Spaß machen! Mit der Joker-Strategie fällt es Ihnen leichter, bei der Stange zu bleiben, denn Sie können sich selbst „böse" Kohlenhydrate mal gönnen:

Tages-Joker: Einmal am Tag dürfen Sie sich in Sachen Ernährung eine Kleinigkeit erlauben, zum Beispiel einen Keks zum Kaffee oder ein kleines (!) Stück Schokolade, zu Feieranlässen auch mal ein (!) Bier.

Wochen-Joker: Einmal pro Woche dürfen Sie es ein wenig lockerer angehen, zum Beispiel auf einer Party mitfeiern (ohne abzustürzen) oder beim Essengehen eine Portion Antipasti genießen.

Übrigens: Auch beim Einlösen der Joker gibt es keinen Zwang. Wenn Sie sich ohne gut fühlen, dürfen Sie auch „hart" bleiben.

Frage, was Sie essen und was Sie links liegen lassen sollten, hängt auch von anderen Faktoren ab, etwa von der Kaloriendichte oder von der Essensmenge: In der Tabelle taucht die Pizza zwar unscheinbar im Mittelfeld auf, aber eine normale Portion hat 300 bis 400 Gramm – damit erreichen Sie finstere Bereiche mit enormen Kohlenhydratbelastungen. Auch der Fettgehalt mischt entscheidend mit bei der Frage: abnehmen oder zulegen? Der Tabelle können Sie zum Beispiel entnehmen, dass Bratkartoffeln in Sachen GL-Wert besser dastehen als normale Kartoffeln, obwohl sie (durch Fett) mehr als doppelt so viele Kalorien haben und alles andere als gesünder sind. Ablesbar ist auch, dass Kartoffelchips im glykämischen Wert weit unterhalb von Fruchtgummi rangieren, aber auf 100 Gramm rund 200 Kalorien mehr haben. Auch das liegt daran, dass die Chips extrem fettreich sind, während das Fruchtgummi kein Fett enthält – ein zweifelhafter Bonus dieser Zuckerklumpen, den sich die Werbung zu eigen gemacht hat. Aus all diesen Gründen – und weil Kohlenhydrate auf dem Weg zum Sixpack nun einmal mit Vorsicht zu genießen sind – finden Sie in der besagten Tabelle überwiegend Warnhinweise. Sie soll, ebenso wie die Tabellen zum Thema Fett (siehe Seite 58 bis 59), darüber aufklären, um welche Lebensmittel Sie besser einen Bogen machen. Verteufelt werden sollen Kohlenhydrate aber keinesfalls, denn ein übertriebener Kohlenhydratmangel drückt auf Leistungsfähigkeit und Stimmung. Egal, wie viel Sie abnehmen müssen: Mit etwas Obst und Vollkornbrot sowie viel, viel Gemüse am Tag sind Sie immer auf der richtigen Seite.

Schlimme Dinge entschärfen

Und auch sonst gibt es Möglichkeiten, den „bösen" Kohlenhydrat-Lebensmitteln etwas von ihrer Tücke zu nehmen. Drei Beispiele über den Tag verteilt:

- Kein Frühstück ohne Müsli? Na gut, dann tauschen Sie die Crunchy-Variante gegen eine frische Version ohne Zucker, lassen ein Drittel weg und schneiden dafür einen Apfel hinein.
- Kein Bürotag ohne Pausenbrot? In Ordnung, dann machen Sie es so: Toast gegen Roggen- oder Vollkornbrot tauschen, die Scheiben dünner schneiden und dafür jede Menge Salat, Tomaten- oder Gurkenscheiben obendrauf.
- Das Hauptgericht macht Sie mittags nie satt? Schön, dann greifen Sie zur Salatbeilage oder zur Suppe vorweg. Hauptsache, es steht keine süße Nachspeise auf dem Tisch.
- Kein Abend ohne Gummibärchen oder Schokolinsen? Wenn es nicht anders geht, dann frieren Sie die Dinger ein und lutschen eine kleine Handvoll einzeln nacheinander weg.

Verschärfter Abspecken

In scharfen Lebensmitteln wie Chili oder Pfeffer steckt Feuer. Sie senken den Insulinspiegel und hemmen so die Fetteinlagerung beziehungsweise beschleunigen den Fettabbau. Zudem kurbeln scharfe Lebensmittel den Stoffwechsel an. Das ist gut für das Abnehmprojekt und auch für die Leistungsfähigkeit: Deshalb gibt es Profisportler, die regelmäßig ganze kleine Chilischoten einfach herunterschlucken. Scharfe Lebensmittel und Gewürze haben oftmals weitere gesundheitsfördernde Eigenschaften (und dabei zumeist wenig Kalorien), sodass sie getrost auch auf Ihrem Teller liegen sollten.

LEBENSMITTELGRUPPEN MIT KOHLENHYDRATANTEIL			
Lebensmittel	**Kohlenhydrat-gehalt**	**Eigenschaften**	**Empfehlung**
Gemüse	· gering	· viele Vitamine und Mineralstoffe, essenziell für eine ausgewogene Ernährung · „langsame", „gute" Kohlenhydrate · gut: viel Ballaststoffe	· unbedingt zugreifen, aber Rahmprodukte wie Rahmspinat meiden
Milch und Milch-produkte	· gering bis hoch	· wichtige Vitamine, Mineralstoffe und Eiweiß · moderate Anhebung des Blutzucker-spiegels durch den Milchzucker	· gezielt zugreifen: Vorsicht vor fetten Produkten wie Sahne und Weichkäse und gezucker-ten (Fertig-)Produkten wie Milchreis oder Cremespeisen
Obst	· mittel	· wertvolle Vitamine, Mineralstoffe und Spurenelemente · Die Fruktose hebt den Blutzucker-spiegel nur schonend an · gut: viel Ballaststoffe	· zugreifen
Hülsenfrüchte	· relativ hoch	· reich an Vitaminen, Mineralstoffen und Eiweiß · gut: viel Ballaststoffe	· zugreifen
Kartoffeln und Kartoffel-produkte	· relativ hoch	· reich an Vitaminen und Ballast-stoffen · bei vielen Kartoffelprodukten hoher Fettgehalt durch die Zubereitung	· in Maßen essen · Finger weg von fetthaltigen Produkten wie Bratkartoffeln, Kartoffelsalat oder Pommes!
Teigwaren	· hoch	· eher wenig Nährstoffe neben den Kohlenhydraten	· in Maßen essen · Vollkornpasta bevorzugen
Reis	· hoch	· eher wenig Nährstoffe neben den Kohlenhydraten · gut: Ballaststoffe	· in Maßen essen, Wild- oder Langkornreis bevorzugen
Brot und Back-waren	· hoch	· eher wenig Nährstoffe neben den Kohlenhydraten · in Vollkornbrot: Ballaststoffe	· in Maßen essen · Vollkornprodukte bevorzugen · Vorsicht vor fettigen Waren (Croissants etc.)!
Müsli, Cornflakes und ähnliche Getreideprodukte	· hoch	· viel schlechter Einfachzucker · in Müsli immerhin Vitamine und Ballaststoffe	· reduziert essen · ungezuckerte (Vollkorn-) Produkte bevorzugen
Fruchtsäfte	· hoch	· hoher Zuckergehalt	· reduziert trinken: Saft ist dabei besser als Nektar
Süßigkeiten (Schokolade, Fruchtgummi, Kekse etc.)	· hoch	· enorm viel Einfachzucker ohne jeg-liche weitere Nährstoffe · bei Schokolade, Keksen und Kuchen hoher Fettanteil	· Finger weg!
Limonaden	· hoch	· nur Einfachzucker ohne weitere Nährstoffe	· Finger weg!
Knabbereien (Chips, Flocken)	· hoch	· nur schlechter Einfachzucker (zum Beispiel Salzstangen), oft in Kom-bination mit sehr hohem Fettanteil (zum Beispiel Chips)	· Finger weg!

AUSGEWÄHLTE KOHLENHYDRATHALTIGE LEBENSMITTEL NACH GLYKÄMISCHER LAST						
Lebensmittel	Glykämische Last	Kohlenhydratanteil (Gramm)	Brennwert (Kalorien)	Fett / Eiweiß*	Für Abspecker**	Für Hardgainer**
Salat, Paprika, Tomaten	0,6	3	20	- / -	+	+
Milch und Joghurt natur (1,5 % Fett)	1,5	4	50	o / o	+	+
Karotten	3,5	5	35	- / -	+	+
Apfel	4	11	54	- / -	+	+
Bratkartoffeln	10	16	160	+ / -	-	o
Kartoffeln	11	18	85	- / -	-	+
Banane	12	21	110	- / -	o	+
Pizza (Salami)	15	25	280	+ / o	-	o
Reis (Wild)	25	71	350	- / o	o	+
Kartoffelchips	28	45	550	+ / -	-	-
Nuss-Nougat-Creme	29	52	550	+ / o	-	o
Brot (Roggen)	29	45	230	- / o	o	+
Croissant	32	45	400	+ / -	-	o
Pommes frites	33	35	220	+ / -	-	o
Brot (weiß)	39	55	280	- / -	-	o
Schokolade (Vollmilch)	40	60	540	+ / o	-	o
Müsli	44	67	450	o / o	-	+
Rosinen	45	70	280	- / -	-	+
Reis (Langkorn)	45	75	360	- / o	o	+
Marmelade	46	70	250	- / -	-	+
Honig	49	82	300	- / -	o	+
Nudeln und Reis (weiß)	55	79	370	- / o	-	+
Fruchtgummi	64	80	350	- / o	-	o
Cornflakes	68	85	400	- / o	-	o
Zucker	70	100	400	- / -	-	o
Traubenzucker	100	100	400	- / -	-	o

alle Zirkawerte bezogen auf 100 Gramm
*   + = viel; o = etwas; - = kaum oder gar nicht
**   + = optimal

o = in Maßen okay, aber achten Sie insgesamt auf Fett- und / oder Kohlenhydratgehalt
- = nicht geeignet (für Hardgainer: nicht optimal)

Fett

Fett ist der energiereichste Nährstoff – sozusagen der Diesel unter den Kraftstoffen. Zudem lässt sich Fett vom Körper gut speichern und benötigt dabei weniger Platz als beispielsweise Kohlenhydratverbindungen. Ein kurzer Blick auf die „Kraftstofflager" in einem Körper zeigt, wie viel Ihre Energiebunker hergeben. Als Beispiel dient ein Mann mit 70 Kilogramm Gewicht und einem Körperfettanteil von 15 Prozent – ein Wert im guten Mittelfeld, der aber nur schwerlich ein Sixpack ermöglichen dürfte. Diesem Mann stehen etwa 10,5 Kilogramm Fett zur Verfügung. Dieses Fettgewebe entspricht einem Energiegehalt von rund 74 000 Kalorien (da Ihre Röllchen nicht vollständig aus Fett bestehen, liegt der Energiegehalt „nur" bei etwa 7000 Kalorien pro Kilogramm). Auch wenn diese Fette niemals alle zur Energiegewinnung herangezogen werden können, sind im Vergleich dazu die körpereigenen Kohlenhydratspeicher mit einem Fassungsvermögen von rund 1000 Kalorien verschwindend gering.

Dass Fett als Nährstoff nicht (allein) für die Existenz Ihrer Fettpolster verantwortlich zu machen ist, haben die Ausführungen zu den Kohlenhydraten gezeigt. Wie es dort „gute" und „schlechte" Kohlenhydrate gibt, so ist auch Fett nicht gleich Fett. In die chemische Struktur von Fetten einzutauchen, würde den Rahmen dieses Buches sprengen. Dennoch ist es gut zu wissen, welche Arten von Fetten eigentlich in der Nahrung vorkommen, wie sie sich unterscheiden und wo sie zu finden sind. Auf diese Weise können Sie ein Gespür dafür entwickeln, wie Sie diesen Nährstoff ohne schlechtes Gewissen im Alltag zu sich nehmen können.

Fette Vorteile

Fett ist alles andere als überflüssig: Neben den polsternden Schutzeigenschaften für den Körper und seine Organe spielt es im Stoffwechsel eine wichtige Rolle für die Aufnahme der fettlöslichen Vitamine A, D, E und K. Es wird als Baustoff für Körperzellen benötigt und ist als Energieträger für Ausdauerleistungen unentbehrlich. Die DGE empfiehlt erwachsenen Männern, täglich etwa 30 Prozent des Kalorienumsatzes mit Fett abzudecken. Inwieweit das zu Ihrem Körpertyp passt, sehen Sie unten ab Seite 62.

UNTERSCHIEDLICHE FETTSÄUREN UND IHR VORKOMMEN	
Fettsäure	**Lebensmittel-Beispiele**
überwiegend gesättigt	*Fleisch, Käse, Butter, Kokosfett, gehärtete Fette*
überwiegend einfach ungesättigt	*Olivenöl, Rapsöl*
überwiegend mehrfach ungesättigt	*Fisch, Nüsse (vor allem Walnüsse), Leinöl, Walnussöl, Sonnenblumenöl*

Verschiedene Arten von Fett

Das Fett, das Sie mit der Nahrung zu sich nehmen, lässt sich in mehrfacher Hinsicht unterscheiden. So gibt es beispielsweise pflanzliche und tierische Fette.

Unter gesundheitlichen Aspekten besonders interessant ist die Unterteilung in gesättigte, einfach ungesättigte und mehrfach ungesättigte Fettsäuren, aus denen die Fette bestehen können.

Gesättigte Fettsäuren kann Ihr Körper selbst produzieren, bei einigen mehrfach ungesättigten Fettsäuren ist das nicht möglich, weshalb sie auch als essenziell bezeichnet werden. Zu diesen essenziellen Fettsäuren zählen die Omega-6-Fettsäuren (zum Beispiel in Walnüssen, Sonnen- blumen-, Maiskeim- und Sojaöl) und die Omega-3-Fettsäuren (vorrangig in Fisch, vor allem in fetteren Meeresfischen wie [Matjes-]Hering oder Lachs). Sie sind maßgeblich am Aufbau neuer Zellstrukturen beteiligt und können den Cholesterin- spiegel senken. Zudem verbes-

LEBENSMITTELGRUPPEN MIT FETTANTEIL			
Lebensmittel	**Fettgehalt**	**Eigenschaften**	**Empfehlung**
Fleisch	• gering bis hoch	• Fettgehalt stark unterschiedlich je nach Tier und Körperteil • wichtiger Eiweißlieferant • wertvolle Vitamine, Mineralstoffe und Spurenelemente	• gezielt zugreifen: Vorsicht vor zu fettem Fleisch • kohlenhydratreiche Panaden (z. B. Schnitzel) und gebackenes Fleisch meiden
Milch und Milch-produkte	• gering bis hoch	• wichtige Vitamine, Mineralstoffe und Eiweiß • je nach Produkt stark unterschiedlicher Fett- (z. B. Sahnejoghurt) und/oder Kohlenhydratgehalt (z. B. Eiscreme)	• bei Milch, magerem Käse und Joghurt zugreifen • gezuckerte und Sahneprodukte meiden
Fisch	• gering bis hoch	• Fettgehalt je nach Fischsorte stark unterschiedlich • wertvolle Vitamine, Mineralstoffe und Spurenelemente • wichtige essenzielle Fettsäuren • bedeutender Eiweißlieferant	• zugreifen, aber auf Fettwerte achten • Panaden (z. B. Backfisch) meiden
Eier	• mittel	• reich an Eiweiß und Vitaminen	• moderat zugreifen
Nüsse und Samen	• hoch	• reich an Vitaminen, essenziellen Fettsäuren, Eiweiß und Ballaststoffen	• zugreifen (keine gerösteten Produkte!)
Fette Backwaren	• hoch	• minderwertige Fette, zumeist in fataler Kombination mit „schlechten" Kohlenhydraten	• Finger weg!
Süßigkeiten (Schokolade, Marzipan und Kuchen)	• hoch	• minderwertige Fette in direkter Nachbarschaft zu Einfachzucker	• Finger weg!
Knabbereien (Chips, Flips)	• hoch	• sehr hoher Anteil minderwertiger Fette kombiniert mit „schlechten" Kohlenhydraten	• Finger weg!
Soßen, Mayonnaise etc.	• mittel bis sehr hoch	• zumeist minderwertige Fette oder viele gesättigte Fettsäuren, insbesondere in Fertigmischungen	• stark reduzieren
Öle, Butter, Margarine	• hoch bis sehr hoch	• bei Ölen wertvolle, teils essenzielle Fettsäuren	• bei Ölen in Maßen zugreifen, ansonsten sparsam verwenden

sern ungesättigte Fettsäuren in der Regel die Fließeigenschaften des Blutes. Pflanzliche Fette enthalten meist einen höheren Anteil an ungesättigten Fettsäuren als tierische Fette und die meisten fettreichen Lebensmittel enthalten nicht nur eine, sondern verschiedene Sorten von Fettsäuren. Deren Brennwert ist wohlgemerkt stets gleich: Es gibt keinen Kalorienunterschied von Fettsäure zu Fettsäure.

Als Ernährungsempfehlung für Fettsäuren können Sie sich die Drittel-Regel merken: Die gesamte Fettzufuhr sollte etwa zu je einem Drittel aus gesättigten, einfach ungesättigten und mehrfach ungesättigten Fettsäuren bestehen.

Um dieser Empfehlung leichter nachkommen zu können, sollten Sie darauf achten, dass

- die Hälfte der Fette, die Sie zu sich nehmen, „sichtbare" Fette sind (also Öl, Butter etc.), die andere Hälfte „versteckte" Fette (in Fleisch, Fisch, Nüssen und anderen Lebensmitteln),
- Sie beim Kochen eher fettarme Methoden der Zubereitung, zum Beispiel in Wok oder Gartopf, bevorzugen,
- Sie bei der Zubereitung von Salaten kalt gepresste Öle verwenden,
- Sie möglichst wenig Fertigprodukte, Knabbereien oder Süßigkeiten zu sich nehmen.

AUSGESUCHTE LEBENSMITTEL MIT FETTGEHALT UND BRENNWERT					
Lebensmittel	Fettgehalt (Gramm)	Brennwert (Kalorien)	Kohlenhydrate / Eiweiß*	Für Abspecker**	Für Hardgainer**
Magerquark	<1	80	o / +	+	-
Harzer Käse	<1	130	- / +	+	-
Mageres Geflügelfleisch	1	110	- / +	+	-
Milch und Joghurt natur (1,5 % Fett)	1,5	50	o / o	+	-
Milch und Joghurt natur (3,5 % Fett)	3,5	60	o / o	o	+
Magerer Meeresfisch (z. B. Kabeljau)	2	100	- / +	+	+
Mageres Schweinefleisch (Filet)	2	110	- / +	+	+
Mageres Rindfleisch (Filet)	4	120	- / +	+	+
Hüttenkäse	5	105	o / +	+	+
Schinken (gekocht)	5	140	- / +	+	+

AUSGESUCHTE LEBENSMITTEL MIT FETTGEHALT UND BRENNWERT					
Lebensmittel	Fettgehalt (Gramm)	Brennwert (Kalorien)	Kohlenhydrate / Eiweiß*	Für Abspecker**	Für Hardgainer**
Bratkartoffeln und Pommes frites	8	200	+ / -	-	o
Eier	10	150	- / +	o	+
Pizza (Salami)	14	280	+ / o	-	o
Rumpsteak	16	250	- / +	o	+
Schinken (roh)	16	290	- / +	o	+
Fetter Meeresfisch (z. B. Hering, Lachs)	20	240	- / +	-	+
Hackfleisch (gemischt)	20	260	- / +	-	+
Hartkäse (z. B. Gouda oder Edamer, 45 % Fett in Trockenmasse)	24	320	- / +	o	+
Currywurst	25	290	- / +	-	o
Salami	26	420	- / +	-	o
Schokolade und Nuss-Nougat-Creme	30	540	+ / o	-	o
Leberwurst	31	350	- / +	-	o
Weichkäse (z. B. Camembert, 60 % Fett in Trockenmasse)	35	400	- / +	-	o
Kartoffelchips	40	550	+ / -	-	-
Erdnussbutter	51	630	+ / +	o	+
Walnüsse	62	700	- / +	o	+
Mayonnaise	80	750	- / o	-	o
Butter und Margarine	80	750	- / -	-	o
Öl	100	900	- / -	o	o

alle Zirkawerte bezogen auf 100 Gramm
* 	+ = viel; o = etwas; - = kaum oder gar nicht
** 	+ = optimal

o = in Maßen okay, aber achten Sie insgesamt auf Fett- und / oder Kohlenhydratgehalt
- = nicht geeignet (für Hardgainer: nicht optimal)

Frei von Energie, aber lebenswichtig: Vitamine & Co.

Sie haben keine Kalorien, sind aber für den reibungslosen Ablauf der Körperfunktionen unerlässlich: Vitamine, Mineralstoffe, Spurenelemente und andere organische Verbindungen. Viele sind essenziell und können nur mit der Nahrung aufgenommen werden. Wer sich ausgewogen von frischen Lebensmitteln ernährt, ist in Sachen Versorgung meist auf der sicheren Seite. Hier sehen Sie, welche Stoffe trainingsbegleitend besonders wichtig und in welchen Lebensmitteln sie zu finden sind.

WICHTIGE VITAMINE UND MINERALSTOFFE FÜR DAS KRAFTTRAINING		
Stoff	**Funktion (u. a.)**	**Vorkommen (Beispiele)**
Vitamin A	· unterstützt den Knochenaufbau · fördert die Bildung roter Blutkörperchen · ist an Stoffwechselprozessen mit Eiweißen, aber auch dem Fettstoffwechsel beteiligt	Leber, Fisch wie Thunfisch und Hering, Karotten, Ei(gelb)
Vitamin B_1	· greift in den Kohlenhydrat-Stoffwechsel ein, verbessert so die Prozesse der Energiegewinnung · unterstützt die Nervenleistung bei der Steuerung der Muskulatur	Weizenkeime, Hefe, Vollkornprodukte, Fleisch, Hülsenfrüchte, Spargel
Vitamin B_2	· optimiert die Nervenversorgung der Muskulatur · wichtig für die sogenannte Zellatmung, verbessert so die Verarbeitung von Glukose in Energie	grünes Gemüse, Kohl, Milch und Milchprodukte, Haferflocken und Vollkornprodukte
Vitamin B_6	· unterstützt maßgeblich die Verarbeitung von Eiweiß und somit auch den Muskelaufbau	Fleisch, Milchprodukte, Bananen, Getreideprodukte, Thunfisch
Vitamin B_{12}	· fördert die Produktion roter Blutkörperchen · verbessert die Funktion der Nerven · beschleunigt die Verwertung von Eiweißen	Fleisch, Fisch, Milchprodukte
Jod	· notwendig für Funktionen der Schilddrüse, die wichtige Hormone zum Fettabbau produziert	jodiertes Speisesalz, Milchprodukte, Meeresfisch
Kalium	· fördert die Arbeit der Nervenbahnen zum und im Muskel und verbessert so die Muskelfunktion	Obst, Tomaten, Tomatenprodukte und weiteres Gemüse, Trockenfrüchte, Reis, Fleisch, Fisch
Kalzium	· verbessert die Fließeigenschaften des Blutes und somit die Versorgung im Körper · optimiert die Kontraktionsfähigkeit der Muskulatur	Gemüse, Nüsse, Getreideprodukte, Milchprodukte
Magnesium	· essenziell für die Fettverbrennung · unterstützt die Energie- und Sauerstoffversorgung im Körper · verbessert die Enzymtätigkeiten im Körper, die wichtig sind für eine reibungslose (Muskel-)Arbeit	Geflügel, Nüsse, Obst, Reis, Haferflocken
Zink	· unterstützt die Bildung von Testosteron, das den Muskelauf- und den Fettabbau beschleunigt · verbessert Stoffwechselprozesse	Fleisch, Nüsse, Meeresfrüchte, Käse

Hoch die Tassen: Trinken fürs Sixpack

Damit Ihr Körper alle Nährstoffe, vor allem Eiweiß, optimal verwerten kann, braucht er Flüssigkeit. Am besten ist Wasser. Die Empfehlung an alle: wenigstens zwei, besser drei Liter am Tag. Abspecker profitieren dabei mehrfach. Wasser hat keine Kalorien, hebt aber den Grundumsatz an und beschleunigt so Abnehmprozesse – nicht viel, aber immerhin. Zudem wirkt ein Glas Wasser, zum Beispiel vor einer Mahlzeit, sättigend. So schlagen Sie nicht mehr über die Stränge.

Wichtig ist die Flüssigkeitsversorgung beim Training, denn jeder, der trainiert, schwitzt. Auch diejenigen, die behaupten, es nicht zu tun. Und auch dann, wenn Sie es gar nicht bemerken – beim Schwimmen zum Beispiel. Im Schnitt produziert der Körper ein bis eineinhalb Liter Schweiß pro Trainingsstunde – im Leistungssport auch mehr. Wer nicht gegensteuert, ist schnell schlapp. Schon ein Flüssigkeitsverlust von ein bis zwei Prozent führt gnadenlos zu einem Leistungsverlust: Bei einem 70 Kilogramm schweren Mann mit angenommenen 60 Prozent Wasser im Körper sind das nur rund 400 bis 800 Milliliter. Das Blut wird zähflüssiger, die Versorgung der beanspruchten Muskulatur verlangsamt sich. Deshalb rechnen Sie für jede Trainingsstunde einen Liter mehr.

Muss es unbedingt Wasser sein? Nein, abgesehen von Alkoholika können Sie alles trinken, was Sie und Ihr Magen vertragen. Bedenken Sie aber den Energiegehalt. Es gibt nicht viele Getränke, die wie Wasser frei von Kalorien sind und außerdem über wichtige Mineralstoffe und Spurenelemente verfügen.

Nahrungsergänzungen

Nur so viel: Es gibt Unmengen an Produkten für alles. Einige können hilfreich, andere gesundheitsschädlich sein, bei vielen kommt es auf die Qualität des Produkts an, bei noch viel mehr auf den richtigen Einnahmezeitpunkt und die richtige Dosierung, und dann muss man noch die Wechselwirkungen zwischen all den Inhaltstoffen und der normalen Ernährung bedenken. Eins haben alle Nahrungsergänzungsmittel gemein: Für ein Sixpack brauchen Sie nichts davon!

Deshalb soll dieses – für leistungsorientierte Fitnesssportler durchaus wichtige – Thema hier nicht weiter vertieft werden. Mit einer Ausnahmegenehmigung: für Eiweißpulver. Das hilft, wenn Sie Ihre Eiweißration nicht anderweitig zusammenbekommen, sei es, weil Sie Vegetarier mit Soja-Allergie sind oder einfach nur keine Putenbrust mehr sehen können. Ansonsten nutzen Sie die Vielfalt, die Ihnen Mutter Natur und das Supermarktregal bieten. Das reicht – dicke!

Typbezogene Ernährung:
Ihr persönlicher Weg zum Sixpack

Über Motorentechnik und Kraftstoffe haben Sie alles erfahren. Jetzt geht es darum, was Ihre ganz persönliche Stoffwechselmaschine alles braucht, um auf Touren zu kommen und Sie endlich zu diesen verflixten Bauchmuskel-Paketen zu bringen.

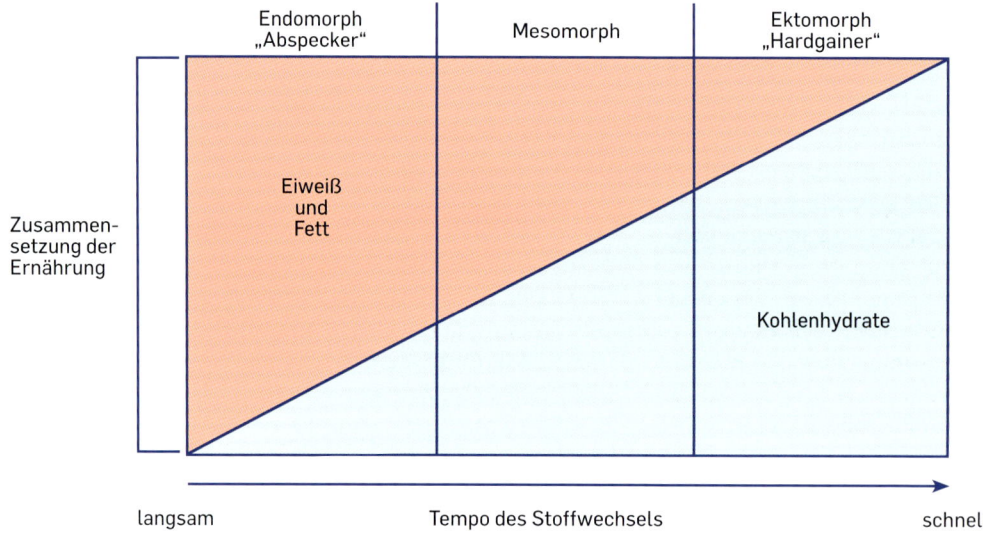

Grundlegende Ernährungsstrategie in Bezug auf den Stoffwechsel

Die Grafik zeigt schematisch, wie die Nährstoffzusammensetzung der verschiedenen Stoffwechsel- typen im Idealfall aussehen soll- te. Wenn Ihr Stoffwechsel lang- sam arbeitet (ein Problem, das die meisten Menschen mit zu vielen Fettpolstern und fehlen- dem Sixpack haben), sollten Sie den Kohlenhydratanteil in der Ernährung reduzieren. Je mehr Sie hingegen frei von Körperfett sind und eher mit dem Problem kämpfen, keine Masse aufbauen zu können, desto mehr sollten Sie zu kohlenhydratreichen Le- bensmitteln greifen. Als Grund-

satz können Sie sich merken: Ein langsamer Stoffwechsel sollte mit „langsamen" Nährstoffen (also solchen, die Ihr Körper nicht sofort auf einfachem Weg in Energie umwandeln kann, im Extremfall Eiweiß), ein schneller Stoffwechsel mit „schnellen" Nährstoffen (die schnell und ohne Umwege ins Blut gehen, im Extremfall Traubenzucker) versorgt werden.

Gehen Sie experimentierfreu- dig an die Sache heran. Probie- ren Sie für sich verschiedene Ar- ten der Ernährung aus. Es gibt immer bestimmte Lebensmittel oder Lebensmittelkombinationen, auf die ein Körper individuell – positiv wie negativ – anspricht. Wie Ihr Körper ganz persönlich reagiert, lässt sich nicht in ein Schema pressen. Beobachten Sie Ihren Körper also zu Beginn oder in den Phasen, in denen Sie mit der Essenszusammenstellung experimentieren, besonders genau und nutzen Sie Spiegel und Waage zur Kontrolle. Denken Sie daran, dass der Körper mit Verzögerung reagiert. Die Sahneschnitte, die Sie eben verdrückt haben, bereichert zwar sofort Ihr Körpergewicht, findet aber erst in den Folgestunden und -tagen ihren Weg in die Fettdepots.

Essensstrategien und Ernährungstipps für Abspecker

Sie träumen vom Sixpack, gehören aber zu der großen Mehrheit von Männern, denen Fett die Sicht auf die begehrte Muskelgruppe verwehrt. Darunter fallen alle Angehörigen des endomorphen Stoffwechseltyps, viele des mesomorphen und möglicherweise auch ein paar wenige des ektomorphen. Denn der Speckgürtel muss gar nicht mal so groß sein: Schon millimeterdünne Schichten sorgen dafür, die Optik im Frontbereich zu verschleiern. Wie dünn die Fettschicht bei Ihnen werden muss, um dem Waschbrett Platz zu machen, ist genetisch bedingt und nicht zu beeinflussen. Klar ist nur: Der Speck muss weg.

Die Grundregeln für die Fettweg-Ernährung

1) Reduzieren Sie die Kalorienzufuhr oder, noch besser, treiben Sie mehr Sport. Am allerbesten kombinieren Sie beides. Ziel ist, in einen katabolen Stoffwechselzustand zu gelangen, in dem Sie mehr Energie verbrauchen als aufnehmen und auf diese Weise Gewicht verlieren. Machen Sie also Krafttraining, damit Ihnen keine Muskelmasse abhanden kommt.

2) Gehen Sie bei der Essensbeschränkung moderat vor: Extreme Reduktionsdiäten sind tabu, ebenso jede andere Art von radikaler Essenseinschränkung: Finger weg von „Friss die Hälfte" & Co.! Zum Abspecken gehört Geduld. Bedenken Sie: Jede Woche 200 Gramm abgenommen ergibt im halben Jahr über fünf Kilo! Und die Wahrscheinlichkeit, dass der überwiegende Teil davon einst Körperfett war, ist bei einem sanften Abnehmprogramm größer als bei einer Radikalkur.

3) Wer reichlich Fett loswerden, aber auch Muskeln aufbauen will, sollte strukturiert vorgehen. Kümmern Sie sich zunächst einige Wochen oder Monate ums Abnehmen (im katabolen Stoffwechselzustand bei regelmäßigem Training und verminderter Kalorienzufuhr). Dann tasten Sie sich langsam an einen anabolen

Der Spiegel hat immer recht
Auf dem Weg zur Traumfigur – inklusive Sixpack – kommt es nur auf zwei Dinge an: wie Sie aussehen und – vor allem – wie Sie sich fühlen. Alles andere hat kaum Bedeutung, etwa der Body-Mass-Index (BMI) oder das, was die Waage sagt: Wenn Sie wie empfohlen zum Abspecken Muskelaufbautraining betreiben, werden Sie mit diesem Messgerät nicht immer Ihre Freude haben, denn Sie bauen schweres Gewebe auf. Vielleicht wandert der Zeiger also sogar nach rechts, obwohl Sie immer schlanker daherkommen. Um sich dann zu motivieren, treten Sie lieber öfter vor den Spiegel. Der gibt Ihnen direkte Rückmeldung über den Stand auf Ihrer Waschbrett-Bau(ch)stelle.

Bald haben Sie es satt

Gehören Sie zu den Menschen, die rund um die Uhr Dauerappetit haben? Bevor Sie weiterkauen, sollten Sie diese Sättigungsbeiträge lesen.

- Ballast aufnehmen: Greifen Sie zu ballaststoffreichen Lebensmitteln wie Gemüse, Hülsenfrüchten, Vollkornprodukten – mit denen hat Ihr Magen zu tun und Sie sind eher satt.
- Eiweiß tanken: Auch Fleisch, Fisch oder Käseprodukte sättigen schneller.
- Platz lassen: Da das Auge mitisst, sollten Sie den Teller nur halb füllen. Denn ist er leer, stellt sich schneller ein Sättigungsgefühl ein.
- Konzentriert genießen: Wer nebenbei Bundesliga oder Talkshow schaut, isst mehr. Besser: Wenn Sie essen, dann essen Sie. Nichts anderes.
- Langsamkeit entdecken: Langsam zu essen bedeutet schneller satt zu sein. Kauen Sie gründlich und legen Sie nach jedem Bissen das Besteck aus der Hand.

Stoffwechselzustand heran, indem Sie wieder mehr (eiweißreich) essen und das Ganze mit hartem Training begleiten.

4) Reduzieren Sie Kohlenhydrate, essen Sie mehr Eiweiß und Fett. Aus den Lebensmitteltabellen der vorhergehenden Seiten können Sie ablesen, welche Produktgruppen welche Nährstoffe liefern und welche einzelnen Lebensmittel gezielt zum Abspecken geeignet sind. Ihre Nährwertverteilung über den Tag sollte etwa so aussehen:

- Härtefälle mit dicken Speckschichten: 40 Prozent Kohlenhydrate, 30 Prozent Fett, 30 Prozent Eiweiß
- leichtere Fälle mit moderaten Speckschichten: 45 bis 50 Prozent Kohlenhydrate, 25 Prozent Fett, 25 bis 30 Prozent Eiweiß

5) Essen Sie lieber drei größere als fünf oder mehr kleinere Mahlzeiten am Tag. Zum einen haben viele Probleme damit, ihren Appetit beim Essen zu zügeln. Die Wahrscheinlichkeit, dass Sie bei fünf oder mehr Mahlzeiten doch mehr als erlaubt essen, steigt. Zum anderen sorgt eine „pausenlose" Aufnahme insbesondere von kohlenhydrathaltigen Lebensmitteln für einen erhöhten Insulinspiegel (vergleichen Sie die Grafiken auf Seite 65 und 68). Die Phasen, in denen Fettverbrennung stattfinden kann, werden kleiner oder verschwinden ganz. Den Hunger zwischen den großen Mahlzeiten

überbrücken Sie notfalls mit niedrigkalorischen Lebensmitteln wie Gurken und Karotten (die zudem stark sättigen) oder mit eiweißhaltigen Produkten wie Harzer Käse oder Thunfisch ohne Öl.

6) Ab dem späten Nachmittag sollten Sie nur noch möglichst wenig Kohlenhydrate zu sich nehmen. So senken Sie den Insulinspiegel zum Abend und geben Ihrem Körper die Gelegenheit, die Nacht zum Fettabbau zu nutzen. In jedem Fall verhindern Sie auf diese Weise, dass im Energiesparmodus, dem Schlaf, wieder neue Fettpolster aufgebaut werden.

7) Nach der nächtlichen Phase der Unterversorgung ist das Frühstück Pflicht! Es sollte die nährstoffreichste Mahlzeit des Tages sein – Sie brauchen die Energie. Zum Abend hin sollten die Energiewerte abfallen. Das heißt: Das Mittagessen ist die zweitgrößte, das Abendessen die (in Kalorien gemessen) kleinste Mahlzeit des Tages.

8) Wenn Sie im Tagesverlauf eine kohlenhydratreichere Mahlzeit zu sich nehmen, runden Sie sie mit Ballaststoffen und eiweißhaltigen Lebensmitteln ab. Das senkt den glykämischen Wert, denn durch die zusätzlichen Nährstoffe steigt der Blutzuckerspiegel langsamer an.

9) Auch im Rahmen eines Abnehmprogamms darf im Trai-

ning auf keinen Fall eine Mangelversorgung entstehen. Das heißt im Klartext: Essen Sie vorher unbedingt eine Kleinigkeit, zum Beispiel eine Banane. Im Anschluss an das Training, möglichst direkt danach, in jedem Fall innerhalb der ersten 90 Minuten, essen Sie wieder eine kleine Mahlzeit, die diesmal auch Kohlenhydrate enthalten sollte, um die muskulären Glykogenspeicher wieder aufzufüllen. Zudem ist Eiweiß wichtig, damit der Körper nicht die Abrissbirne an der Muskulatur ansetzt. Gut sind beispielsweise ein Apfel für die Kohlenhydrate und ein kleines Töpfchen Hüttenkäse für das Eiweiß.

Der Tagesplan für die Fett-weg-Ernährung

Die folgende Illustration zeigt stark vereinfacht, was mit Ihrem Stoffwechsel im Laufe eines Tages passiert, wenn Sie drei (kohlenhydratreduzierte) Mahlzeiten zu sich nehmen. Die anabolen und katabolen Stoffwechselbereiche sind dabei nur schematisch zu sehen, denn sie hängen natürlich stark von der insgesamt aufgenommenen Kalorienmenge ab und werden zudem nicht vom Insulinspiegel definiert. Erkennbar ist, wie dieser sich während und nach Mahlzeiten in etwa verhält und wann Sie in die Phasen eines möglichen Fettabbaus eintreten.

Tagesplan mit drei Mahlzeiten und Phasen der Fettverbrennung

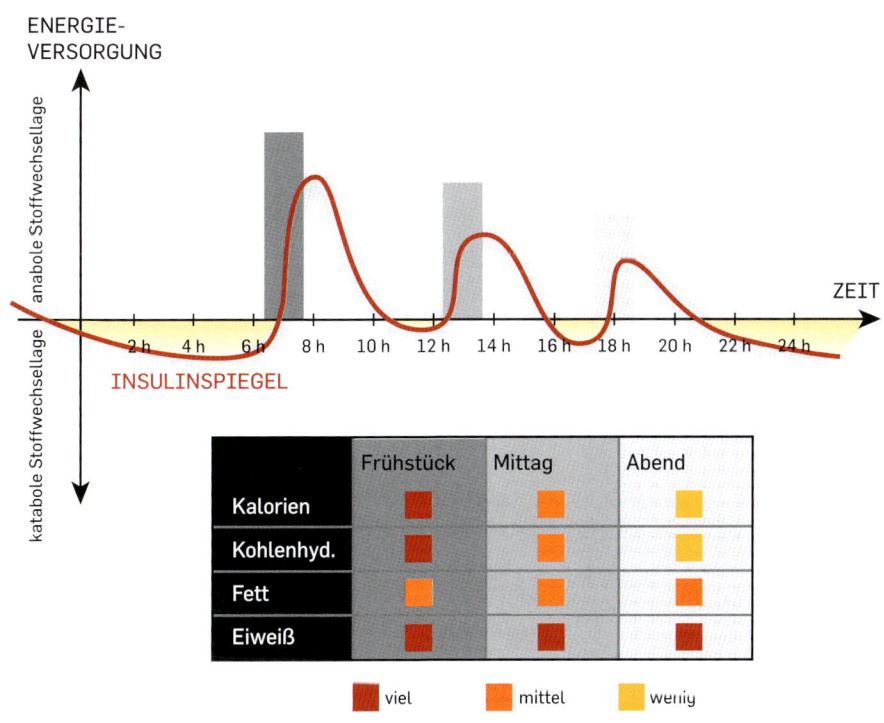

Essensstrategien und Ernährungstipps für Hardgainer

Dieses Unterkapitel ist allen Männern des ektomorphen Typs gewidmet, die zeit ihres Lebens um jedes Gramm kämpfen – und zwar um zuzunehmen. Natürlich könnten Sie sich mit Pommes und Pizza vollstopfen, aber das ist weder zielführend noch gesund. Hardgainern geht es darum, Muskelmasse aufzubauen. Mit Blick auf das Sixpack ergeben sich zwei Ziele: die Bauchmuskulatur selbst voluminöser zu gestalten und zudem das dürftige Muskelumfeld am schmächtigen Körper auszubauen.

Die Grundregeln für die Muskelaufbau-Ernährung

1) Essen Sie unbedingt mehr, als Sie verbrauchen. Wer regelmäßig trainiert und durch Muskelaufbau zielgerichtet zunehmen will, kann sich an folgende Hardgainer-Formel halten:
Zielgewicht x 2,2 x (Anzahl Ihrer Krafttrainingsstunden in der Woche + 9,5)

Angenommen, Sie wiegen 70 Kilo und wollen auf 75 Kilo zunehmen. Im Schnitt absolvieren Sie fünf Stunden Krafttraining pro Woche. Dann rechnen Sie: 75 x 2,2 x (5 + 9,5) = 165 x 14,5 ≈ 2393 Kalorien. Diese Energiemenge gilt es wenigstens zu sich zu nehmen – auch an Nicht-Trainingstagen! Mit einer Banane mehr ist es also nicht getan. Sie nehmen immer noch nicht zu? In besonderen Härtefällen greifen Sie zu 40 Kalorien pro Kilogramm Körpergewicht (in diesem Beispiel 2800 Kalorien am Tag) oder multiplizieren den in dieser Hardgainer-Formel ermittelten Wert mit dem PAL-Faktor für den Leistungsumsatz: Mit dem Beispielwert auf Seite 44 landen Sie so bei 3300 Kalorien am Tag! Beobachten Sie aber Ihren Körper genau. Da jeder Organismus anders arbeitet, können die vorgestellten Formeln und Richtwerte nur Annäherungen sein. Versuchen Sie sich möglichst nah an den Punkt, ab dem Ihr Körper zulegt, heranzutasten. Wenn Sie viel zu viel zu sich nehmen, werden Sie als Ektomorpher zwar nicht fett, aber Ihr Sixpack wird garantiert auch nicht freigelegt.

2) Die Nährstoffverteilung können Sie etwas gelassener handhaben als diejenigen, die abnehmen müssen. Aber auch hier ist die Grundregel: Beobachten Sie Ihren Körper. Wer von heute auf morgen seine Kohlenhydratzufuhr verfünffacht, muss auch als Hardgainer damit rechnen, Fett anzusetzen. Bewegen Sie sich für einen gezielten Aufbau Ihres Körpers etwa in diesen Bereichen:
- Härtefälle, bei denen wirklich gar nichts ansetzt: 60 Prozent Kohlenhydrate, 20 bis 25 Prozent Fett, 15 bis 20 Prozent Eiweiß
- leichtere Fälle: 50 Prozent Kohlenhydrate, 25 Prozent Fett, 25 Prozent Eiweiß

Das Jo-Jo-Phänomen

Sollten Sie mit drei Mahlzeiten nicht klarkommen, erweitern Sie den Plan lieber mit ein, zwei Zwischenmahlzeiten (siehe dazu den Tipp 5 auf Seite 64), als dass Sie mit Gewalt hungern. Denn kaum etwas ist beim Fettabbau so schlimm wie eine radikale Mangelernährung. Warum? Wer weniger isst, nimmt doch schneller ab. Das stimmt, aber nicht nur Fett. Außerdem stellt sich der Körper auf seine Weise auf Mangelversorgung zum Beispiel während einer Diät ein: Er fährt den Grundumsatz massiv herunter und schmeißt auch energiefressende Muskelmasse über Bord. Nach der Diät bleibt der Grundumsatz niedrig, ist sogar niedriger, da Sie nun weniger wiegen. Wer dann wie vorher gewohnt weiterisst, nimmt blitzschnell wieder zu, und zwar vermehrt Fett, da die Muskelmasse geringer ist und somit auch wieder mehr Platz für die Fettdepots im Muskelgewebe bereitsteht. Das ist der klassische Jo-Jo-Effekt – und das passiert Ihnen nicht.

Sie sollten wenigstens ein Gramm Eiweiß pro Kilogramm Körpergewicht zu sich nehmen. Beide Nährstoff-Aufteilungen lassen sich auch prima aufeinanderfolgend einsetzen: erst die Härtefall-Formel zum reinen Gewichtsaufbau, dann die etwas entschärfte Variante für den forcierten Aufbau von Muskelgewebe.

3) Verteilen Sie Ihr Essen auf fünf bis sechs Mahlzeiten am Tag, sodass Sie etwa alle zwei bis drei Stunden regelmäßig für Nachschub sorgen, vor allem mit Eiweiß und Kohlenhydraten. Auf diese Weise halten Sie den Insulinspiegel ohne große Ausbrüche auf einem (hohen) Niveau und (abhängig von der Energiemenge) den Körper permanent in einer eher anabolen Stoffwechsellage, die zum Zunehmen notwendig ist. Neben einem reichhaltigen Frühstück kommen Sie mit Mittag- und Abendessen auf drei Hauptmahlzeiten plus zwei bis drei kleinere Zwischenmahlzeiten. Zum gezielten Muskelaufbau sollten Sie darauf achten, dass jede Mahlzeit eiweißreich ausfällt – mit jeweils etwa 20 bis 30 Gramm, an Krafttrainingstagen auch mehr.

4) Für den ektomorphen Stoffwechseltyp ist es ganz besonders wichtig, dass er keine Mahlzeit ausfallen lässt. Der Stoffwechsel ist so schnell, dass er in Momenten, in denen alle Energiespeicher leer gefahren sind, beginnt, mühsam aufgebaute Körpersubstanz wieder abzutragen.

5) Nehmen Sie vor dem Training einen kohlenhydratreichen Snack zu sich, zum Beispiel in Form von Obst, oder einen Joghurt, wenn Ihnen dieser bekommt. Trainieren Sie niemals nüchtern, das ist für den Muskelaufbau kontraproduktiv.

6) Direkt nach dem Training geht es mit dem Essen weiter. Versorgen Sie sich ganz schnell mit Eiweiß und Kohlenhydraten. Am besten noch vor dem Umziehen oder Duschen. Gut sind schnell verdauliche Lebensmittel: Getränke (zum Beispiel Fruchtsaft oder Milch mit Eiweißpulver), Obst oder komprimierte Nahrung wie Energieriegel. Mit dieser Blitzversorgung erreichen Sie, dass der Körper schnell aus der katabolen Stoffwechsellage herauskommt, in die ihn das harte Training geführt hat, hinein in die erwünschte aufbauende anabole Stoffwechsellage.

7) Eine Stunde nach dem Training geht die Versorgungsleistung in eine weitere Runde. Dann sollten Sie möglichst das größte Gericht des Tages zu sich nehmen. Auf jeden Fall gehören auch hier jede Menge Eiweiß und Kohlenhydrate auf den Teller. Sollten Sie dabei mit dem normalen Mahlzeitenplan in Konflikt geraten, weil dieser vielleicht eine eher kleinere Zwischenmahlzeit vorsieht, so passen Sie den Plan an und ziehen nun die Hauptmahlzeit vor. Grundsätzlich sollte das Training den Energienachschub bestimmen.

Deshalb richten Sie am besten schon vor einem Trainingstag Ihren Mahlzeitenplan darauf aus und bauen diesen um die Trainingseinheit herum. Nur so können Sie den Körper nach einer Belastung optimal versorgen.

8) Vor dem Zubettgehen sollten Sie eine Kleinigkeit zu sich nehmen, damit der Körper über Nacht nicht in eine Unterversorgung gerät – gerne mit Fett und komplexen Kohlenhydraten, aber auch mit Eiweiß. Gut: eine Handvoll Nüsse oder ein, zwei Scheiben Hartkäse auf Knäckebrot.

Der Tagesplan für die Muskelaufbau-Ernährung

Die Grafik zeigt den Stoffwechsel im Laufe eines Tages bei fünf bis sechs (kohlenhydratreicheren) Mahlzeiten. Auch hier sind anaboler und kataboler Stoffwechsel nur als Tendenz gemeint. Deutlich wird im Vergleich zum Fettabbau-Tagesplan mit drei Mahlzeiten (siehe Seite 65), dass sowohl der Stoffwechsel als auch der Insulinspiegel grundsätzlich (immer eine ausreichende Gesamtkalorienmenge vorausgesetzt) eher in Bereichen bleiben, die einen Massezuwachs begünstigen.

Tagesplan mit sechs Mahlzeiten ohne Fettverbrennung

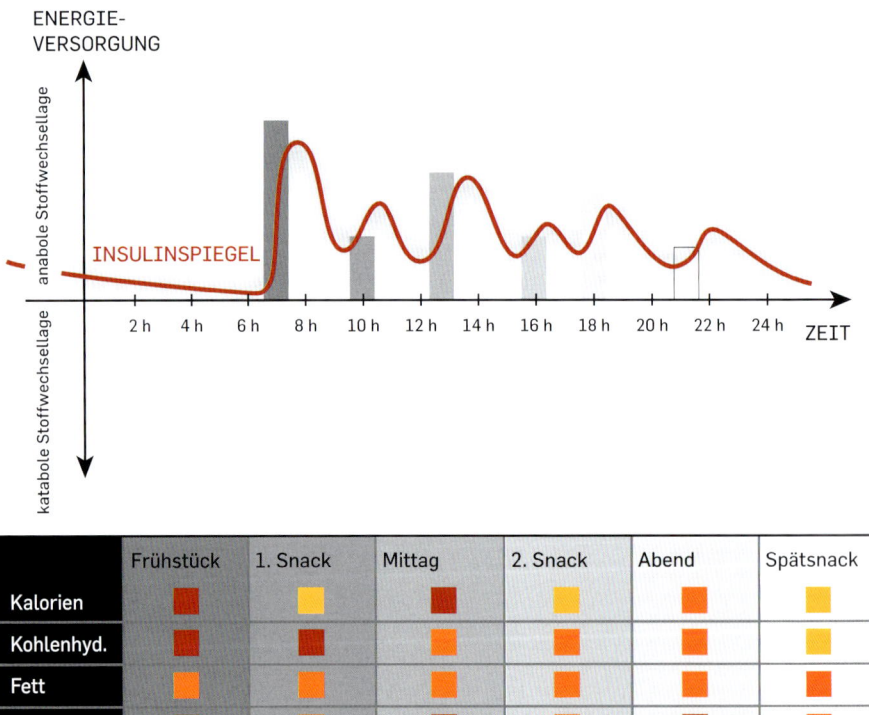

	Frühstück	1. Snack	Mittag	2. Snack	Abend	Spätsnack
Kalorien	🟥	🟨	🟥	🟨	🟧	🟨
Kohlenhyd.	🟧	🟥	🟧	🟧		🟨
Fett	🟧	🟧	🟧		🟧	🟧
Eiweiß	🟥	🟧	🟥	🟧	🟥	🟧

🟥 viel   🟧 mittel   🟨 wenig

Ausdauersport als Stoffwechselbeschleuniger

In diesem Kapitel wird eine weitere Turbostufe für Ihre Stoffwechselmaschine gezündet: Ausdauertraining. Es ist zwar nicht der einzig mögliche Weg zur Fettreduktion, als der es oft verkauft wird, sondern wirkt am besten in Kombination mit Krafttraining (wohlgemerkt an verschiedenen Tagen durchgeführt), und natürlich auch nur dann, wenn die Ernährung stimmt. Dafür kurbelt es mächtig Energieverbrauch und Stoffwechsel an und hat vielfach positive Wirkungen im Prozess des Abnehmens.

Ausdauersport mit sechsfacher Sixpack-Wirkung

1) Während einer Ausdauereinheit haben Sie einen dauerhaft erhöhten Puls, der über die Länge des Trainingszeitraums eine optimale Energieverbrennung nach sich zieht. Sie verbrauchen Hunderte von Kalorien – Energie, die Ihr Körper irgendwo herholen muss, zum Beispiel (wenn auch nicht gleich im Training selbst, aber später) aus den ungeliebten Fettspeichern.

2) Auch nach den Übungseinheiten erzeugen Sie mit Ausdauertraining, ebenso wie mit Krafttraining, einen Nachbrenneffekt: Ihr Stoffwechsel ist Stunden später noch verstärkt aktiv. Auch in dieser Zeit verbrauchen Sie also mehr Energie als ohne vorherige sportliche Einheit.

3) Mit Ausdauertraining bringen Sie Ihren (eingerosteten) Fettstoffwechsel in Schwung. Im Körper werden Enzyme gebildet, die zur Nutzung von Fett als Energieträger notwendig sind – der Fettabbau wird mittel- und langfristig beschleunigt.

4) Während des Trainings in moderaten Pulsbereichen läuft die Energiegewinnung zu einem großen Anteil über den Fettstoffwechsel, in dem der Körper die benötigte Energie überwiegend aus (körpereigenen) Fetten, die im Blut oder im Gewebe eingelagert sind, gewinnt. Auch im Nachbrenneffekt ist der Fettstoffwechsel erhöht aktiv. Insgesamt ist der Zugang zu Ihren Fettdepots für einen Abbau weiter geöffnet als sonst.

5) Durch Ausdauertraining werden in Muskelzellen sogenannte Mitochondrien gebildet. Das sind die Kraftwerke im Muskel, in denen die Energiegewinnung stattfindet. Durch eine höhere Anzahl solcher Kraftwerke steigt die Wahrscheinlichkeit, dass Ihr Körper ganz grundsätzlich mehr Energie verbraucht.

6) Ausdauer ist ein Basiskonditionsfaktor für jede andere Art von Leistung. Die Wahrscheinlichkeit, dass Sie auch im Krafttraining bessere Leistungen erzielen und so Ihrem Ziel schneller näherkommen, steigt.

Kraft- und Ausdauertraining richtig kombiniert

Am besten sollten Sie Ihre Kraft- und Ausdauertrainingseinheiten klar trennen und an unterschiedlichen Tagen absolvieren, damit jedes Training die beste Wirkung erzielen kann. Wer beides zusammen ausführen will oder (aus Zeitmangel) muss, sollte Prioritäten setzen. Wer vorrangig Muskelaufbau erreichen will, sollte das Krafttraining zuerst abschließen. Wer seine Ausdauer verbessern will, stellt das Ausdauertraining voran. Ansonsten ist die wechselseitige Wirkung umstritten. Zum Abnehmen ist es anscheinend leicht von Vorteil, erst die Ausdauer zu trainieren, da ein vorangestelltes Krafttraining negativen Einfluss auf den Anteil der Fettverbrennung am Energiehaushalt haben kann.

Sie werden sich an dieser Stelle für Ausdauertraining interessieren, um Fettpolster loszuwerden und um abzunehmen, nicht, um primär Ihre Ausdauer zu verbessern. Deshalb beziehen sich die folgenden Ausführungen auf den besten Weg zum Abnehmen, nicht darauf, den Marathonweltrekord zu knacken. Für den Fettabbau muss Ausdauertraining eigentlich nicht weiter definiert werden. Wichtig ist, dass jeder Schritt zählt. Vergessen Sie Aussagen wie „Ausdauertraining beginnt erst ab 30 Minuten". Der erste Schritt schon wirkt als „Anlasser" und bringt Puls und Stoffwechsel verstärkt in Fahrt. Prinzipiell gelten dabei die Trainingsprinzipien aus Kapitel 2, abgesehen von Trainingsgebot 5, das eine andere Intensitätsanforderung für das Krafttraining beschreibt. Führen Sie auch hier wenigstens zwei, besser drei oder mehr Einheiten pro Woche inklusive Warm-up und Cooldown durch. Alles zählt, und wenn Sie zu Beginn nur zehn Minuten schaffen: Hauptsache, Sie bringen Ihren Puls auf Trab. Auch die Disziplin ist egal (siehe Seite 75). Worüber Sie nun etwas mehr wissen sollten, ist, wie intensiv Ihr Ausdauertraining zum Fettabbau ausfallen sollte.

So wirkt Ausdauersport als Fettkiller

Sicher ist Ihnen auch schon mal die Bezeichnung „Fettverbrennungspuls" über den Weg gelaufen. Der Begriff suggeriert, dass nur in einem ganz bestimmten Pulsbereich Fett zur Energiegewinnung genutzt wird. Das ist falsch. Insbesondere, wenn dann noch zu lesen ist, dass man zur „Fettverbrennung" möglichst langsam laufen sollte. Richtig ist, dass Fett- und Kohlenhydratstoffwechsel rund um die Uhr parallel aktiv sind. Beide laufen also schon, bevor Sie loslaufen. Beide werden durch das Training vermehrt aktiviert, wodurch sich aber das Verhältnis der Energiegewinnung zugunsten des Fettstoffwechsels verändern kann. Wichtig sind für Sie als Abnehmwilliger und angehender Sixpacker die folgenden drei Punkte:

1) Von der Intensität einer (Ausdauer-)Belastung hängt ab, wie der Stoffwechsel darauf in Sachen Energiegewinnung reagiert, also …
- wie viele Kalorien zum Leistungserhalt verbrannt werden (siehe Punkt 2) und
- wie hoch der Anteil des Fettstoffwechsels an der Energiegewinnung ist (siehe Punkt 3 auf Seite 72).

2) Vorrangig profitieren Sie von Ausdauertraining dadurch, dass Sie ganz unabhängig vom Puls möglichst viele Kalorien verbrennen. So hat Ausdauertraining direkten Einfluss auf die Energiebilanz und führt bei adäquater Ernährung dazu, dass Sie abnehmen und in der Folge Körperfett loswerden. Das allein ist entscheidend. Ganz unwichtig ist der Pulswert aber nicht, denn je intensiver die Belastung (je hö-

her der Puls), desto höher ist der Energieverbrauch und desto eher tritt aber auch die Erschöpfung ein.

Je extensiver die Belastung dagegen ist (je niedriger der Puls), desto geringer ist zwar der Energieverbrauch, desto länger können Sie aber auch durchhalten. Die zum Abnehmen optimale Belastungsintensität ist also die beste Mischung aus Zeit und Intensität – ein Rechenexempel, wie die folgende Grafik zeigt.

Der Zusammenhang von Belastungsintensität und Energieverbrauch

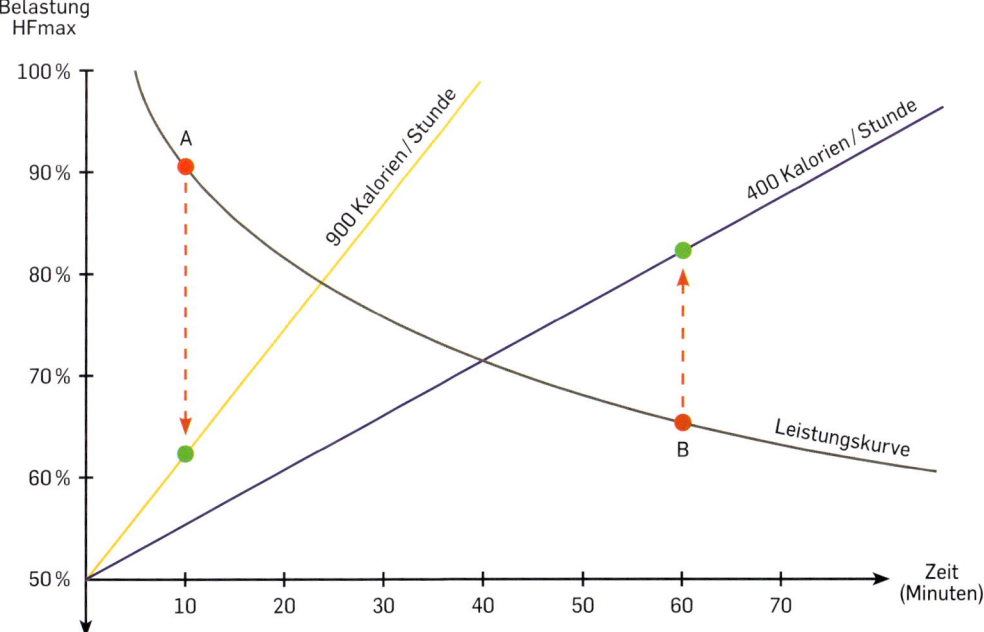

In der Grafik sehen Sie eine beispielhafte, individuelle Leistungskurve eines Freizeitsportlers, die von links nach rechts abflacht: Ein hohes Tempo (mit hohem Energieverbrauch) kann weniger lange durchgehalten werden als ein langsames. In der Trainingseinheit A gibt er Vollgas, schafft bei diesem Tempo aber nur zehn Minuten. In dieser Zeit lag die angenommene Belastungsintensität in einem Bereich, in dem 900 Kalorien pro Stunde benötigt werden. Dementsprechend hat er nach zehn Minuten 150 Kalorien verbrannt. Derselbe Sportler läuft nun in einer anderen Einheit bei wesentlich geringerer Belastungsintensität, die in diesem Beispiel einem Verbrauch von 400 Kalorien pro Stunde entspricht, eine Stunde am Stück. Auf diese Weise hat er wesentlich mehr, nämlich 400 Kalorien, verbraucht – dafür aber auch einiges mehr an Zeit investieren müssen.

Nutzen Sie Ihre Trainingszeit! Die Rechnung zeigt: Um Kalorien zu verbrennen, gibt es nicht *den* richtigen Puls. Er hängt immer auch von der Zeit ab, die Ihnen für das Training zur Verfügung steht. Füllen Sie sie mit der bestmöglichen Intensität, sodass Sie jede Einheit (gerade noch) bis zum Ende durchziehen können. Faustregel: Je extensiver die Belastung, desto länger sollte das Training dauern. Je weniger Zeit Sie haben, desto intensiver sollten Sie trainieren. Wer seine Ausdauer verbessert, biegt seine Leistungskurve übrigens nach oben und rechts: Sie können dann auch bei höheren Belastungen länger laufen.

3) Ganz ohne Einfluss ist der Belastungspuls wie zu Beginn erwähnt nicht, denn die Intensität beeinflusst das Verhältnis zwischen Kohlenhydrat- und Fettstoffwechsel. Im Ausdauertraining gewinnt Fett als Energieträger an Bedeutung, da es zum einen auch bei Ihnen (bitte nicht persönlich nehmen!) quasi „unbegrenzt" zur Verfügung steht. Zum anderen kann durch die vergleichsweise moderate Belastung, die Ausdauertraining ausmacht, die Verbrennung zur Energiegewinnung langsamer ablaufen als beispielsweise beim explosiven Bankdrücken. Fett wirkt hier wie Dieselkraftstoff. Es ist energiereicher als Kohlenhydrate (in diesem Vergleich: das Benzin) und kann den Muskel über längere Zeit bei niedrigerer Drehzahl (dem Puls) antreiben.

Abwechslung im Ausdauertraining

Wie im Kraftsport, so sollten Sie auch beim Ausdauertraining immer wieder neue Reize setzen. Hier finden Sie eine Handvoll ausgesuchter Zutaten, um Ihr Training anzureichern:
- Variieren Sie das Tempo: mit Intervalltraining (sehr intensive, gleich oder unterschiedlich lange oder schnelle Phasen mit Pausen dazwischen) oder Fahrtspiel, bei dem Sie das Tempo beliebig wechseln können.
- Erhöhen Sie den Widerstand: Sie können zum Beispiel bergauf laufen oder Rad fahren, im Sattel zudem den Gang wechseln. Beim Schwimmen bieten sich Paddles als Hilfsmittel an.
- Wechseln Sie die Umgebung: Biken und laufen Sie auf Waldwegen statt auf Asphalt oder schwimmen Sie im Freiwasser statt im Schwimmbad.

Mythos Fettstoffwechsel

Was bedeutet das für Ihre Ambitionen, Fett abzubauen? Es bedeutet *nicht*, dass Sie nur über den Fettstoffwechsel Ihr Fett wegbekommen, denn der wird auch vom Kohlenhydratstoffwechsel beeinflusst. Gehen diesem die Reserven aus, muss der Körper mehr auf den Fettstoffwechsel setzen. Beide arbeiten also Hand in Hand.

Was das Training im Fettstoffwechsel-Bereich dennoch attraktiv macht: Er ist direkter an dem Abbau von Fetten beteiligt, sodass mit wachsendem Fettstoffwechsel-Anteil an der Energiegewinnung die Wahrscheinlichkeit steigt, dass Speicherfette eher oder mehr zum Einsatz kommen. Zudem optimieren Sie Ihren Fettstoffwechsel, wenn Sie ihn fordern. Der Körper stellt sich auf die intensivere Energiegewinnung durch Fette ein, indem er die Infrastruktur ausbaut. Unter anderem verbessert er die Durchblutungswege im Muskel und tut alles dafür, dass die Fette in die Mitochondrien gelangen und dort verwertet werden können. Von dieser verbesserten Fähigkeit der Fettverwertung profitieren Sie dann dauerhaft.

Die Belastungsbereiche im Ausdauersport

Die folgende Grafik veranschaulicht die grundlegenden Belastungsbereiche und wie ein Training unter den jeweiligen Belastungen hauptsächlich auf den Körper wirkt. In dem Bereich zwischen 65 und 75 Prozent der maximalen Herzfrequenz (kurz auch HFmax) etwa liegt die optimale Aktivierung des Fettstoffwechsels. Das bedeutet, dass der absolute Anteil des Fettstoffwechsels in verbrannten Kalorien hier am größten ist. In der Regel ist dieser Bereich mit dem eingangs erwähnten „Fettverbrennungspuls" gemeint. Steigt die Intensität weiter an, wächst wieder der Anteil des Kohlenhydratstoffwechsels – der Körper verbrennt nun zunehmend Energie ohne Sauerstoff, was mit Fett nicht möglich ist. Dieser Punkt liegt meist zwischen 70 und 80 Prozent HFmax und wird aerobe Schwelle genannt (nicht zu verwechseln mit der anaeroben Schwelle). Ein Hinweis: Die aerobe Schwelle sowie die tat-

sächlichen Belastungsbereiche und somit die Prozentwerte in Relation zur persönlichen maximalen Herzfrequenz sind individuell verschieden und hängen von Ihrer körperlichen Verfassung ab.

Wird die Belastung irgendwann zu hoch, schaltet der Muskelmotor den Turbo ein (hier liegt etwa die anaerobe Schwelle) und läuft fast nur noch mit „Benzin", also den Kohlenhydraten, im sogenannten anaeroben Bereich. Mit einer solchen Intensität trainiert kaum ein Freizeitsportler freiwillig. Der Drehzahlmesser ist am Anschlag und es ist nur eine Frage von (wenigen) Minuten, wann dem Muskelmotor der Treibstoff ausgeht und Sie schlappmachen.

Belastungsbereiche und ihre Trainingswirkung

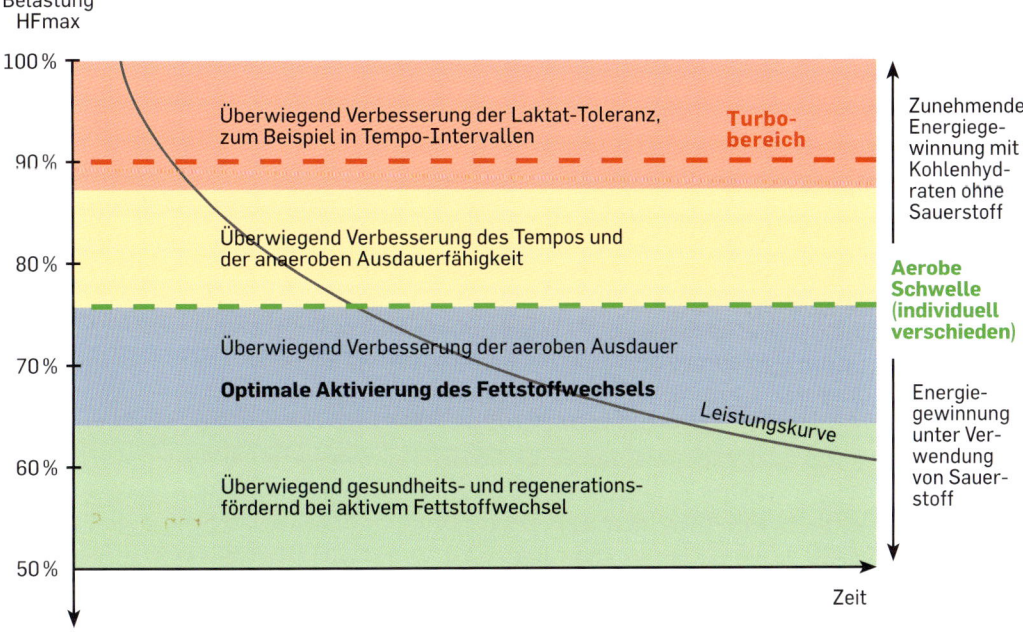

Ermittlung der Belastungsintensität

Mit welcher Pulszahl schnurrt nun Ihr persönlicher Dieselmotor am besten? Eine weitverbreitete Methode, einen passenden Pulsbereich zu bestimmen, ist mittels der beschriebenen maximalen Herzfrequenz. Jedes Herz kann eine maximale Schlagzahl erreichen – mehr geht nicht. Dieser Wert ist nicht beeinflussbar, genetisch bedingt und nimmt im Alter jedes Jahr um etwa einen Schlag pro Minute ab. Er sagt für sich genommen aber nichts über den Trainingsstand aus.

Exakt ermitteln lässt sich der Maximalpuls im Rahmen einer leistungsdiagnostischen Untersuchung bei einem Sportmediziner. Sie können ihn auch mit der Pulsuhr durch einen Selbsttest relativ genau ermitteln, zum Beispiel in einem „3 x 3 Minuten"-Test: gut aufwärmen, danach drei Minuten locker laufen, zwei Minuten Trabpause, drei Minuten zügig laufen, zwei Minuten Trabpause, drei Minuten Vollgas, bis nichts mehr geht, und dann sofort den Puls ablesen. Vor diesem Test sollten Sie aber beim Arzt abchecken, ob Ihr Herz vollkommen in Ordnung ist. Am einfachsten, aber auch am ungenauesten, ist die Maximalpuls-Ermittlung mit dieser Formel:
220 minus Lebensalter = Maximalpuls
Demnach hätte zum Beispiel ein 30-jähriger Mann einen Maximalpuls von 190. Es ist offensichtlich, dass diese Formel nur einen Annäherungswert ermöglicht. Nach ihr müssten alle 30-jährigen Männer denselben Maximalpuls haben, dabei ist dieser ebenso individuell verschieden wie der Stoffwechsel. Sie haben auch die Möglichkeit, nach der Borg-Skala (siehe Seite 24) zu trainieren. Die optimale Belastung (in der Grafik der blaue Bereich zwischen 65 und 75 Prozent HFmax) liegt etwa bei Borg 2 bis 3: Sie können sich noch unterhalten und ganze Sätze sprechen. Wer deutlich keucht, befindet sich mit Borg 4 oder mehr schon in der Sauerstoffschuld, der Körper produziert bereits Energie anaerob. Bei Borg 1 trainieren Sie etwa im grünen Bereich der Grafik.

Anderer Sport, anderer Puls

Jede Ausdauerdisziplin fordert den Körper anders. Viele der üblicherweise genannten absoluten Pulswerte beziehen sich auf das Laufen. Das beansprucht mehr Muskeln und verursacht so grundsätzlich einen höheren Puls als beispielsweise das Radfahren, bei dem die Belastungsbereiche (bei derselben Trainingswirkung) etwa 10 bis 20 Pulsschläge niedriger liegen. Beim Schwimmen liegt der durchschnittliche Puls (abhängig von Wassertemperatur und Schwimmtechnik) etwa zehn Schläge unter dem Laufpuls.

Viele Wege führen zum Sixpack

Möglichkeiten, Ausdauersport zu betreiben, gibt es viele. Eine Auswahl:

Ausdauertraining für Hardgainer

Sie gehören zum ektomorphen Typ und wollen nicht aufs Ausdauertraining verzichten? Dann ist die Frage, welche Rolle der Muskelaufbau auf Ihrem Weg zum Waschbrett spielt. Dem steht Ausdauersport in gewisser Weise im Weg, da er Nährstoffe abzieht und so auch den anabolen Stoffwechselzustand gefährdet. Wenn Muskelaufbau Ihr Ziel ist, muss das Krafttraining im Vordergrund stehen und mindestens zwei Drittel der Gesamttrainingszeit ausmachen. Führen Sie Kraft- und Ausdauereinheiten immer an getrennten Tagen durch. Achten Sie penibel darauf, auch vor und nach Ausdauereinheiten direkt ausreichend und energiereich zu essen, damit jede Art von Unterversorgung vermieden wird.

ZEHN AUSGEWÄHLTE AUSDAUERBELASTUNGEN		
Sportart / Gerät	**Bemerkungen**	**Energieverbrauch / Stunde**
Bergsteigen und Klettern	· fördert die Beweglichkeit · fordert den Rumpf · wirkt gleichzeitig kräftigend	500–700 Kalorien
Crosstrainer im Studio	· gute Ganzkörperbelastung · gelenkschonend	400–600 Kalorien
Inlineskaten und Schlittschuhlaufen	· gelenkschonend · verbessert die Beweglichkeit und den Gleichgewichtssinn	400–700 Kalorien
Laufen	· einfach und überall auszuführen · bei starkem Übergewicht möglicherweise gelenkbelastend	500–800 Kalorien
Nordic Walking und Wandern	· gelenkschonender als Laufen, so auch für Übergewichtige geeignet · bei korrektem Stockeinsatz zusätzliches Oberkörpertraining	400–600 Kalorien
Radfahren	· gelenkschonend (Rennrad)	400–700 Kalorien
Rudern	· intensives Ganzkörpertraining · zusätzlicher Kräftigungseffekt	600–800 Kalorien
Schwimmen	· bei richtiger Technik gelenkschonend · zusätzlicher Krafttrainingseffekt · gutes Ganzkörpertraining mit hohem Rumpfanteil	500–700 Kalorien
Seilspringen	· gutes Koordinationstraining · intensives Training des Rumpfbereichs	400–700 Kalorien
Skilanglauf	· hochintensives Ganzkörpertraining · sehr effektive Kräftigung des Rumpfbereichs inklusive Bauch	500–1000 Kalorien

Der tatsächliche Kalorienverbrauch hangt sehr stark von der jeweiligen Intensität ab. Die angeführten Werte beziehen sich auf eine moderate bis zügige Belastung. Im Leistungssport oder bei hochintensiven Belastungen liegen sie zum Teil deutlich höher. Auch Körpergewicht und Größe beeinflussen den Verbrauch massiv: Je mehr Masse bewegt wird, umso mehr Energie wird verbrannt.

Wenn Ihnen keine der angeführten Sportarten zusagt, dann machen Sie doch, was Sie wollen! Ihrem Körper ist es egal, ob Sie beim Basketball, im Kettlebell-Kurs oder rückwärts mit verbundenen Augen auf einem Bein hüpfend einen dauerhaften Puls von 150 haben.

Wer abnehmen will, muss sich einfach mehr bewegen. Das geht auch mit jeder anderen bewegungsorientierten Sportart: Fußball, Tennis oder Wellenreiten zum Beispiel. Auch weniger etablierte Freizeitbeschäftigungen wie Parkour, Slacklinen oder Footbag verbrauchen (reichlich) Energie.

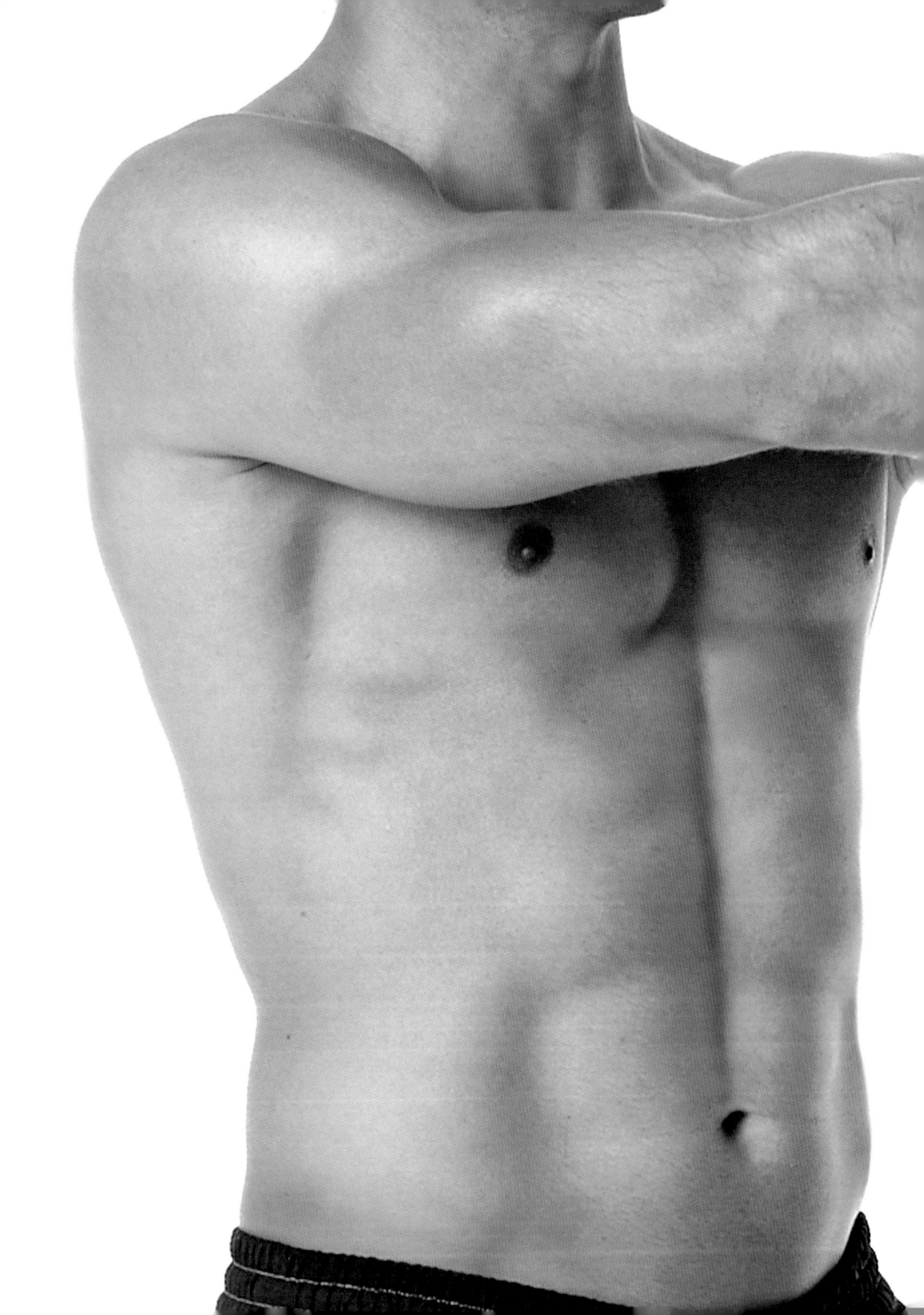

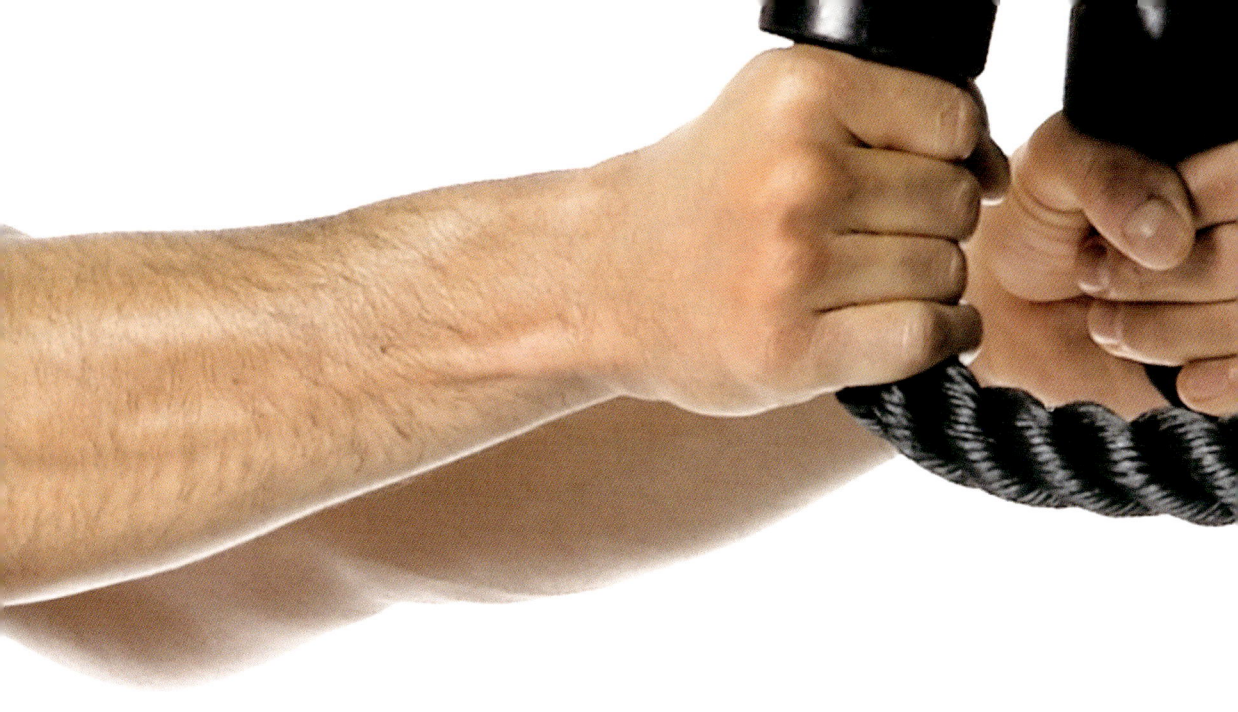

Kapitel 4

Die besten Bauch- und Rumpfübungen aller Zeiten

Jetzt helfen Sie sich selbst! Die folgenden 90 Seiten versorgen Sie mit den zentralen Handgriffen für die Veredelung Ihrer Frontoptik: den Übungen. Rund 140 der besten werden anschaulich in Wort und Bild dargestellt. Zusatzinfos und jede Menge Alternativen, Einstiegs- und Power-Varianten vergrößern den Übungspool enorm. Wenn Sie dann noch die Tipps und Vorschläge für mehr Abwechslung und Intensität aus Kapitel 2 anwenden, kommen Sie auf Tausende von Übungs- und Workout-Varianten und haben in Sachen Trainingsgestaltung für die nächsten Jahrzehnte ausgesorgt.

Hinweise zu den Übungsbeschreibungen

- Um die Bauchübungen übersichtlicher zu gestalten, sind sie in verschiedene Gruppen unterteilt: in Übungen für obere, für untere oder für seitliche Bauchmuskelanteile und so weiter. Welche Übung mehr den einen oder mehr den anderen Bereich trainiert, ist oft auch von der Ausführung abhängig und manchmal nur schwer zu entscheiden. Das isolierte Training einzelner Bauchmuskeln ist letztlich nicht möglich – und aus funktioneller Sicht auch nicht gewünscht: Als rumpfstabilisierende Muskulatur sind sie dauerhaft im Einsatz und dabei anatomisch so konstruiert, dass immer mehrere Anteile aktiv sind und der eine dem anderen unter die Arme greift. Deshalb werden die Übungen in diesem Buch der Einfachheit halber nach übergeordneten Bewegungsabläufen geordnet, die zu Beginn der einzelnen Unterkapitel aufgeführt sind. Das bedeutet keinesfalls, dass zum Beispiel die einen Übungen nur die oberen, die anderen Übungen nur die unteren Bauchmuskeln ansprechen. Wundern Sie sich also nicht, wenn Sie zum Beispiel im Kapitel der seitlichen Bauchmuskelübungen auch Übungen finden, die die geraden Bauchmuskeln ebenfalls fordern.
- Jede Übungsbeschreibung schildert den Ablauf einer Wiederholung von der Ausgangs- zur Endposition. Wenn es sich nicht um eine isometrische Übung handelt und keine Hinweise auf die weitere Bewegungsausführung zu finden sind, kehren Sie einfach auf demselben Weg zurück in die Ausgangsposition – das ist eine komplette Wiederholung. Von der führen Sie dann so viele durch, wie Ihr Trainingsplan vorschreibt.
- Einige Bauch- und Rumpfübungen sind statische Übungen, in denen die beschriebene Endposition gehalten werden soll. Sie erkennen sie in der Übungsbeschreibung an dem Hinweis „Die Position halten". Das machen Sie, solange Sie können oder Ihr Trainingsprogramm vorschreibt, wenigstens aber für 30 Sekunden. Wenn Sie diese Zeit nicht sauber durchhalten, legen Sie kurze Pausen ein und führen beispielsweise 3 x 10 Sekunden aus. Arbeiten Sie aber daran, die 30 Sekunden am Stück zu erreichen.
- Für ein beschwerdefreies und ertragreiches Training beachten Sie alle Hinweise im Kapitel zur Trainingslehre ab Seite 20. Dort finden Sie auch Infos zum Trainingsgewicht, zur Wiederholungszahl und zu anderen Faktoren, die alle vom Trainingsziel abhängig sind (siehe die Tabelle auf Seite 30).

Intensivierungsstrategien beim Bauchtraining

- Halten Sie Kontaktflächen möglichst klein, damit der Rumpf Stabilisationsarbeit leisten muss.
- Aus demselben Grund nutzen Sie instabile Untergründe oder gehen in (rückenverträgliche) asymmetrische Haltungen, zum Beispiel: Einbein-Stand oder angehobene Arme oder Beine in Stützsituationen.
- Wechseln Sie die Armstellung: je weiter weggestreckt, desto intensiver.
- Bauen Sie Drehungen ein und koppeln Sie so statische Haltearbeit mit dynamischer Beanspruchung.
- Nutzen Sie Zusatzgewichte und Widerstandselemente.
- Bewegen Sie sich ganz, ganz langsam.
- Spannen Sie stets den Rumpf maximal an und führen Sie Endkontraktionen durch.

- Für fast jede Übung des Rumpfbereichs ist es wichtig, die Rumpfmuskulatur aktiv anzuspannen, und zwar frühzeitig: Gehen Sie in die korrekte Ausgangsposition für die anstehende Übung, dann spannen Sie den Rumpf an, dann erst geht es los. Auf diese Weise wirkt jedes Training, insbesondere das Bauchtraining, nicht nur intensiver, sondern schützt zum Beispiel zusätzlich die stützenden Strukturen im Rückenbereich.
- Auch sonst gilt der Grundsatz: die Spannung aufrechthalten. Das ist von besonderer Bedeutung bei Übungen mit dem eigenen Körpergewicht (also für viele Bauchübungen), bei denen kein zusätzliches Gewicht für Höchstspannung sorgt. Wichtig ist, dass die Muskulatur während eines Satzes nicht pausieren kann. Deshalb legen Sie etwa bei Crunches die Schulterpartie nie ganz ab. Auch gestreckte Arme oder angehobene Beine bleiben stets unter Spannung.
- Bei allen Übungen mit Gummizügen, Physiobändern oder Ähnlichem sollte der Zug immer unter Spannung stehen. Dazu suchen Sie vorher in Ruhe die passende Ausgangsposition und gehen so weit weg vom Befestigungspunkt wie nötig.
- Viele Rumpfübungen beginnen oder enden in einer gleichen oder ähnlichen Position, auf die in den Übungsbeschreibungen nicht detailliert eingegangen wird. Die folgende Aufstellung fasst einige gängige Positionen zusammen.

So schwer wird es

Die Übungen sind zur Orientierung in Schwierigkeitsgrade unterteilt. Wie schwer eine Übung empfunden wird, ist natürlich hochgradig subjektiv. Deshalb werden hier in der Regel vor allem komplexe Bewegungsabläufe als schwerer bewertet. Sie erkennen den jeweiligen Schwierigkeitsgrad an der Anzahl der Hanteln unter dem Übungsnamen:

- ⌁ = für Einsteiger geeignet
- ⌁⌁ = eher für Fortgeschrittene geeignet
- ⌁⌁⌁ = nur für Fortgeschrittene geeignet

GRUNDPOSITIONEN BEI RUMPFÜBUNGEN	
Position	**Beschreibung**
Unterarmstütz	Sie stützen sich mit den Fußspitzen und den Unterarmen ab. Dazu knien Sie sich auf den Boden und legen die Unterarme so ab, dass die Ellenbogen rechtwinklig gebeugt sind, während die Oberarme senkrecht unter den Schultern stehen und die Unterarme parallel nach vorn zeigen. Dann strecken Sie die Beine ganz aus: Ihr Körper ist nun von Kopf bis Fuß in einer geraden Linie.
Liegestütz	Eine ähnliche Position wie beim Unterarmstütz, allerdings haben Sie nur mit Händen und Fußspitzen Bodenkontakt. Die Arme befinden sich gestreckt oder leicht gebeugt senkrecht unterhalb der Schultern. Achten Sie beim Liegestütz ganz besonders darauf, den Körper in einer Linie zu halten und das Becken nicht absacken zu lassen.
Seitstütz	Ähnlich wie beim Unterarmstütz, aber der Körper ist um 90 Grad gedreht und Sie stützen sich nur mit einem Ellenbogen ab. Beispiel für die rechte Seite: Der rechte Oberarm ist senkrecht unterhalb der Schulter, der Unterarm hat Bodenkontakt, ebenso die Außenseite des rechten Fußes. Strecken Sie die Beine und legen Sie den linken Fuß auf den rechten – für mehr Halt können Sie ihn auch davor oder dahinter auf dem Boden absetzen. Dann das Becken heben, bis der gesamte Körper auf einer geraden Linie ist.
Vierfüßlerstand	Sie knien sich auf den Boden und stützen sich mit den Händen ab. Die Oberschenkel und die Oberarme stehen jeweils senkrecht unterhalb der Hüften beziehungsweise der Schultern. So sind Knie und Hände hüft- oder schulterweit auseinander. Halten Sie den Rücken gerade und den Kopf in Verlängerung der Wirbelsäule.

Obere Bauchmuskelanteile

Kraftübungen für die oberen Bauchmuskelanteile

In diesem Kapitel finden Sie alle Übungen, die vorrangig die oberen und mittleren Anteile des geraden Bauchmuskels ansprechen. Wie im Anatomiekapitel bereits geschildert, gibt es eigentlich keine derart strikte Trennung der einzelnen Bauchmuskelbereiche. Denn gerade in dieser Muskelgruppe, die ja Teil der Rumpfmuskulatur ist, arbeiten viele oder alle Muskeln übergreifend und stetig zusammen. Trotzdem gibt es messbare Unterschiede, wie stark verschiedene Bauchmuskelanteile bei bestimmten Übungen unter Spannung stehen (abhängig vom Bewegungsablauf).

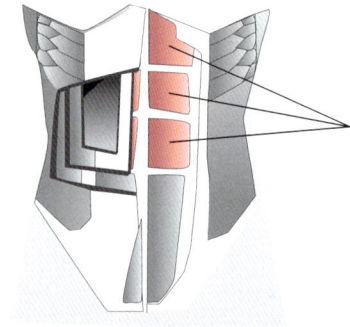

Der Muskel im Fokus

Gerader Bauchmuskel, oberer und mittlerer Anteil

Die Bewegungsabläufe

Die oberen (und mittleren) Anteile des geraden Bauchmuskels lassen sich mit folgenden Bewegungen am intensivsten trainieren:

- Crunch-Klassiker: gerade Crunches (ohne Einsatz der Beine), bei denen der Rumpf in Richtung der zumeist fixierten Beine gebeugt wird
- frontale oder rückwärtige Stützhaltungen
- das Führen der Arme vor den angespannten Rumpf

Für alle, die sich bei der Durchsicht der folgenden Übungen in diesem Unterkapitel vielleicht wundern: Einige Crunch-Varianten finden Sie nicht hier, sondern in den anderen Unterkapiteln, zum Beispiel solche mit eingebauten Drehungen, die stark auf die seitlichen Bauchmuskeln abzielen, oder solche mit Einsatz von Beinbewegungen, die verstärkt die unteren Anteile ansprechen. Natürlich werden in all diesen Übungen auch die mittleren und oberen Anteile mittrainiert. Das gilt im Übrigen auch für viele isometrische Übungen mit gehaltener Rumpfspannung, die Sie im Kapitel über den Rumpf finden. Dennoch ist eine Aufteilung (und eine ausgewählte Zusammenstellung von Übungen aus allen Unterkapiteln für die Workout-Planung) sinnvoll, um den Bauchbereich wirklich ausgewogen zu trainieren. Los geht's!

Gerade Crunches

A

- Auf den Rücken legen. Die Beine anwinkeln und die Hände an die Schläfen halten.

B

- Aus der Kraft des Bauches den Schulterbereich vom Boden abheben.
- Den Rücken stets möglichst gerade und den Nacken in Verlängerung der Wirbelsäule halten.

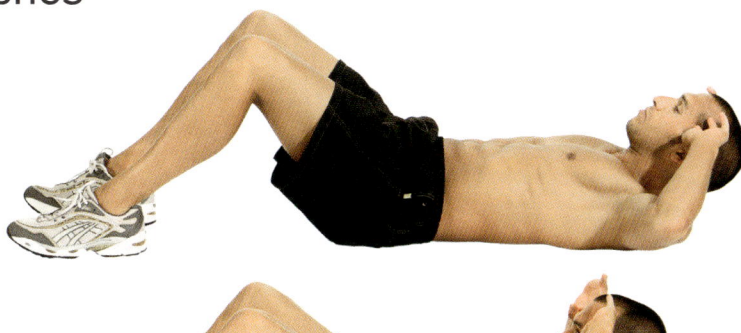

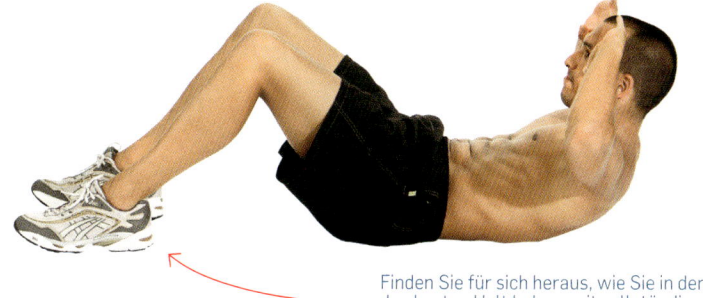

ALTERNATIVE

Um den unteren Rücken zu entlasten, können Sie sich ein zusammengerolltes Handtuch unter die Lendenwirbelsäule legen.

Finden Sie für sich heraus, wie Sie in der Übung den besten Halt haben: mit vollständig aufgesetzten Sohlen oder mit aufgestellten Fersen.

Center-Crunches

A

- Rücklings auf den Boden legen, die Beine anwinkeln und schulterbreit öffnen.
- Den Kopf anheben, die Arme strecken und die Hände in Oberschenkelhöhe halten.

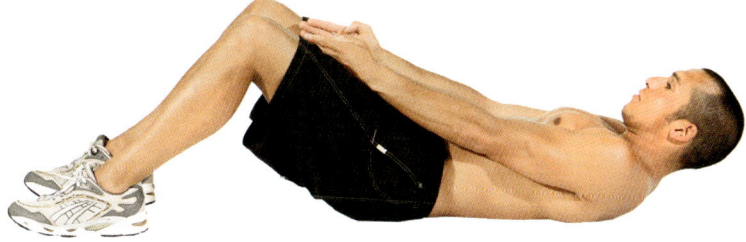

B

- Den Crunch ausführen und dabei die gestreckten Arme zwischen den Beinen hindurchführen.

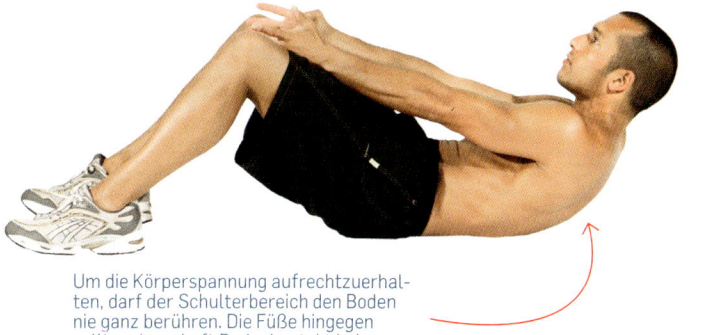

Um die Körperspannung aufrechtzuerhalten, darf der Schulterbereich den Boden nie ganz berühren. Die Füße hingegen sollten dauerhaft Bodenkontakt haben.

Obere Bauchmuskelanteile

Stretch-Crunches

A

- Rücklings hinlegen, die Knie etwa rechtwinklig beugen und zur Seite fallen lassen. Die Fußsohlen zusammenführen.
- Die Arme strecken und die Finger oberhalb des Beckens aufeinanderlegen.

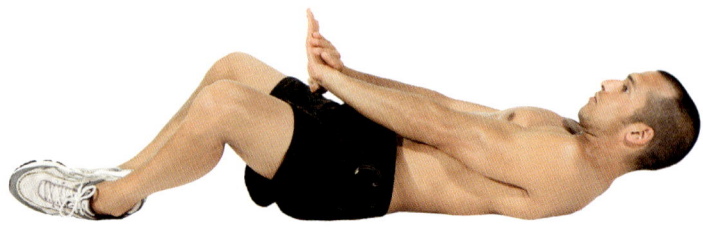

B

- Den Schultergürtel im Crunch vom Boden abheben.

Drücken Sie die Knie aktiv in Richtung Boden, um die Spannung in den Beinen zu halten.

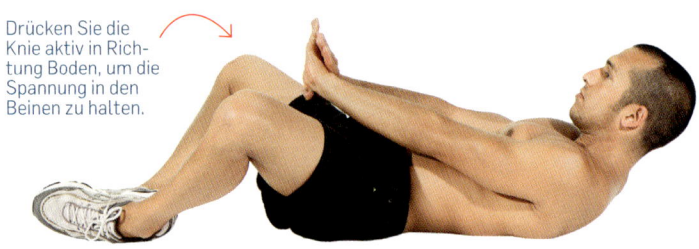

POWER-VARIANTE
Heben Sie in Position A die Füße leicht an. Dort halten oder leicht vor- und zurückschieben.

ALTERNATIVE
Sie können auch die Finger an die Schläfen halten. Dann sollten die Ellenbogen stets nach außen zeigen und auf Höhe des Kopfes bleiben.

Gestreckte Crunches

A

- Rücklings auf den Boden legen, Arme und Beine senkrecht zur Decke strecken.

B

- Den Oberkörper langsam anheben. Die Finger so weit es geht nach oben schieben und dabei versuchen, die Zehen zu berühren.

DEHNEN UND KRÄFTIGEN IN EINEM
Diese anspruchsvolle Übung ist besonders für Fortgeschrittene geeignet und vereint die Kräftigung des Bauchs mit der Dehnung der oberen Rückenmuskulatur. Allerdings ist die Belastung auf den unteren Rücken hier größer als bei anderen Crunch-Varianten, weshalb Sie vorsichtig zu Werke gehen sollten.

Führen Sie die Bewegung niemals ruckartig aus und strecken Sie die Arme auch nur so hoch, wie es ohne Probleme möglich ist.

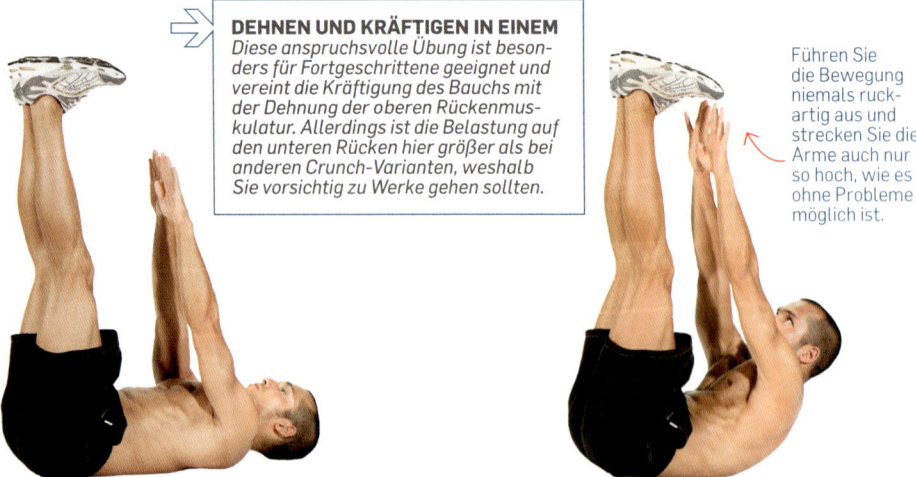

Kletter-Crunches

- Rücklings auf den Boden legen und die Beine anwinkeln.

POWER-VARIANTE
Profis können sich drei nebeneinanderhängende Seile vorstellen und sich seitlich von einem zum anderen hangeln.

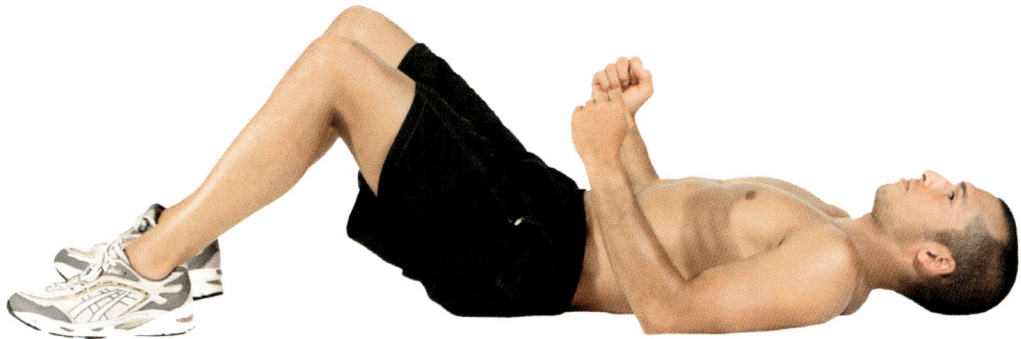

B

- Kopf und Schultern vom Boden abheben und mit den Händen ein von der Decke hängendes imaginäres Seil greifen.

- An diesem Seil „hochziehen" und „herablassen", indem Sie abwechselnd mit einer Hand über die andere greifen, den Oberkörper dabei immer weiter aufrichten und auch wieder absenken.

- So weit wie möglich nach oben kommen, ohne den Rücken ganz aufzurichten.

- Während des Satzes Kopf und Schultern nicht mehr vollständig ablegen.

Versuchen Sie möglichst viele Positionen zu erreichen, um das Bauchmuskelgewebe umfassend anzusprechen.

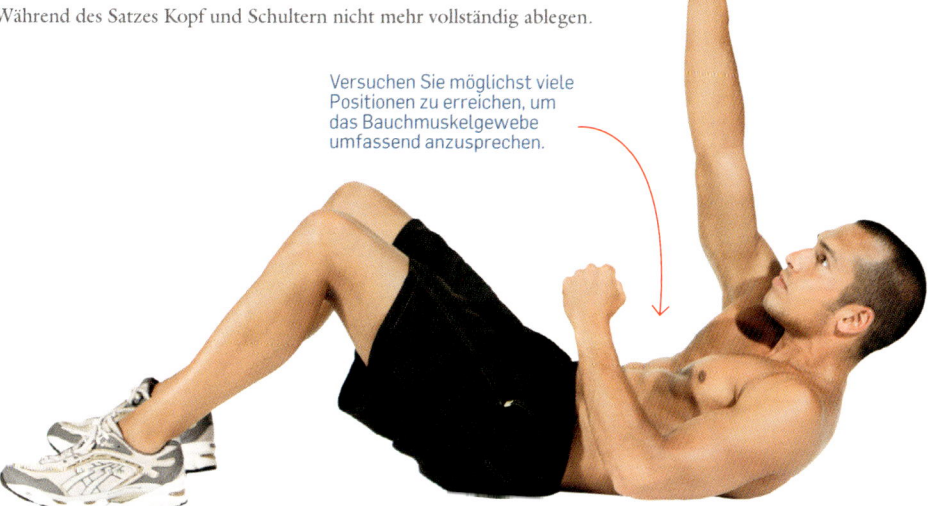

Obere Bauchmuskelanteile

Sit-ups

A

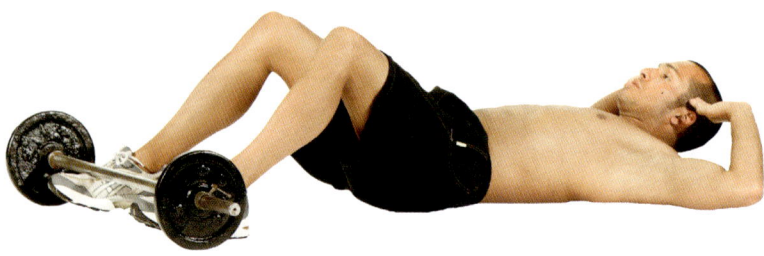

- Auf den Rücken legen, die Beine etwas anwinkeln und die Füße unter einer Langhantelstange fixieren.
- Die Finger an die Schläfen legen, die Ellenbogen zeigen nach außen.

B

- Den gesamten Oberkörper langsam und so weit wie möglich aufrichten, bis die Hüfte etwa rechtwinklig gebeugt ist.
- Den Rücken während der gesamten Übung unbedingt gerade halten!

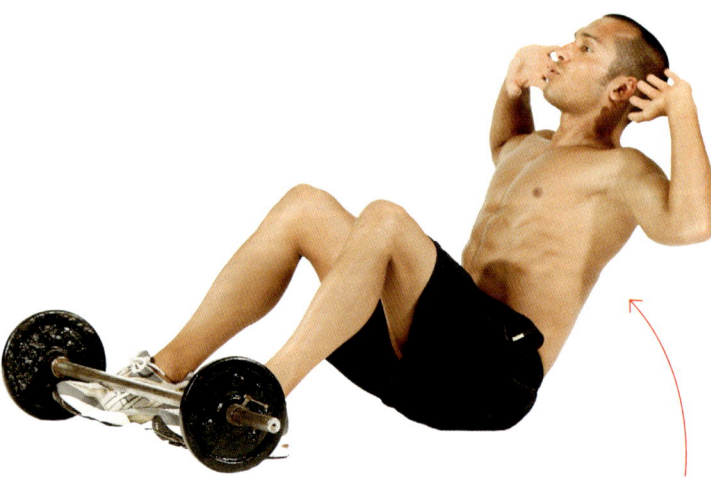

Legen Sie den Rücken den ganzen Satz hindurch nicht mehr ab, um die Muskelspannung zu erhalten.

Wie gut sind Crunches & Co. für den Rücken?

Rumpfbeugeübungen wie Crunches, aber vor allem die verschärfte Sit-up-Ausführung haben in Sachen Rückenfreundlichkeit nicht den besten Ruf. Das liegt nicht grundsätzlich an den Übungen, sondern an der falschen Art und Weise, wie diese oft ausgeführt werden. Wenn Sie Crunches und Sit-ups, wie jede andere Übung auch, korrekt ausführen und umsichtig einsetzen, brauchen Sie keine Bedenken zu haben:

- Heben Sie Schultern und Oberkörper mit möglichst geradem Rücken an.
- Reißen Sie nicht mit den Händen am Hinterkopf.
- Arbeiten Sie nicht mit Schwung.
- Bei Beschwerden im unteren Rücken die Übungen nicht ausführen.
- Die Belastung für den unteren Rücken ist bei Sit-ups aufgrund der Hebelwirkung größer. Fehler in der Ausführung werden daher härter bestraft, möglicherweise mit Verletzungen im Rücken. Da die Intensität für die Bauchmuskulatur bei Sit-ups zudem kaum größer ist, werden in diesem Buch (mit Ausnahme dieser und der nächsten Seite) nur Crunches vorgestellt. Werfen Sie zu diesem Thema auch einen Blick auf die Sicherheitstipps auf Seite 38 bis 39.

Negative Sit-ups

A

- Auf den Boden setzen und die Füße unter einer Lang-hantel fixieren.
- Die Knie rechtwinklig beugen, den geraden Oberkör-per leicht zurücklehnen und die Arme gerade nach vorn strecken.

B

- Den Oberkörper kontrolliert nach hinten absenken, aber nicht ablegen. Die Arme bleiben gestreckt, der Rücken gerade.

Blicken Sie nach vorn auf Ihre Handflächen. So bleibt der Nacken in Verlängerung zum Rücken.

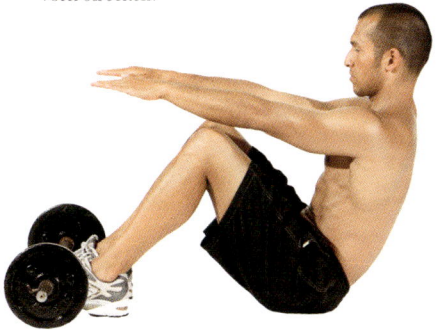

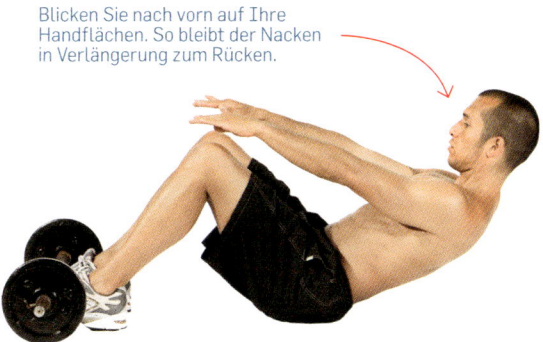

POWER-VARIANTE
Die Übung wird anspruchsvoller, wenn Sie die Arme auf dem Weg von A nach B über den Kopf strecken.

Hantel-Crunches

A

- Rücklings hinlegen und in jeder Hand eine Kurz-hantel senkrecht über der Brust halten.
- Die Beine in der Luft rechtwinklig beugen.

B

- Den Oberkörper aufrichten, gleichzeitig die ge-streckten Arme absenken. Die Handflächen zeigen nach unten.

EINE GUTE KOMBINATION
Mit dem Einsatz der Kurzhanteln kräftigen Sie in dieser Übung zu-sätzlich die Schultermuskulatur.

Lassen Sie sich beim Absenken der Hanteln Zeit – das fordert die Bauchmuskeln richtig.

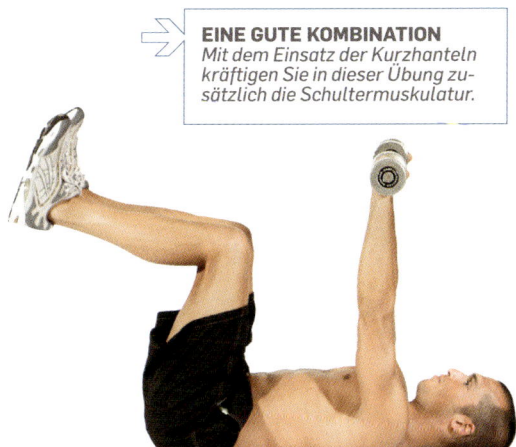

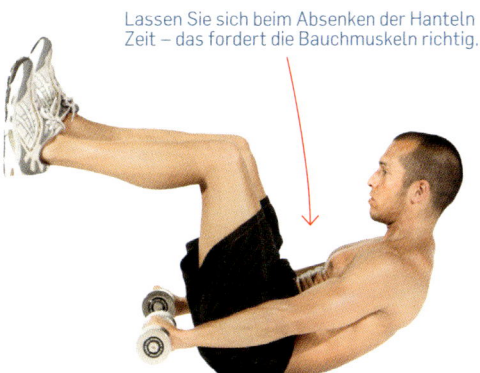

Obere Bauchmuskelanteile

Profi-Hantel-Crunches

A

- Rücklings hinlegen und die Füße unter einer Langhantel fixieren.
- Eine Kurzhantel mit beiden Händen über der Brust halten.

B

- Den geraden Oberkörper anheben.
- Gleichzeitig die Hantel nach hinten über den Kopf führen, bis die Ellenbogen etwa auf Augenhöhe sind.

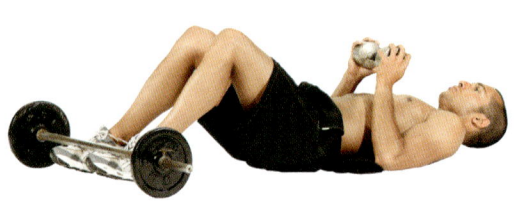

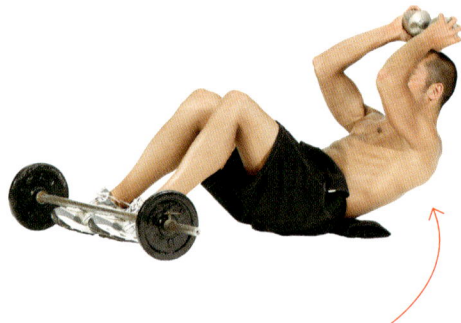

> **MIT BEDACHT STARTEN**
> *Es handelt sich hier um eine technisch anspruchsvolle Übung für Fortgeschrittene. Wer die Übung zum ersten Mal macht, lässt zunächst die Kurzhantel weg, denn die saubere Ausführung ist wichtig.*

Achten Sie darauf, den Rücken gerade zu halten. Bei Bedarf legen Sie sich ein Handtuch unter den Lendenbereich.

Butterfly-Crunches

A

- Mit einer Kurzhantel in jeder Hand (Obergriff: die Handflächen zeigen nach vorn) rücklings auf den Boden legen.
- Die Füße aufstellen und die Beine etwa rechtwinklig beugen.
- Die Oberarme seitlich ablegen, die Unterarme zeigen nach oben.

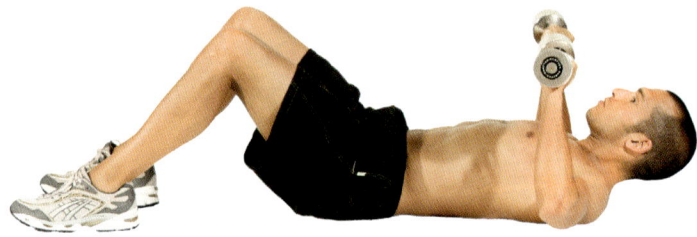

Strecken Sie die Arme im gleichen Tempo, wie Sie den Oberkörper aufrichten.

B

- Den Oberkörper anheben, dabei die Hanteln senkrecht nach oben drücken.
- Die Schulterblätter unten halten.
- In der Endposition zeigen die Handflächen zueinander.

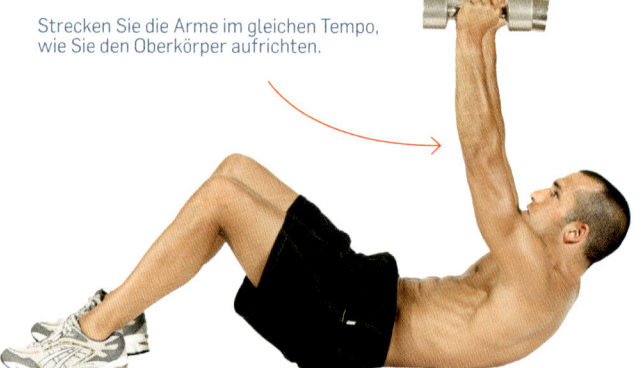

Crunches mit Medizinball

A

- Rücklings auf den Boden legen und die Beine anwinkeln.
- Einen Medizinball mit beiden Händen fassen und auf die Brust legen.

B

- Kopf und Schultern vom Boden abheben.

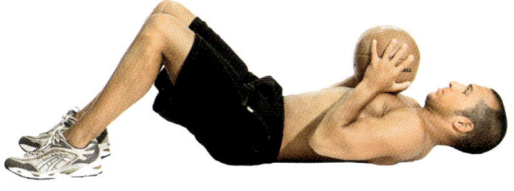 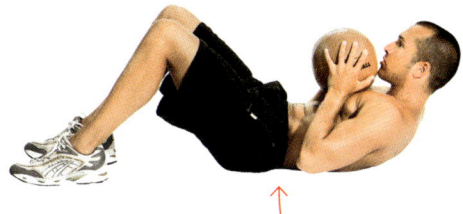

POWER-VARIANTEN
Halten Sie den Medizinball nicht auf der Brust, sondern mit gestreckten Armen vor dem Körper oder über dem Kopf. Je weiter Sie so den Ball wegdrücken, desto schwieriger wird es. Wer es einseitig und besonders intensiv mag, versucht, den Medizinball auf einer Handfläche liegen zu lassen, also nur mit einem Arm vor dem Körper zu halten – auch hier können Sie mit der Armstreckung spielen.

Achten Sie darauf, dass die Hüfte stets fest am Boden bleibt.

Crunches mit Medizinball für Fortgeschrittene

A

- Auf den Rücken legen.
- Den Medizinball mit beiden Händen umfassen und die Arme hinter den Kopf strecken, sodass sie parallel zum Boden sind.

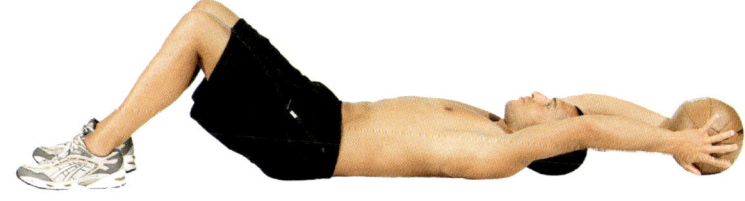

B

- Den Schultergürtel und die gestreckten Arme vom Boden abheben. Dabei so weit hochkommen, dass der Ball mindestens auf Kniehöhe ist.

Vermeiden Sie, die Arme nach vorn zu ziehen. Sie sollten ebenso wie der Ball stets in Verlängerung zu Nacken und Wirbelsäule bleiben.

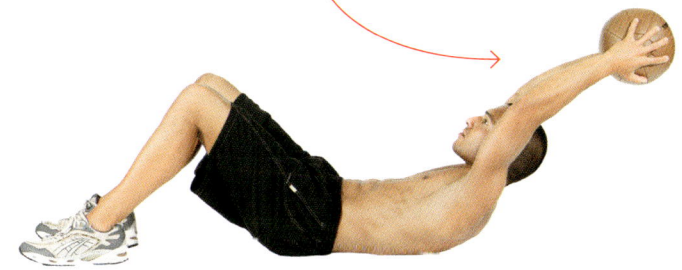

Obere Bauchmuskelanteile

Crunches auf dem Gymnastikball

A

- Rücklings auf einen Gymnastikball legen.
- Die Füße aufstellen (Kniewinkel 90 Grad oder etwas größer) und den Rücken leicht überstrecken, sodass eine Dehnspannung im Bauchbereich zu spüren ist.
- Die Fingerspitzen an die Schläfen legen.

POWER-VARIANTE
Je dichter Sie Ihre Füße zusammenstellen, desto schwieriger wird die Übung.

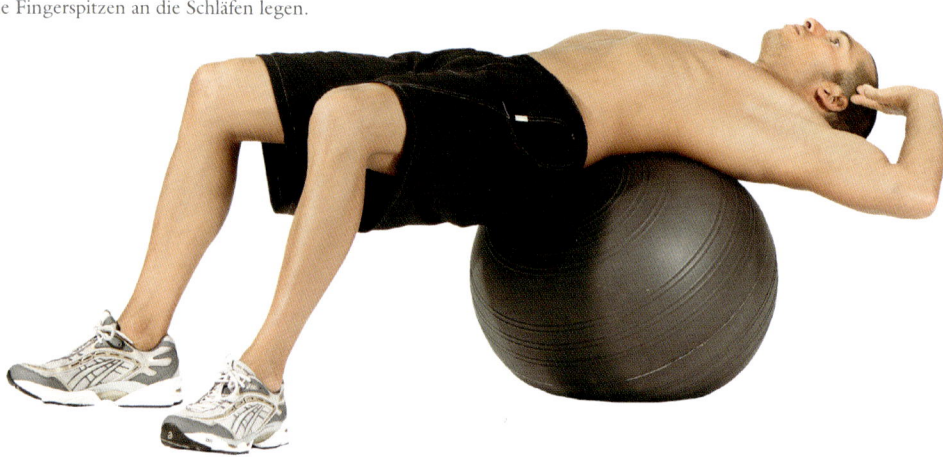

B

- Den Oberkörper aufrichten, bis nur noch der untere Rücken auf dem Ball liegt.
- Die Arme nicht nach vorn ziehen – die Ellenbogen zeigen stets nach außen.

SO WEIT, SO GUT
Da Sie in dieser Übung aus einer Vordehnung heraus arbeiten, vergrößert sich der Bewegungsradius. Ihre gerade Bauchmuskulatur wird in weiten Teilen beansprucht, was dem Sixpack neue Wachstumsreize verschafft.

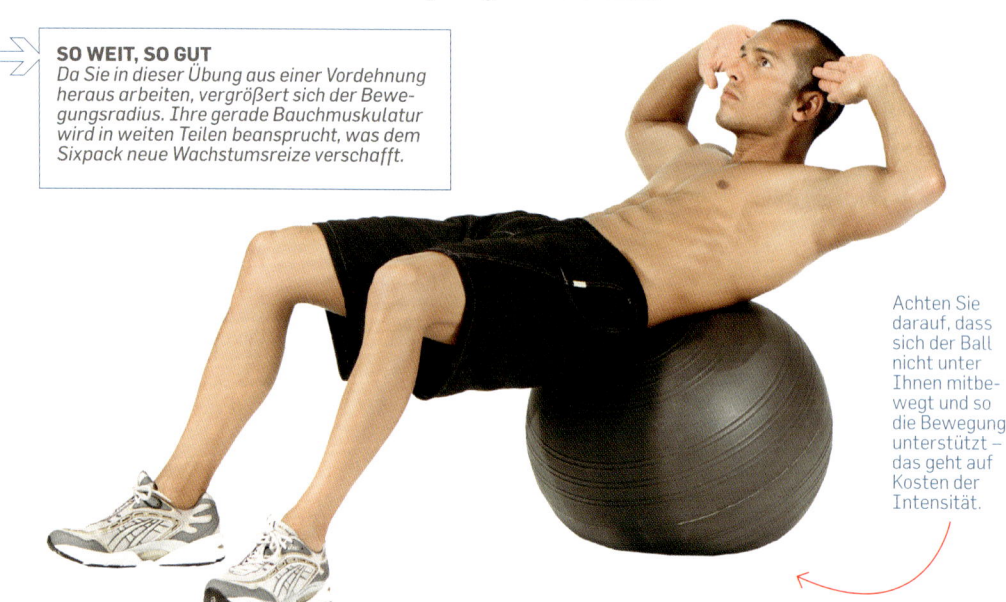

Achten Sie darauf, dass sich der Ball nicht unter Ihnen mitbewegt und so die Bewegung unterstützt – das geht auf Kosten der Intensität.

Crunches mit Medizinball auf dem Gymnastikball

A

- Mit ganzem Rücken auf einen Gymnastikball legen.
- Einen Medizinball mit beiden Händen hinter dem Kopf halten. Die Ellenbogen sind neben dem Kopf.

B

- Den Oberkörper möglichst weit aufrichten, bis nur noch der untere Rücken Kontakt mit dem Gymnastikball hat.
- Die Ellenbogen bleiben in Position.

Spannen Sie den Rumpf an, bringen Sie das Becken annähernd auf gleiche Höhe wie den Oberkörper und halten Sie es dort während der Übung.

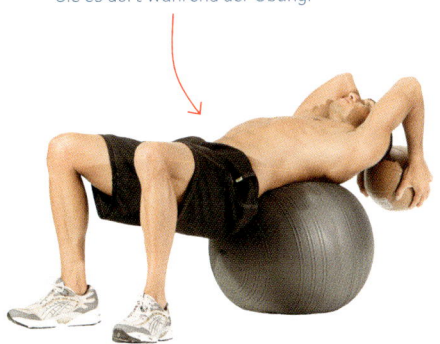
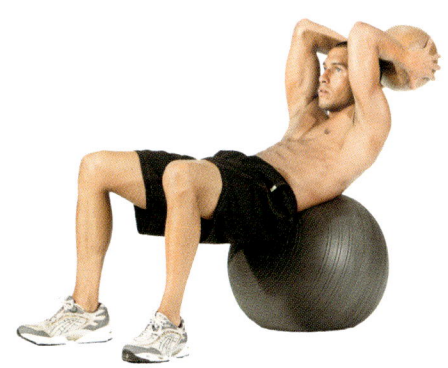

Bizeps-Curl-Crunches mit Tube

A

- Rücklings auf den Boden legen.
- Einen Gummizug mit den Fußsohlen unter Spannung und je ein Ende des Tubes neben der Hüfte halten (Handflächen nach oben).

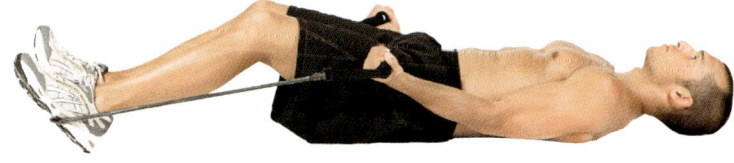

B

- Kopf und Schulter-blätter vom Boden abheben.
- Gleichzeitig die Arme beugen und Bizeps-Curls ausführen.

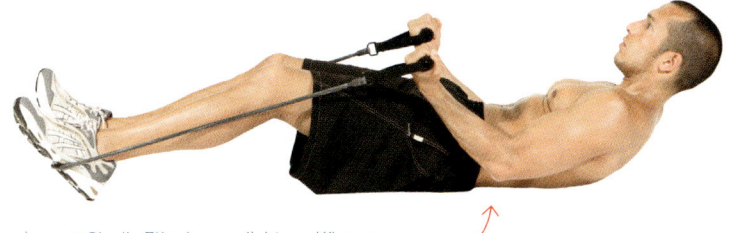

Lassen Sie die Ellenbogen dicht am Körper. Sie können sie wahlweise auf dem Boden fixieren oder in der Luft halten.

Obere Bauchmuskelanteile

Crunches mit Tube

A

- Einen Gummizug etwas über dem Boden befestigen.
- In Rückenlage so auf den Boden legen, dass der Kopf zur Befestigung zeigt.
- Die Füße oder Fersen aufstellen.
- Mit den Händen den gespannten Gummizug dicht über dem Kopf halten.

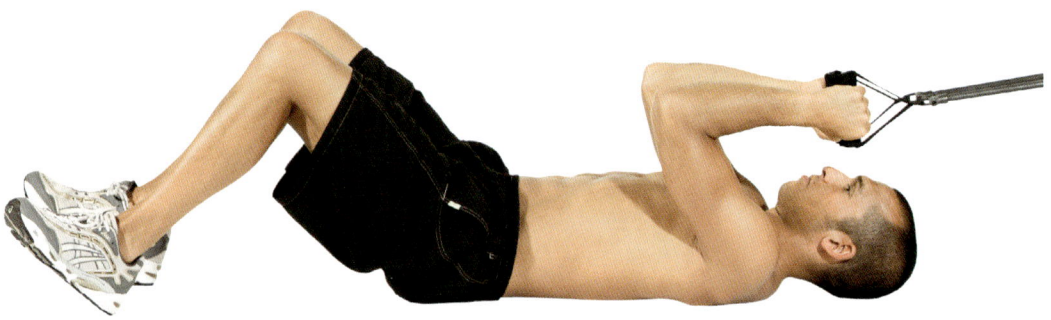

B

- Den Bauch anspannen, dann Kopf und Schultern vom Boden abheben.
- Während eines Satzes den oberen Rücken und den Kopf nicht mehr ablegen.

EIN GUTER ZUG FÜR FLIEGENGEWICHTE
Diese Übung ist ideal für leichte Männer, bei denen das eigene Körpergewicht in der Beugebewegung oft keinen ausreichenden Widerstand bietet. Zur Sicherheit beginnen Sie aber mit einem leichten Zugwiderstand und steigern die Spannung langsam.

Nicht an dem Tube ziehen. Die Kraft für den Crunch kommt einzig aus dem Bauch.

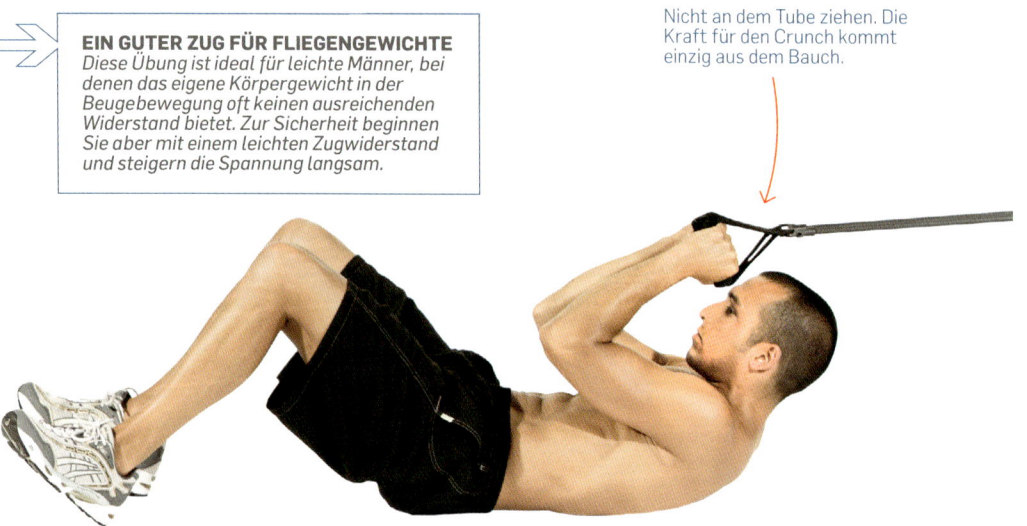

Crunches mit gespanntem Ringband

  A

- Auf dem Rücken liegend ein Ringband um die Unterschenkel legen und die Oberschenkel in die Senkrechte anziehen.
- Die Hände bei gestreckten Armen in die Enden des Bandes legen.

 B

- Den Oberkörper aufrichten, gleichzeitig die Hände in Richtung Boden drücken.

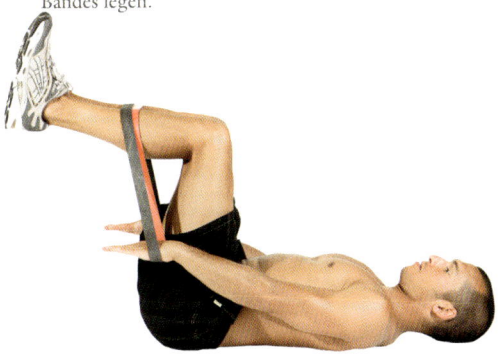

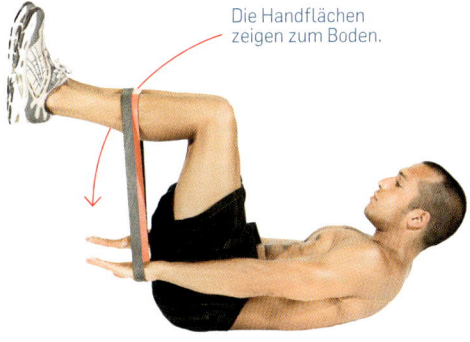

Die Handflächen zeigen zum Boden.

ALTERNATIVE
Sie können auch nur ein Bein anwinkeln und mit dem Ringband fixieren. Das andere Bein legen Sie auf dem Boden ab.

EIN MEISTERLICHES OBERKÖRPER-WORKOUT
Diese Übung ist etwas für Fortgeschrittene und fordert nicht nur die gerade Bauchmuskulatur effektiv, sondern auch Ihre Brust und Schultern.

Crunches mit gedrücktem Ringband

  A

- Rücklings auf den Boden legen und die Beine in der Luft rechtwinklig beugen.
- Ein Ringband fassen und mit fast gestreckten Armen gegen die Oberschenkel drücken.

 B

- Den geraden Oberkörper aufrichten, gleichzeitig die Arme nach vorn drücken und so das Ringband strecken.

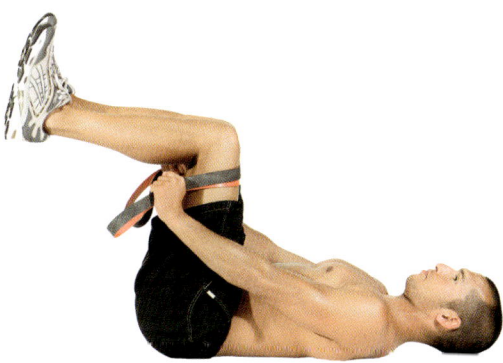

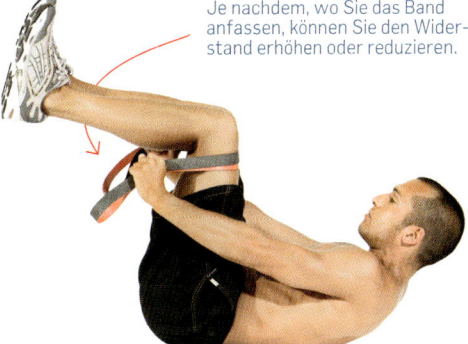

Je nachdem, wo Sie das Band anfassen, können Sie den Widerstand erhöhen oder reduzieren.

Obere Bauchmuskelanteile

Crunches im Knien auf dem Balance- Kreisel

A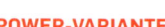

- Auf den Balance-Kreisel knien, den Oberkörper gerade halten und leicht vorbeugen.

- Die Finger an die Schläfen legen.

POWER-VARIANTE
Wer zusätzlich die seit-
lichen Bauchmuskeln
ins Spiel bringen will,
kann die Ellenbogen
abwechselnd zum lin-
ken und zum rechten
Knie führen.

B

- Aus dem Bauch heraus den Oberkörper in Richtung der Oberschenkel ziehen.

- Gleichzeitig die Ellenbogen einklappen und ebenfalls zu den Oberschenkeln drücken.

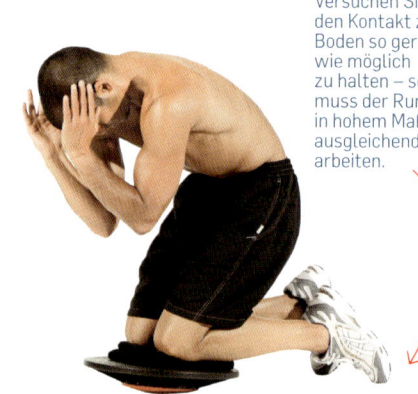

Versuchen Sie,
den Kontakt zum
Boden so gering
wie möglich
zu halten – so
muss der Rumpf
in hohem Maß
ausgleichend
arbeiten.

Crunches im Knien mit Tube

A

- Unter einen Gummi-
zug knien.

- Den Oberkörper
leicht vorbeugen
und mit jeder Hand
ein Ende des Tubes
neben den Schläfen
halten.

- Die Ellenbogen
zeigen parallel
nach vorn.

B

- Den Oberkörper vorbeu-
gen und in Richtung der
Oberschenkel bewegen.

Halten Sie das
Becken aufrecht:
Das Gesäß sollte
nicht auf die
Fersen plumpsen
und der Oberkör-
per nicht aus der
Hüfte nach vorn
gekippt werden.

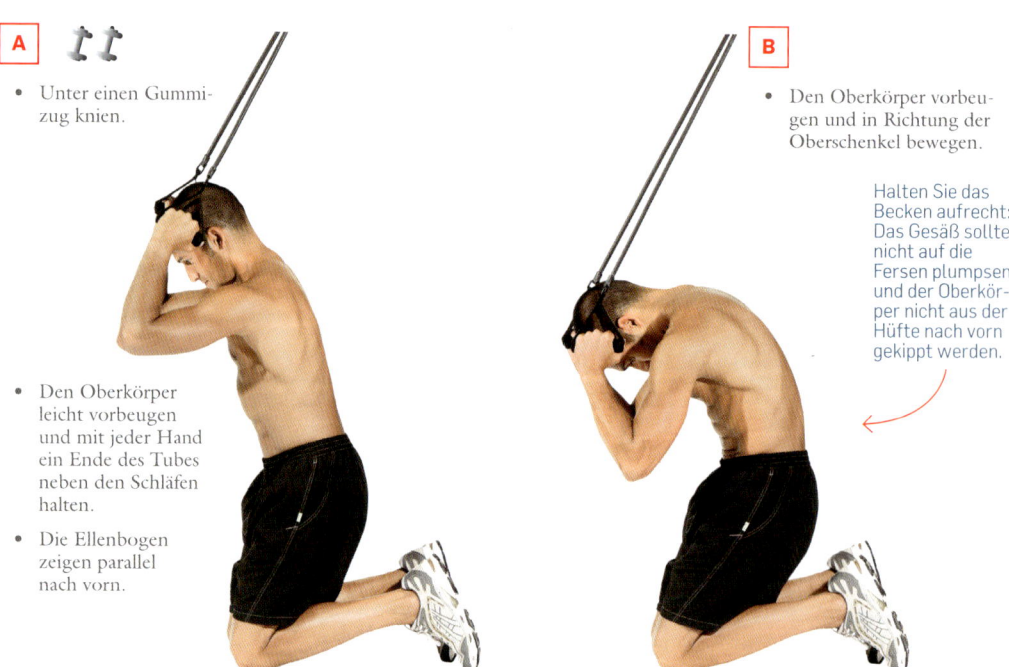

Kurzhantel-Überzüge

A

- Nur mit dem oberen Rücken an der Längsseite auf eine Trainingsbank legen. Die Füße schulterbreit aufstellen und die Hüfte hochdrücken, bis Becken und Oberkörper auf einer Linie sind.

- Eine Kurzhantel an einer Gewichtsseite mit beiden Händen vor der Brust halten (vorher die Hantelverriegelung überprüfen!), dann mit gestreckten Armen hinter den Kopf absenken, sodass sich auch die Arme in einer Linie zum Rumpf befinden.

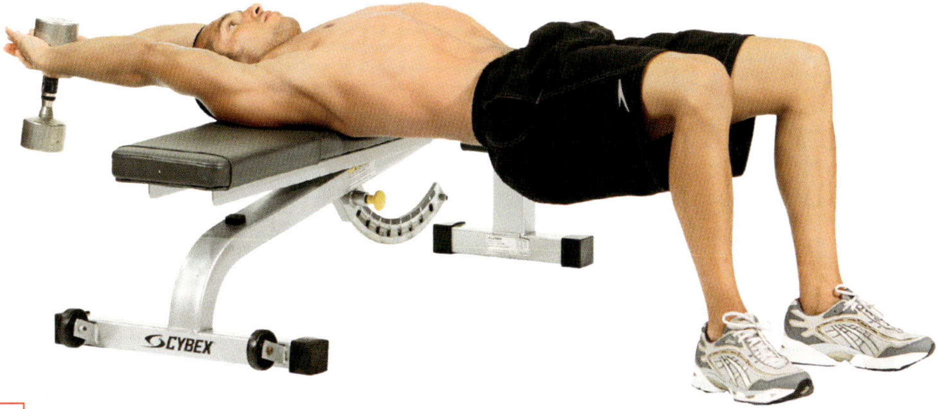

B

- Die gestreckten Arme mit dem Gewicht über den Kopf in die Senkrechte führen.

In dieser Liegeposition muss der Rumpf eine Menge Arbeit leisten. Gerade Einsteigern sackt oft das Becken ab. Damit Ihnen das nicht passiert und Sie die Übung von Anfang an korrekt einstudieren können, sollten Sie unbedingt mit einem moderaten Gewicht beginnen und sich dann allmählich steigern.

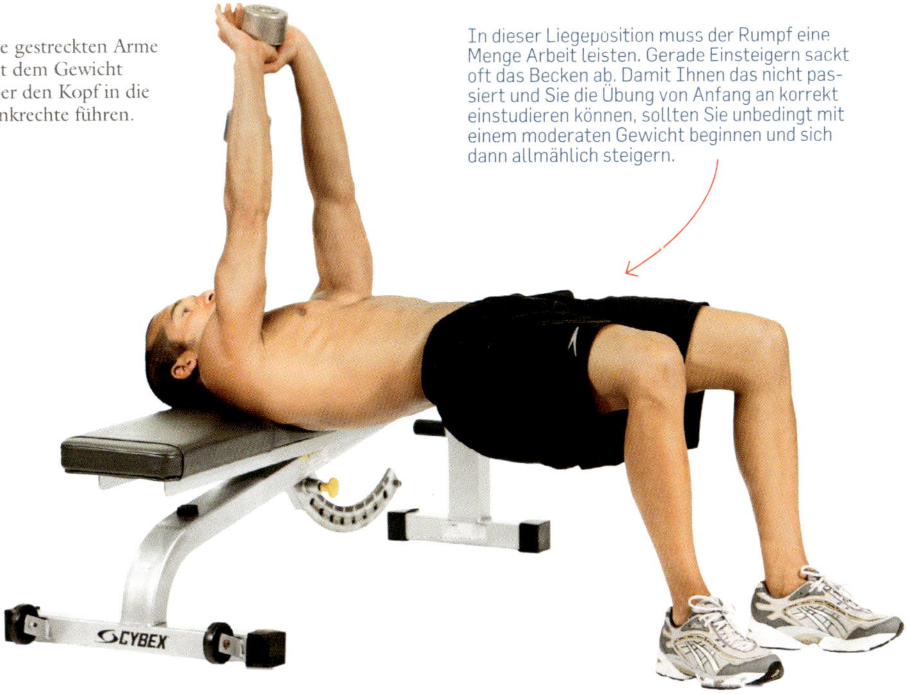

Untere Bauchmuskelanteile

Kraftübungen für die unteren Bauchmuskelanteile

Auf den folgenden Seiten finden Sie die wichtigsten Übungen, mit denen Sie die unteren Anteile des geraden Bauchmuskels gezielt fordern können. Auch für diese Übungen gilt: Sie grenzen weder andere Bauchmuskeln noch den Rest des geraden Bauchmuskels aus, sondern trainieren diese immer mehr oder weniger mit.

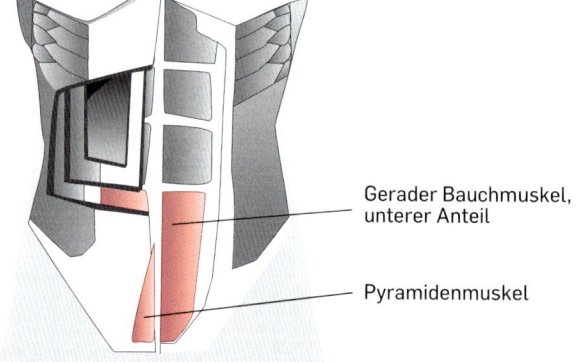

Die Muskeln im Fokus

Gerader Bauchmuskel, unterer Anteil

Pyramidenmuskel

Die Bewegungsabläufe

Den Schwerpunkt der Trainingswirkung können Sie durch die folgenden Bewegungsabläufe auf den unteren Anteil des geraden Bauchmuskels lenken:

- jede Art von Crunch-Bewegung, also einer Beugung des Rumpfes nach vorn, bei der die Beine gleichzeitig angezogen werden
- das Anziehen beziehungsweise Anheben der Beine oder des Beckens
- das Halten der (waagerecht) gestreckten Beine in Rücklage
- das Halten des Beckens in der Luft, während Sie auf dem Rücken liegen
- Hüft-Kreisbewegungen wie Beinpendeln (siehe Seite 98)

Viele dieser Übungen sind dann besonders effektiv, wenn Sie es schaffen, eine möglichst maximale Spannung in der Muskulatur dauerhaft zu halten. Deshalb sollten Sie beim Training der unteren Bauchmuskelanteile Bewegungen betont sauber und lieber zu langsam als zu schnell durchführen. Mit Schwung ist die Gefahr groß, dass die Hüftbeuger mehr als gewollt in den Ablauf eingreifen und so die gewünschte Trainingswirkung für den Bauchbereich verpufft. Auch die unteren Anteile der Bauchmuskulatur sind in der Pflicht, wenn es darum geht, Stützpositionen zu halten beziehungsweise den Rumpf dauerhaft anzuspannen. Diese Übungen finden Sie im Kapitel mit den Rumpfübungen (ab Seite 130).

Beinheben auf der Bank

A

- Rücklings so auf eine Bank legen, dass Sie die Beine frei bewegen können.
- Die Hände unter das Becken beziehungsweise das Gesäß schieben.
- Die gestreckten Beine waagerecht anheben, sodass sie mit dem Rest des Körpers eine gerade Linie bilden.

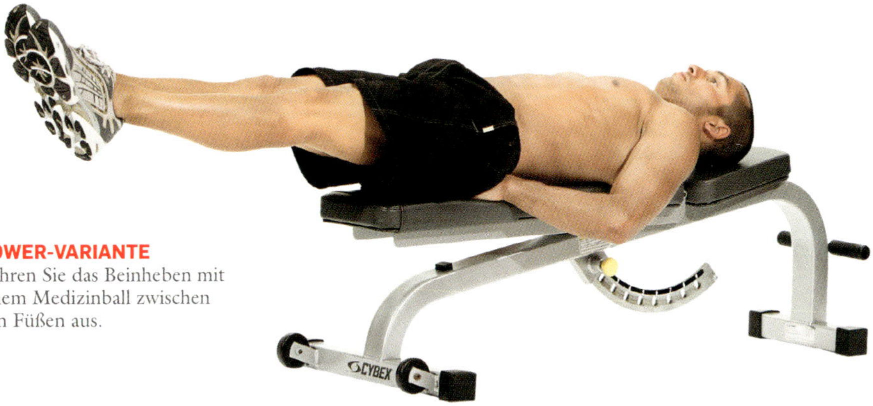

POWER-VARIANTE
Führen Sie das Beinheben mit einem Medizinball zwischen den Füßen aus.

B

- Den Rumpf anspannen, dann die gestreckten Beine langsam so weit hochziehen, bis sie etwa senkrecht stehen.
- Im letzten Teil der Bewegung das Gesäß etwas anheben, damit die Spannung in der Bauchmuskulatur nicht zu sehr abfällt.

Lassen Sie die Hände hinter dem Rücken und pressen Sie den Lendenwirbelbereich während der ganzen Übung in das Bankpolster.

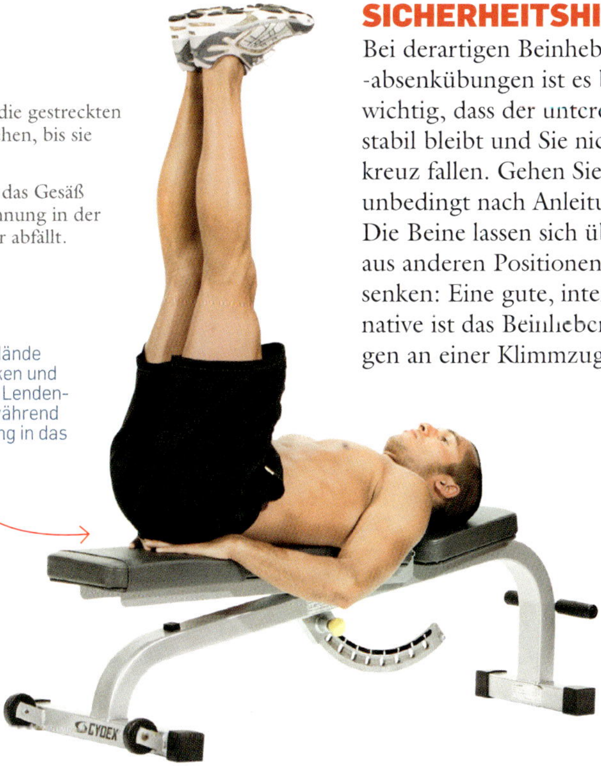

ALTERNATIVE
Sie können auch den intensiveren Teil der Übung betonen, indem Sie die Beine nicht heben, sondern absenken. Dazu führen Sie die Übung umgekehrt aus: Erst strecken Sie die Beine nach oben und lassen sie dann langsam in die Waagerechte ab.

SICHERHEITSHINWEIS

Bei derartigen Beinhebe- und -absenkübungen ist es besonders wichtig, dass der untere Rücken stabil bleibt und Sie nicht ins Hohlkreuz fallen. Gehen Sie deswegen unbedingt nach Anleitung vor. Die Beine lassen sich übrigens auch aus anderen Positionen heben und senken: Eine gute, intensive Alternative ist das Beinheben im Hängen an einer Klimmzugstange.

Untere Bauchmuskelanteile

Profi-Hüftheben auf der Schrägbank

A

- Rücklings so auf eine Schrägbank legen, dass die Beine frei beweglich sind.

- Mit den Händen am Kopfende festhalten, die Beine leicht angewinkelt auf Beckenhöhe hochhalten.

B

- Die Hüfte bis über die Brust anheben, die Beine dabei gestreckt nach oben drücken.

Achten Sie darauf, dass Ihre Hüfte nicht seitlich ausbricht. Stellen Sie sich einfach vor, dass Sie jemand an den Füßen nach oben zieht.

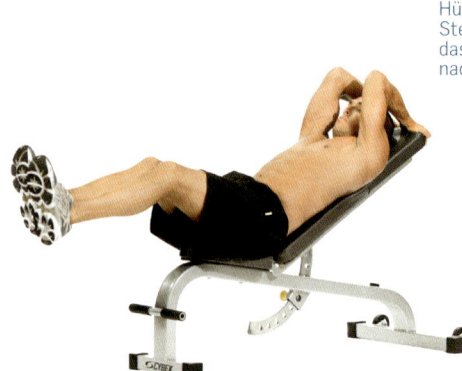

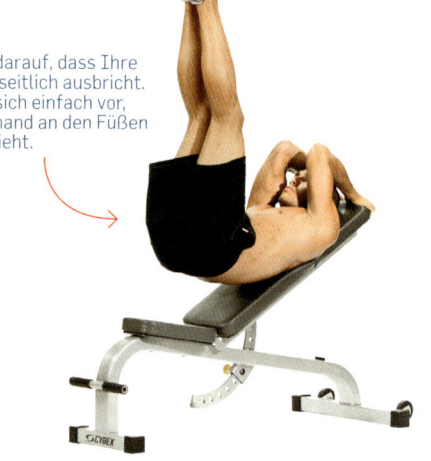

Hüftheben mit wechselnden Beinen

A

- Mit dem Rücken auf eine Bank legen, mit den Händen an die Kopfseite der Bank fassen.

- Die Hüfte anheben, dabei das rechte Bein beugen und das linke Bein möglichst weit hochstrecken.

POWER-VARIANTE
Die Übung wird deutlich anstrengender, wenn Sie Ihre Hüfte den ganzen Satz über angehoben lassen. Da dann aber auch das Verletzungsrisiko steigt, sollten Sie vorsichtig zu Werke gehen.

B

- Die Hüfte wieder ablassen. Das ist eine Wiederholung.

- Direkt im Anschluss die Hüfte wieder möglichst weit anheben, dabei die Beine in der Luft wechseln.

Schieben Sie die Fußsohle des gestreckten Beins ebenso wie die Hüfte möglichst senkrecht nach oben.

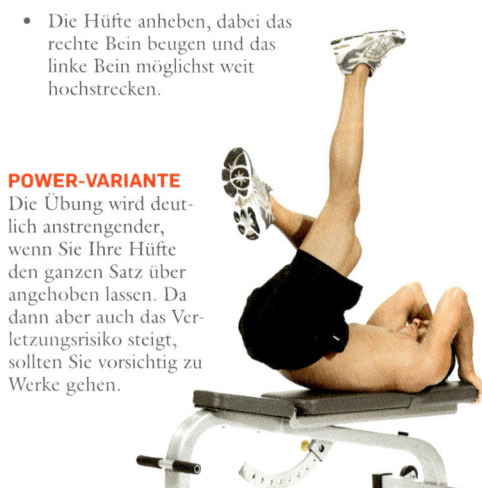

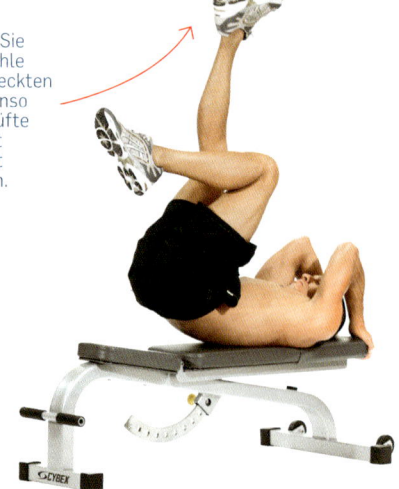

Knieheben im Liegen

A

- Rücklings hinlegen und die Beine rechtwinklig aufstellen.

> **AUF DEM RÜCKWEG ZEIT LASSEN**
> *Ihre Bauchmuskulatur ist besonders gefordert, wenn die Beine beziehungsweise die Hüfte wieder zurück zum Boden bewegt werden. Lassen Sie sich beim Absenken also ruhig Zeit. Eine Faustregel für diese und viele andere Hebe- und Absenkübungen: Arbeiten Sie etwa ein Drittel der Wiederholungszeit nach oben, zwei Drittel nach unten.*

B

- Die Knie in Richtung Brust ziehen, die Fußspitzen zur Decke drücken und dabei das Becken so weit wie möglich vom Boden abheben.
- Die Arme zur Unterstützung in den Boden pressen.

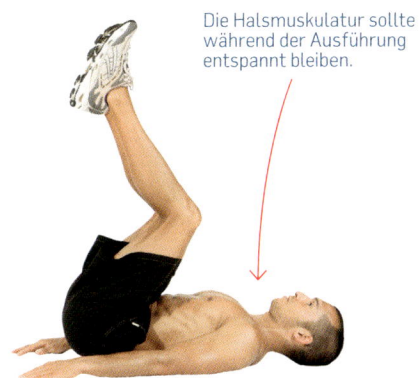

Die Halsmuskulatur sollte während der Ausführung entspannt bleiben.

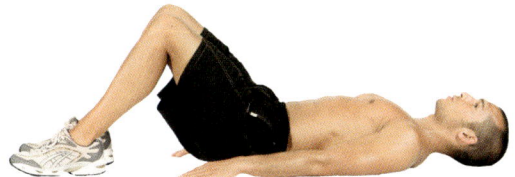

Beckenrotationen in Rückenlage

A

- Auf dem Rücken liegend die Arme flach auf dem Boden neben dem Körper ablegen.
- Die Beine senkrecht hochstrecken, aber nicht ganz durchdrücken.

B

- Das Gesäß vom Boden abheben und die Fußsohlen zur Decke schieben.
- Die Hüfte um etwa 20 Grad nach links, in der nächsten Wiederholung nach rechts verdrehen.

ALTERNATIVE
Anstatt die Hüfte zu drehen, können Sie auch die Beine zur Seite pendeln lassen. Dazu das Gesäß auf dem Boden halten und die Beine stets parallel und eng zusammen bewegen.

Legen Sie das Gesäß während des gesamten Satzes nicht mehr ab.

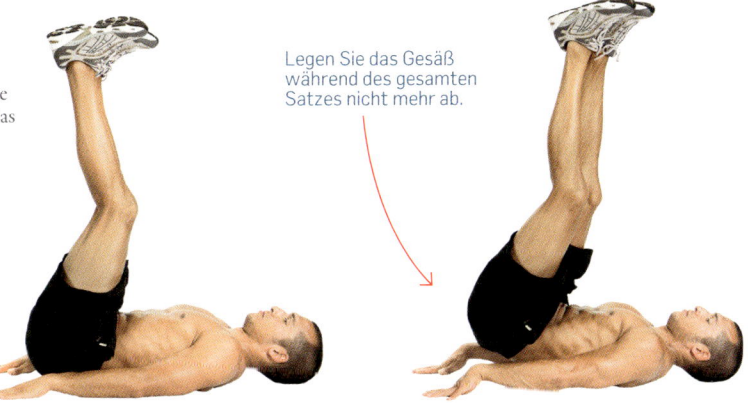

Untere Bauchmuskelanteile

Beinpendeln mit dem Medizinball

A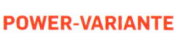

- Auf den Rücken legen.
- Einen Medizinball zwischen die Knie klemmen, die Oberschenkel senkrecht anheben und die Knie rechtwinklig beugen.
- Die Arme für einen besseren Halt flach neben dem Körper auf den Boden legen.

SICHERHEITSHINWEIS

Bei Übungen wie dieser, in denen eine Rotations- oder Drehbewegung im Becken- beziehungsweise Lendenwirbelbereich stattfindet, sollten Sie zum Schutz der unteren Wirbelsäule vorsichtig agieren. Wer Probleme mit dem unteren Rücken hat, ersetzt die Übung durch eine andere ohne Rotation oder führt sie wie in der Einstiegsvariante vorsichtig ohne Medizinball aus.

POWER-VARIANTE
Legen Sie die Hände an die Schläfen oder, noch intensiver, strecken Sie die Arme hinter dem Kopf aus, um die Bauchmuskulatur richtig zu fordern. Achten Sie aber unbedingt darauf, nicht ins Hohlkreuz zu fallen!

B

- Die Beine abwechselnd so weit es geht nach rechts und links pendeln, dabei aber nicht ablegen.
- Rumpf, Arme und Schultern bleiben in Bodenkontakt.
- Der rechte Winkel in der Hüfte und den Knien bleibt unverändert.

Lassen Sie die Oberschenkel nicht absacken, sondern ziehen Sie sie in der Endposition im Gegenteil minimal in Richtung Bauchnabel. Das intensiviert die Spannung.

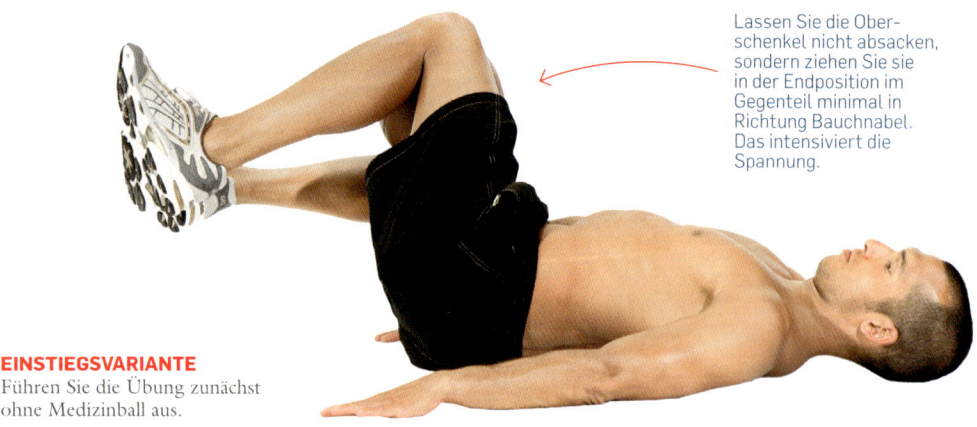

EINSTIEGSVARIANTE
Führen Sie die Übung zunächst ohne Medizinball aus.

Ruder-Crunches im Sitzen

A

- Auf eine Bank setzen und mit den Händen am Rand abstützen.

- Den Oberkörper etwa 45 Grad zurücklehnen und die Beine nach vorn unten strecken.

POWER-VARIANTE
Klemmen Sie sich einen Medizinball zwischen die Füße. Während eines Satzes darf er nicht herunterfallen.

B

- Die Knie kontrolliert zur Brust ziehen, dabei den Oberkörper etwas aufrichten.

Halten Sie die Beine geschlossen. Insbesondere die Knie haben die Tendenz, sich zu öffnen.

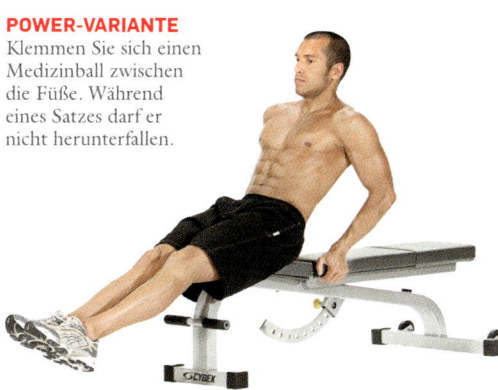
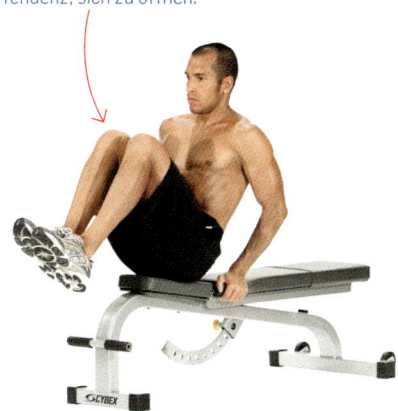

Schräge Ruder-Crunches im Sitzen

A

- Auf eine Bank setzen und mit den Händen seitlich abstützen.

- Den geraden Oberkörper um etwa 45 Grad nach hinten lehnen und die Beine nach vorn unten strecken.

B

- Die Knie zur linken Brust ziehen, dabei mit dem Oberkörper ein wenig entgegenkommen.

- In der nächsten Wiederholung die Knie zur rechten Brustseite ziehen.

Halten Sie den Rücken stets gerade.

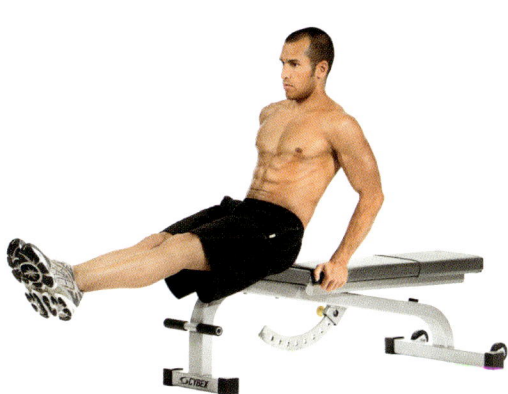
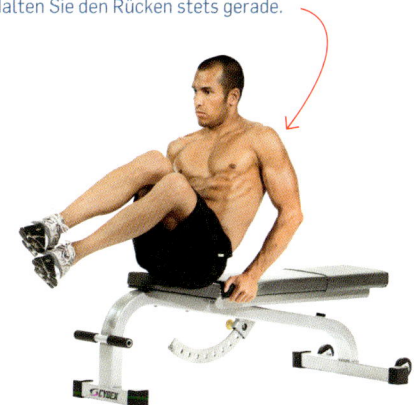

Untere Bauchmuskelanteile

Umgekehrte Crunches

A

- Rücklings hinlegen, die Beine etwa rechtwinklig gebeugt vom Boden heben und die Arme neben dem Körper ablegen.

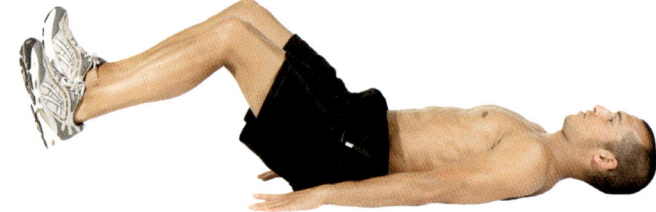

B

- Die Knie ohne Schwung zur Brust ziehen. Das Gesäß löst sich dabei vom Boden.

- Den Bauch in dieser Position nochmals maximal anspannen.

Der Kopf bleibt während der gesamten Übungsausführung auf dem Boden liegen.

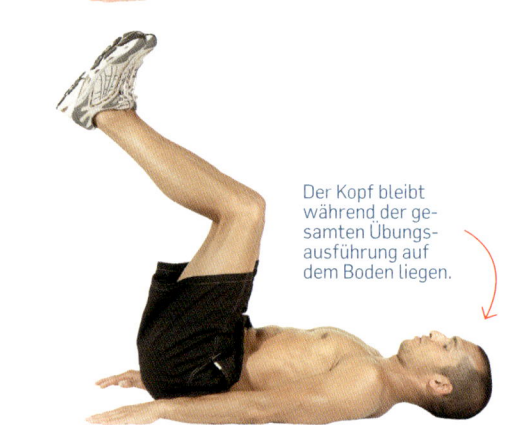

Umgekehrte Crunches für Profis

A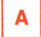

- Mit den Händen im Nacken auf den Rücken legen.

- Den linken Oberschenkel senkrecht anziehen, das rechte Fußgelenk auf dem linken Knie ablegen.

B

- Kopf und Schulterbereich anheben, gleichzeitig die Knie in Richtung Kopf führen.

- Im nächsten Satz die Seiten wechseln.

POWER-VARIANTEN
Auch hier können Sie mit der Armhaltung die Intensität steuern. Wenn Sie die Arme hinter dem Kopf strecken, wird es schwieriger. Ganz harte Jungs greifen zusätzlich noch zu einer Kurzhantel.

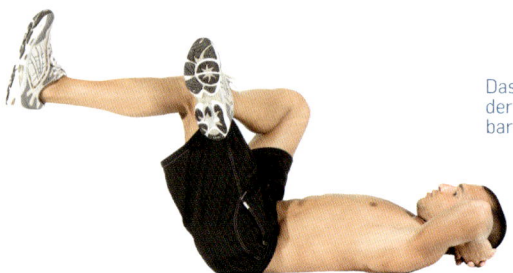

Das Becken hebt bei der Bewegung spürbar vom Boden ab.

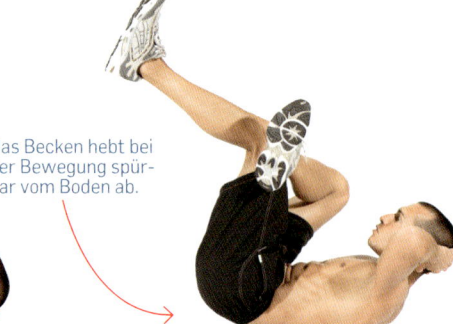

V-Crunches

A

- Rücklings auf den Boden legen.
- Die Beine durchstrecken und ebenso wie die gestreckten Arme knapp über dem Boden halten.

B

- Die Knie anziehen, bis die Oberschenkel etwa senkrecht und die Unterschenkel waagerecht stehen.
- Gleichzeitig den Schulterbereich vom Boden abheben, dabei die Arme an den Oberschenkeln vorbeistrecken.

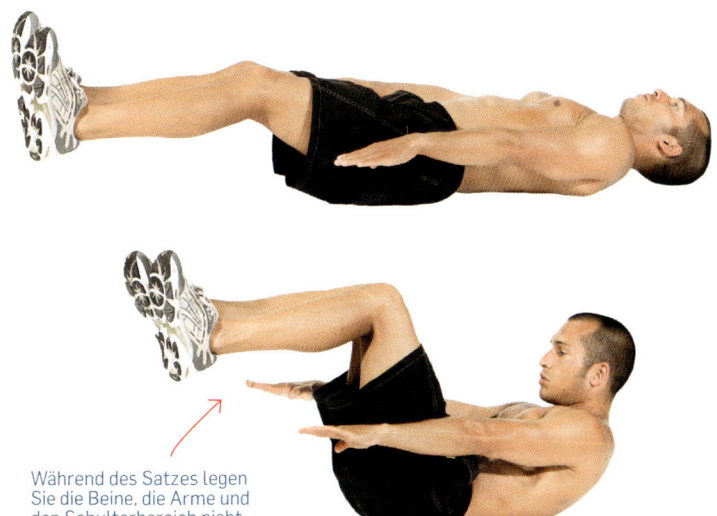

Während des Satzes legen Sie die Beine, die Arme und den Schulterbereich nicht mehr (ganz) ab.

Crunches mit Gewicht und Medizinball

A

- Auf den Rücken legen und die Füße aufstellen.
- Einen Medizinball zwischen die Knie pressen und eine Hantelscheibe mit beiden Händen auf der Brust halten.

B

- Den Oberkörper und die Beine gleichzeitig anheben und zusammenführen, bis der Ball höher als der Kopf ist und die Oberschenkel etwa senkrecht stehen.

POWER-VARIANTE

Wer einen Trainingspartner hat, kann die Übung intensivieren. Dazu die Hantelscheibe gegen einen zweiten Medizinball tauschen und diesen aus der Endposition heraus explosiv zum Trainingspartner passen. Auf dem Weg zurück in die Startposition wirft er Ihnen den Ball zurück.

Setzen Sie auch die Füße während eines Satzes nicht mehr ab.

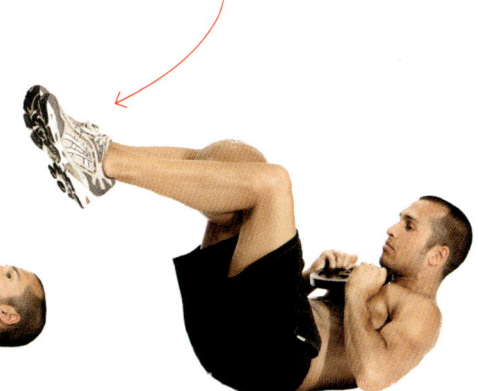

Untere Bauchmuskelanteile

Klappmesser-Crunches

A

- Rücklings hinlegen und die Arme senkrecht nach oben strecken.

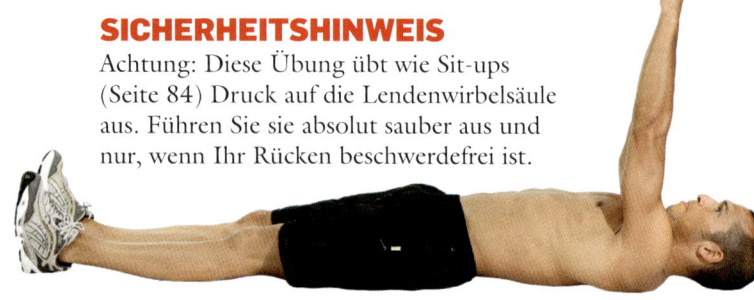

SICHERHEITSHINWEIS

Achtung: Diese Übung übt wie Sit-ups (Seite 84) Druck auf die Lendenwirbelsäule aus. Führen Sie sie absolut sauber aus und nur, wenn Ihr Rücken beschwerdefrei ist.

B

- Den Oberkörper und die Beine gleichzeitig so weit anheben, dass Arme und Beine in der Endposition etwa parallel zueinander stehen.

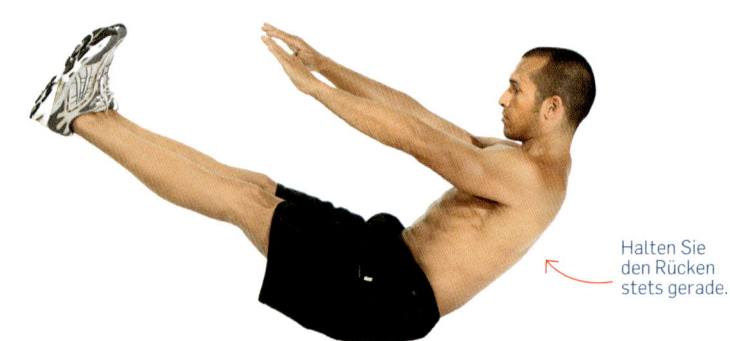

Halten Sie den Rücken stets gerade.

Käfer ohne Armeinsatz

A

- Auf den Rücken legen, die Beine durchstrecken und knapp über dem Boden halten.

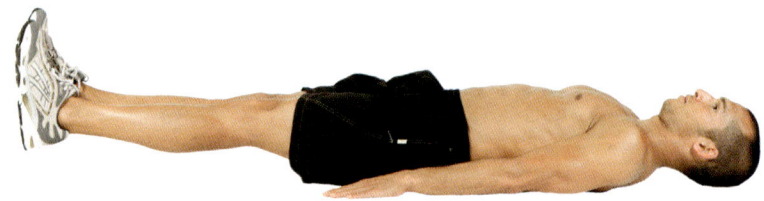

B

- Das linke Knie zur Brust ziehen.

- In der nächsten Wiederholung das rechte Knie zur Brust ziehen, in der Folge dann wechselseitig wiederholen.

Spannen Sie die Bauchmuskeln die ganze Zeit an.

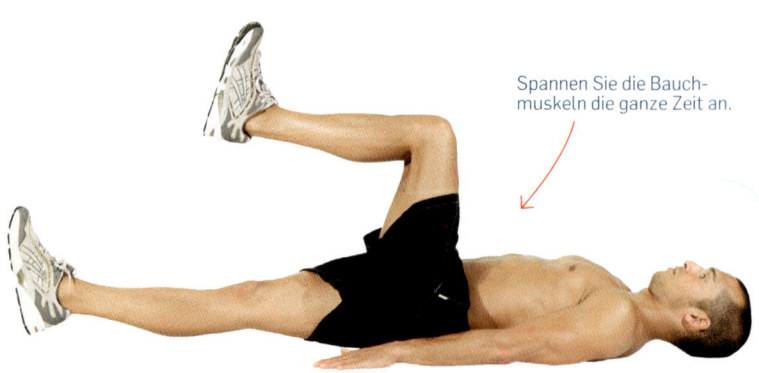

Beinschere

A

- Auf dem Rücken liegend die Arme neben dem Körper ablegen und die Beine leicht anheben.

- Das linke Bein wie in einer Scherbewegung über das rechte Bein hinwegbewegen.

B

- Nun das rechte Bein über das linke führen – dies ist eine Wiederholung.

ALTERNATIVE

Die Übung können Sie auch auf Zeit ausführen.

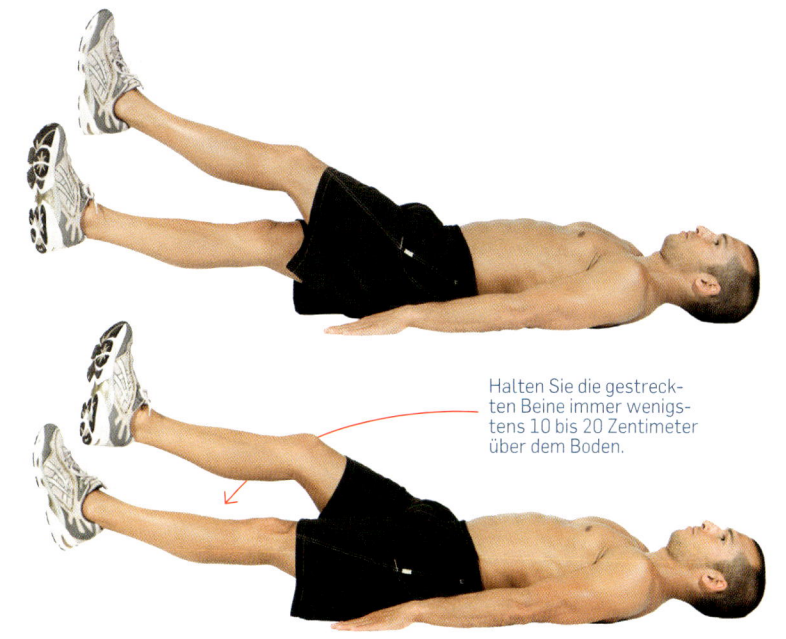

Halten Sie die gestreckten Beine immer wenigstens 10 bis 20 Zentimeter über dem Boden.

Beinscheren-Crunches

A

- Mit den Händen am Hinterkopf rücklings hinlegen.

- Die Beine strecken und knapp über dem Boden halten.

B

- Das linke Bein gestreckt nach oben führen, gleichzeitig den Oberkörper vom Boden abheben.

- In der nächsten Wiederholung das rechte Bein hochstrecken.

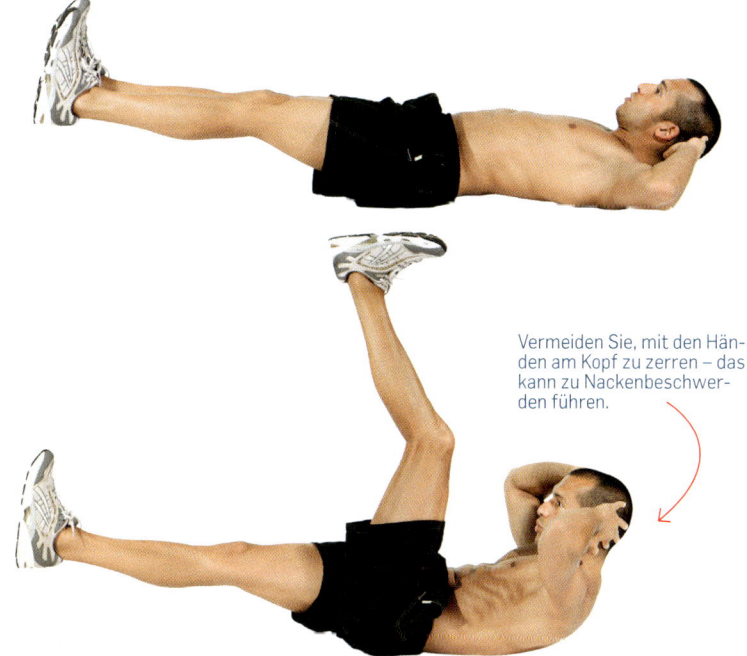

Vermeiden Sie, mit den Händen am Kopf zu zerren – das kann zu Nackenbeschwerden führen.

Untere Bauchmuskelanteile

Crunches mit versetzt gestreckten Beinen

A

- Rücklings auf den Boden legen.
- Das linke Bein parallel zum Boden strecken, das rechte möglichst gestreckt hochheben.

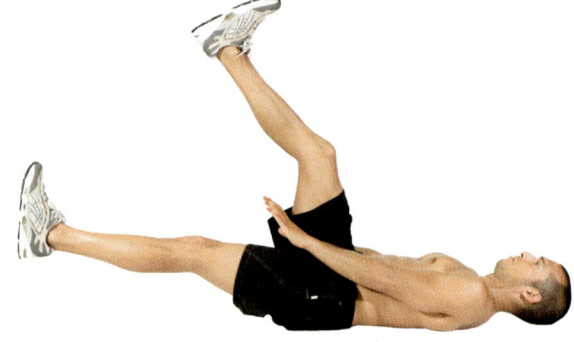

B

- Im Crunch Kopf und Schulterbereich vom Boden heben.
- Gleichzeitig die Beinpositionen wechseln.

Drücken Sie die Ferse des angehobenen Fußes in Richtung Decke, um die Streckung des Beins zu unterstützen.

EINSTIEGSVARIANTE
Einsteiger können das untere gestreckte Bein auch auf dem Boden ablegen. Koordinativ noch leichter wird es, wenn Sie nur alle drei bis vier Wiederholungen die Beine wechseln.

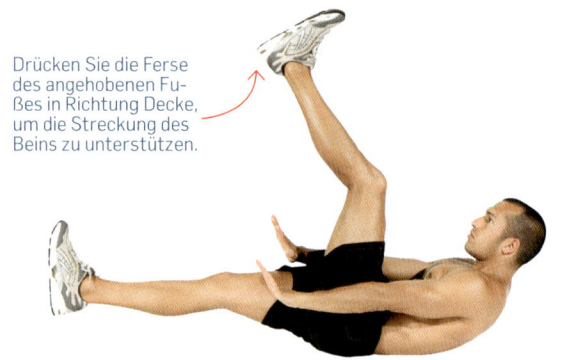

Crunches mit Streckung

A

- Auf den Rücken legen und die Knie anziehen.
- Die Arme über der Brust kreuzen.

B

- Den Oberkörper vom Boden abheben.
- Gleichzeitig Arme und Beine strecken, den Rumpf nach links drehen und die Arme so am linken Oberschenkel vorbeidrücken.
- In der nächsten Wiederholung zur anderen Seite ausführen.

Strecken Sie die Beine leicht nach oben in die Luft – ideal ist ein Winkel von etwa 45 Grad zum Boden.

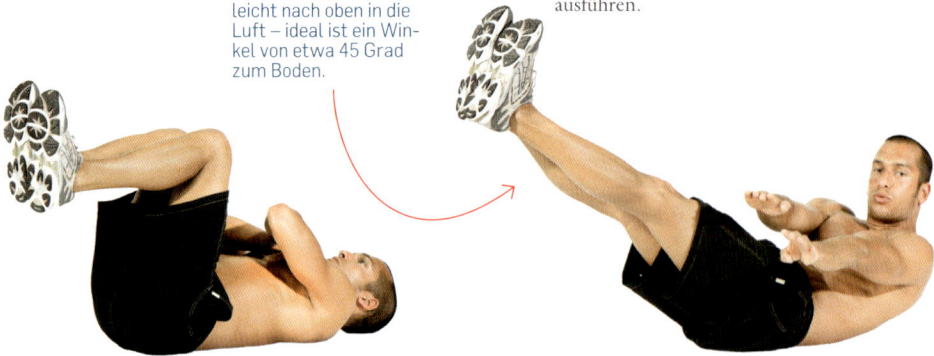

Klappmesser auf dem Gymnastikball

A

- In die Liegestützposition gehen, dabei die Füße mit dem Spann auf einem Gymnastikball ablegen.

B

- Den Rumpf aus der Kraft des Bauches beugen und die Knie in Richtung Kopf ziehen, bis nur noch die Zehenspitzen den Ball berühren und die Oberschenkel senkrecht stehen.

Halten Sie den Rücken stets möglichst gerade.

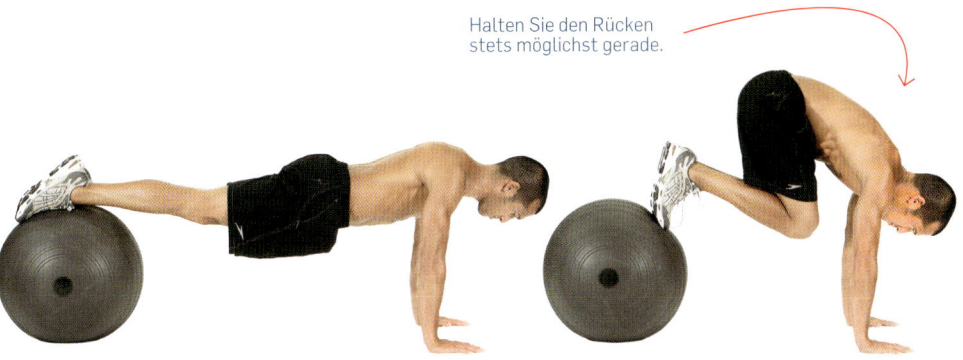

Einbeinige Klappmesser auf dem Gymnastikball

A

- In die Liegestützposition gehen, dabei den rechten Fuß mit dem Spann auf einem Gymnastikball ablegen, das linke Bein im 90-Grad-Winkel beugen und in der Luft halten.

- Das rechte Bein, die Hüfte, der Oberkörper und der Kopf befinden sich etwa auf einer Höhe.

EINSTIEGSVARIANTE
Sie können auch zunächst beide Beine auf dem Ball ablegen, die Knie anziehen und erst in der Endposition ein Bein nach oben strecken.

B

- Aus der Kraft des Rumpfes das rechte Knie kontrolliert in Richtung Brust ziehen, bis nur noch die Zehenspitzen den Ball berühren.

- Gleichzeitig das linke Bein in Verlängerung zum Rumpf in die Luft strecken.

- Im nächsten Satz die Seiten wechseln.

Die Oberarme sollten immer unterhalb der Schultern sein. Wenn Sie aus dem Lot geraten, werden die Schultern ungünstig belastet.

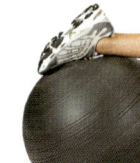
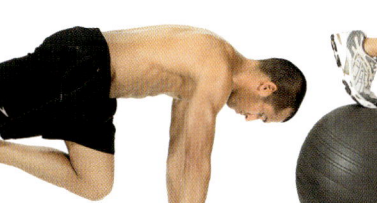
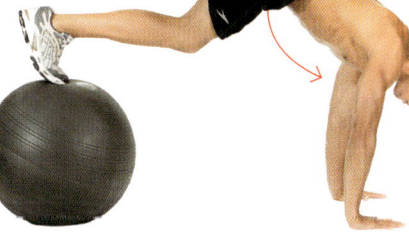

Untere Bauchmuskelanteile

Liegestütz-Wechselsprünge

A

- In den Liegestütz gehen: Die Arme und die Hände befinden sich unterhalb der Schultern, der Rumpf ist angespannt und der ganze Körper bildet eine gerade Linie.

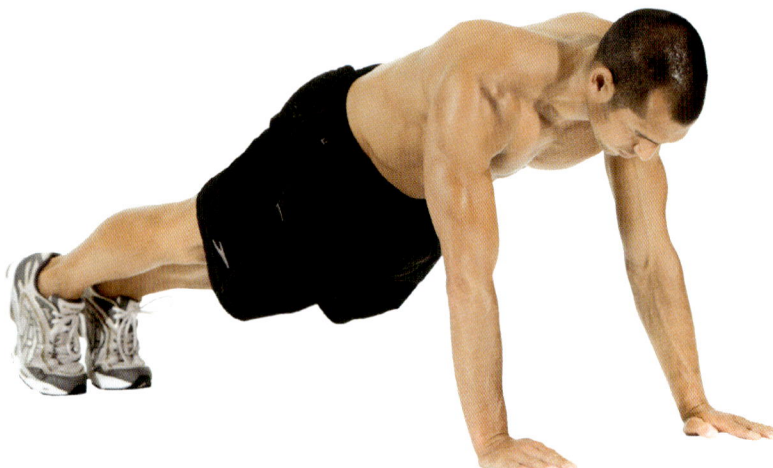

B

- Das rechte Knie in einem großen Schritt anziehen, bis es unterhalb der Brust ist. Dort den Fuß auf den Boden setzen, dann …

C

- … die Beine in einem dynamischen Schrittsprung wechseln.
- In der Folge die Übung auf Zeit durchführen und dabei so viele saubere Schrittsprünge wie möglich absolvieren.

ALTERNATIVE
Anstelle der Wechselschritte können Sie beidbeinig vor- und zurückspringen.

Der Kopf sollte in Verlängerung zum Rumpf bleiben.

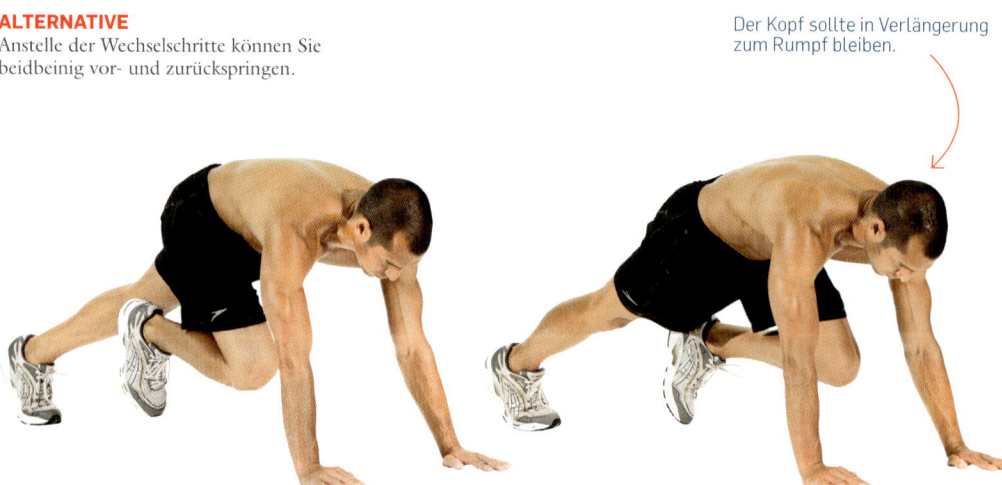

Einseitige Crunches im Stehen

A

- Den linken Arm hochstrecken.
- Das rechte Bein minimal beugen, das linke Bein nach hinten strecken und anheben.

B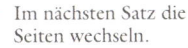

- Das linke Knie und den linken Ellenbogen dynamisch vor dem Bauch zusammenführen.
- Anschließend wieder vollständig strecken.
- Im nächsten Satz die Seiten wechseln.

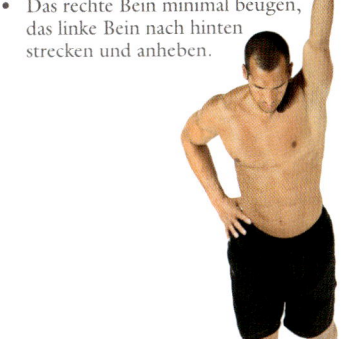

Versuchen Sie, das jeweils aktive Bein während eines Satzes nicht auf dem Boden abzustellen. Je weiter Sie dazu das Standbein beugen, desto leichter wird es Ihnen fallen, die Balance zu halten.

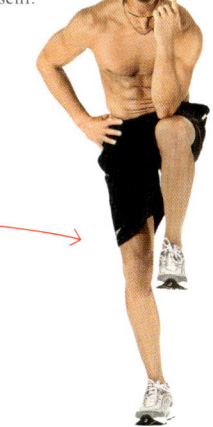

Überkreuz-Crunches im Stehen

A

- Aufrecht hinstellen, das rechte Bein nach hinten strecken und angehoben halten.
- Gleichzeitig den linken Arm nach vorn oben strecken.

B

- Das rechte Knie und den linken Ellenbogen dynamisch zusammenführen.
- Im nächsten Satz Seitenwechsel.

Führen Sie nicht nur Ellenbogen und Knie zusammen, sondern beugen Sie wirklich den Rumpf aus dem Bauch heraus.

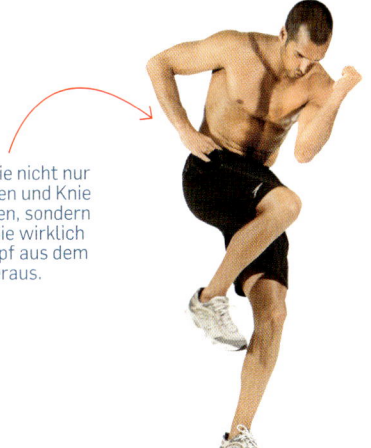

Seitliche Bauchmuskeln

Kraftübungen für die seitlichen Bauchmuskeln

Die Gruppe der seitlichen Bauchmuskeln besteht vorrangig aus den schrägen und queren Bauchmuskeln. Die schrägen Bauchmuskeln helfen den geraden beim Aufrichten des Rumpfes und werden somit auch bei gerade ausgeführten Übungen mittrainiert. Sie spannen den Taillenbereich und können den Rumpf drehen. Dabei arbeiten die äußeren und die inneren Bauchmuskeln teilweise versetzt miteinander: Wenn Sie sich zum Beispiel nach rechts drehen, sind der rechte innere schräge und der linke äußere schräge Bauchmuskel aktiv.

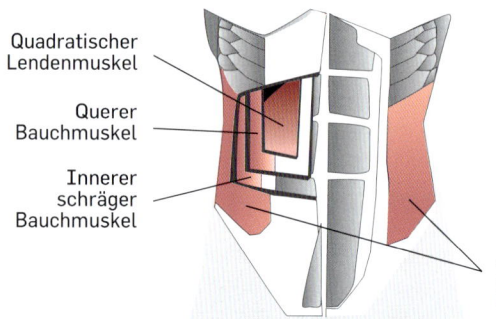

Quadratischer Lendenmuskel

Querer Bauchmuskel

Innerer schräger Bauchmuskel

Äußerer schräger Bauchmuskel

Die Muskeln im Fokus

Die Bewegungsabläufe

Die beschriebenen Muskeln können Sie mit den folgenden Bewegungen gezielt aus der Reserve locken:

- Crunch-Bewegungen mit seitlicher Drehung
- Rumpfdrehen in jeder Position
- Seitneigen des Rumpfes
- Seitheben des Rumpfes
- Seitliches Anziehen der Beine
- Seitliche Stützhaltungen (auch mit Arm- und Beinbewegung)
- Drehen des (angespannten) Rumpfes
- Fixieren des Rumpfes in jeder Haltung

Diese Bandbreite an Bewegungen kommt in jeder Form von Sport vor. Das fängt bei so banalen Dingen wie dem Gehen an: Wenn Sie die Arme und Beine kreuzweise versetzt nach vorn oder hinten führen (so, wie Sie sich als Normalsterblicher fortbewegen), findet eine minimale Drehung im Rumpf statt. Zusätzlich überträgt die (schräge) Bauchmuskulatur Kräfte, die Arme oder Beine verursachen – damit Sie beim Laufen nicht ins Stolpern geraten.

Auch bei sehr vielen Alltagsbewegungen ist die seitliche Bauchmuskulatur aktiv. Achten Sie einmal darauf, wie oft Sie – auch im Sitzen – den Oberkörper drehen (um zum Beispiel mit dem Kollegen zu sprechen), beugen (wenn Sie etwas in der Schublade suchen) oder seitlich neigen (um zum Telefonhörer zu greifen).

Rumpfdrehen mit gestreckten Armen

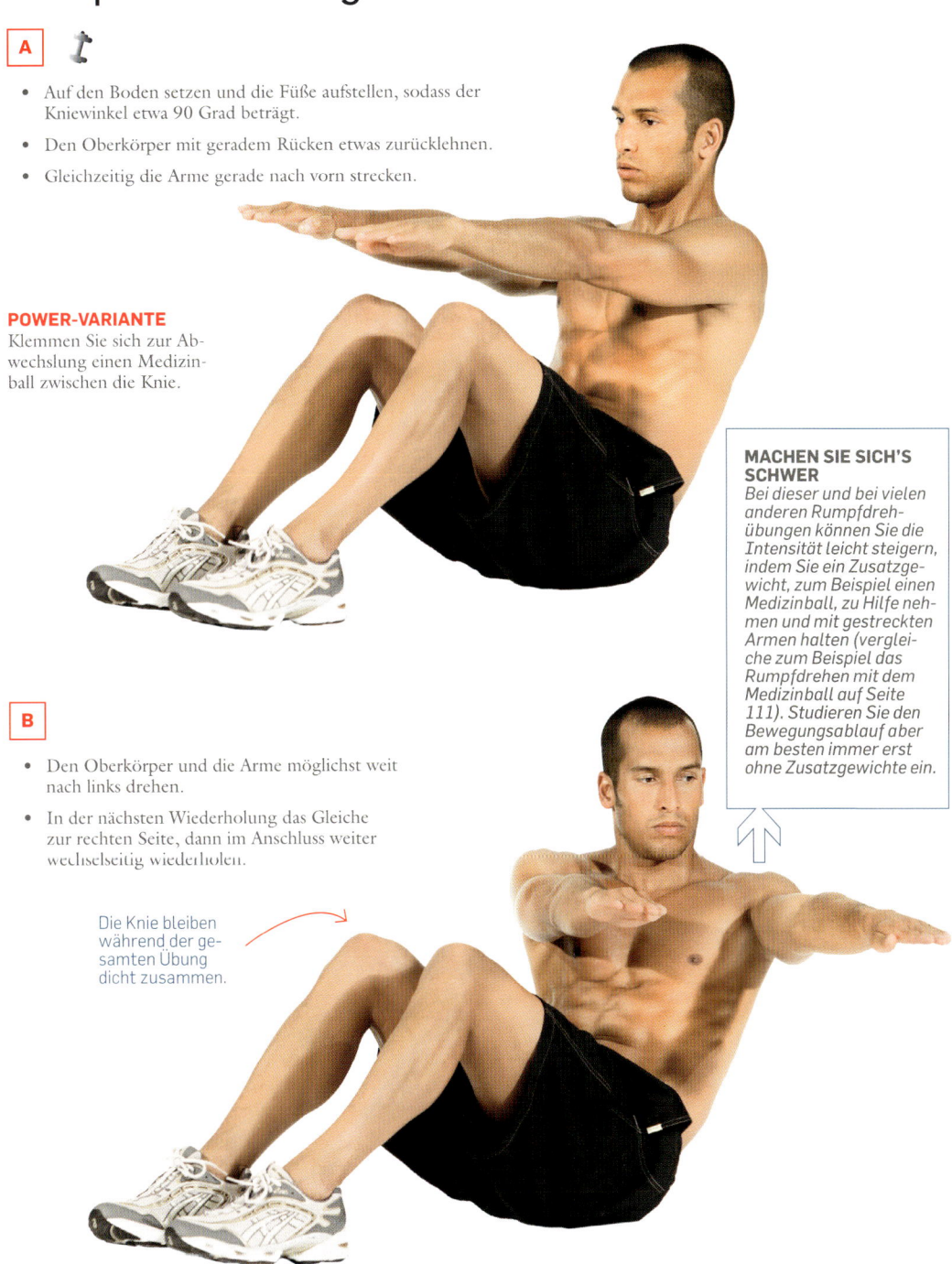

A

- Auf den Boden setzen und die Füße aufstellen, sodass der Kniewinkel etwa 90 Grad beträgt.
- Den Oberkörper mit geradem Rücken etwas zurücklehnen.
- Gleichzeitig die Arme gerade nach vorn strecken.

POWER-VARIANTE
Klemmen Sie sich zur Abwechslung einen Medizinball zwischen die Knie.

MACHEN SIE SICH'S SCHWER
Bei dieser und bei vielen anderen Rumpfdrehübungen können Sie die Intensität leicht steigern, indem Sie ein Zusatzgewicht, zum Beispiel einen Medizinball, zu Hilfe nehmen und mit gestreckten Armen halten (vergleiche zum Beispiel das Rumpfdrehen mit dem Medizinball auf Seite 111). Studieren Sie den Bewegungsablauf aber am besten immer erst ohne Zusatzgewichte ein.

B

- Den Oberkörper und die Arme möglichst weit nach links drehen.
- In der nächsten Wiederholung das Gleiche zur rechten Seite, dann im Anschluss weiter wechselseitig wiederholen.

Die Knie bleiben während der gesamten Übung dicht zusammen.

Seitliche Bauchmuskeln

Rumpfdrehen mit Tube

A

- Auf den Boden setzen und einen Gummizug unter den Sohlen fixieren.
- Mit jeder Hand ein Ende des Zugs vor der Brust unter Spannung halten.

B

- Den Oberkörper nach links drehen. Schultern und Arme drehen ebenso wie der Kopf nur mit.
- In der nächsten Wiederholung nach rechts drehen.

POWER-VARIANTE
Je weiter auseinander Sie die Beine platzieren und so das Tube dehnen, desto schwieriger wird die Drehung.

Die Knie sollten nach wie vor deutlich gebeugt sein, damit der untere Rücken bei der Drehung nicht zu sehr belastet wird.

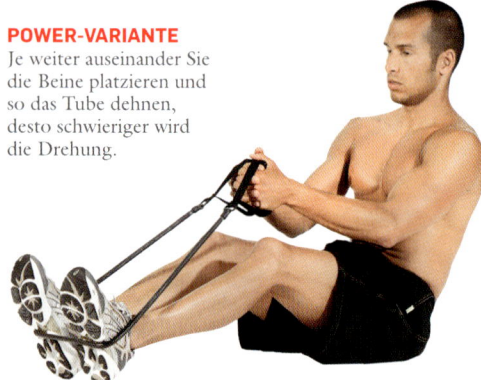

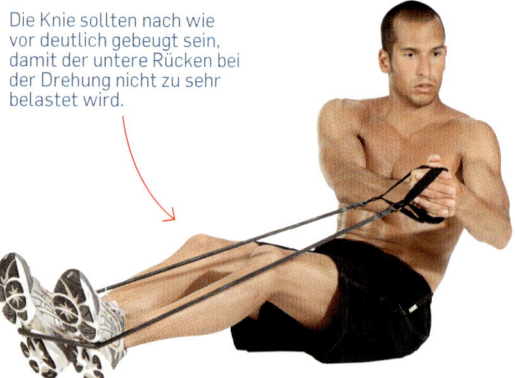

Rumpfdrehen mit der Hantelscheibe

A

- Aufrecht hinsetzen und die Füße so unter eine Langhantel klemmen, dass die Knie rechtwinklig gebeugt sind.
- Die Hantelscheibe mit beiden Händen vor der Brust halten und den geraden Oberkörper um 45 Grad zurückkneigen.

B

- Den Oberkörper nach links drehen. Arme, Schultern und Kopf drehen passiv mit.
- In der nächsten Wiederholung nach rechts drehen.

Vermeiden Sie ruckartige Bewegungen, wenn Sie den Rumpf drehen – vor allem unter zusätzlicher Belastung so wie hier. Ihr Rücken wird es Ihnen danken.

Rumpfdrehen mit dem Medizinball

A

- Auf den Boden setzen, die Knie rechtwinklig beugen und die Füße unter einer Langhantel fixieren.

- Mit gestreckten Armen einen Medizinball vor dem Körper halten, dann den geraden Rumpf um 45 Grad zurücklehnen.

EINSTIEGSVARIANTE
Anstelle des Medizinballs können Sie auch einfach nur die gestreckten Arme nach links und rechts drehen (siehe die Übung auf Seite 109).

POWER-VARIANTE
Mehrarbeit für den Rumpf: Setzen Sie sich auf einen Gymnastikball.

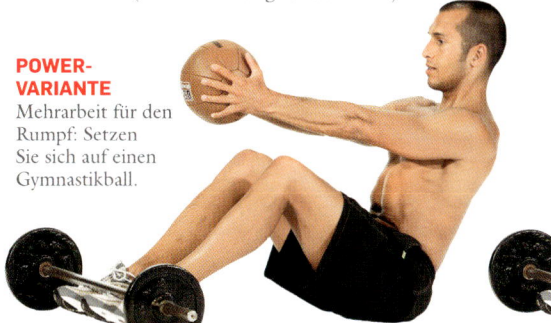

B

- Den Oberkörper so weit es geht nach links drehen und den Medizinball so zur Seite führen.

- In der nächsten Wiederholung zur anderen Seite drehen.

Achten Sie darauf, den Rücken stets gerade zu halten. Der Rumpf sollte weder absacken noch sich weiter aufrichten.

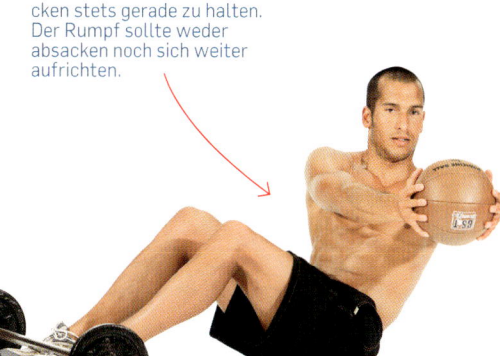

Profi-Rumpfdrehen mit der Hantelscheibe

A

- Aufrecht hinsetzen, die Fersen in den Boden drücken und die Knie etwas mehr als rechtwinklig beugen.

- Den geraden Oberkörper leicht zurücklehnen und eine Hantelscheibe mit ausgestreckten Armen auf Kopfhöhe halten.

B

- Den Oberkörper nach links drehen und gleichzeitig das Gewicht mit gestreckten Armen möglichst weit seitlich zum Boden führen.

- In der nächsten Wiederholung zur rechten Seite drehen.

Ihre Füße beziehungsweise Fersen sollten stets Bodenkontakt haben. Bei Bedarf klemmen Sie die Füße unter eine Langhantel.

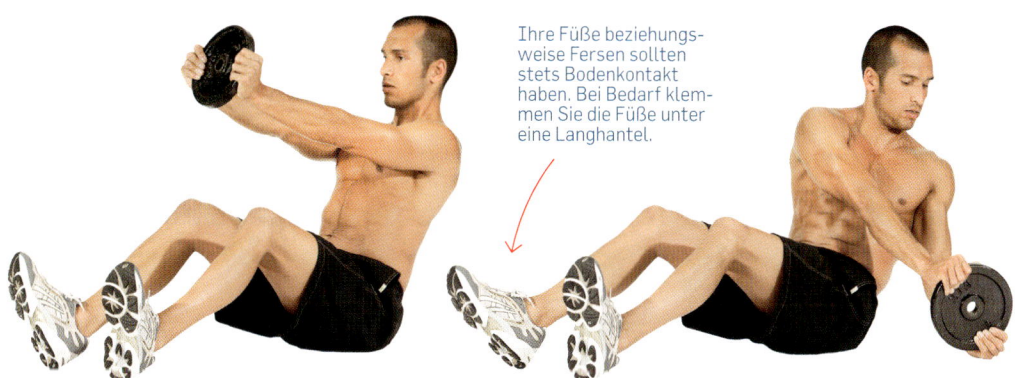

Seitliche Bauchmuskeln

Rumpfdrehen im Knien mit dem Medizinball

A

- Auf den Boden knien und mit aufrechtem Oberkörper auf die Fersen setzen.
- Mit gestreckten Armen einen Medizinball auf Höhe der Oberschenkel über dem Boden halten.

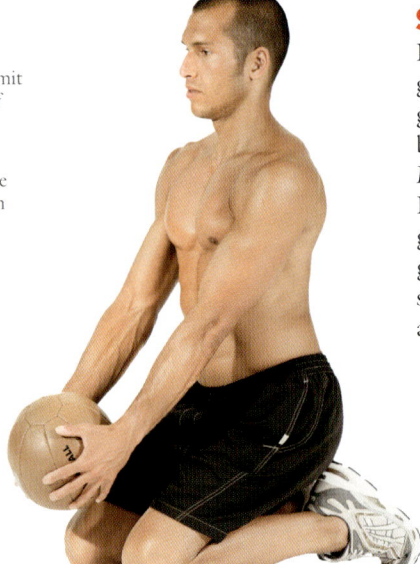

B

- Den Oberkörper nach rechts drehen und den Ball so weit hinten wie möglich ablegen.

C

- Den Rumpf nach links drehen und dort den Ball hinter den Füßen wieder einsammeln (das ist eine Wiederholung).
- Ohne Pause gleich die nächste Wiederholung einleiten.
- Im nächsten Satz die Drehrichtung wechseln.

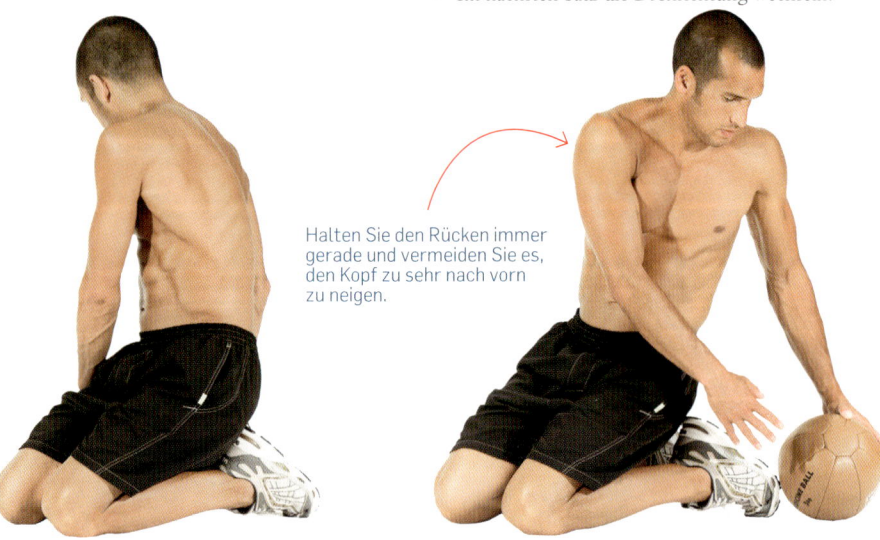

Halten Sie den Rücken immer gerade und vermeiden Sie es, den Kopf zu sehr nach vorn zu neigen.

Rumpfdrehen mit Kurzhantel

A

- Auf ein Ende einer Hantelbank setzen. Eine Kurzhantel mit fast gestreckten Armen auf Brusthöhe halten.

B

- Den geraden Oberkörper nach links drehen. Die Arme mit der Hantel sowie Kopf und Schultern folgen der Bewegung.

- Die nächste Wiederholung geht zur rechten Seite.

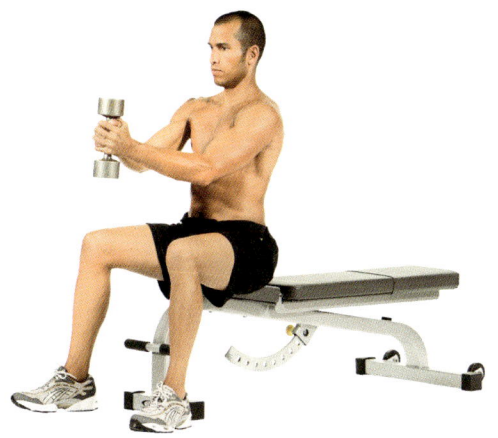 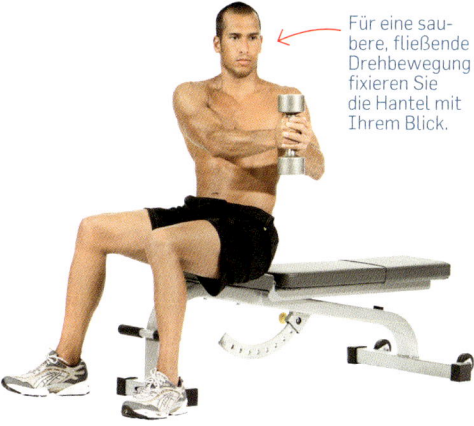

Für eine saubere, fließende Drehbewegung fixieren Sie die Hantel mit Ihrem Blick.

Rumpfdrehen mit der Hantelstange

A

- Aufrecht auf eine Bank setzen.
- Eine Langhantelstange auf der Schultermuskulatur ablegen und beide Enden greifen.

B

- Den Oberkörper so weit es geht nach links drehen.
- In der nächsten Wiederholung gleich zur rechten Seite drehen.

Halten Sie das Becken während der gesamten Bewegung aufrecht und sacken Sie im unteren Rücken nicht ab.

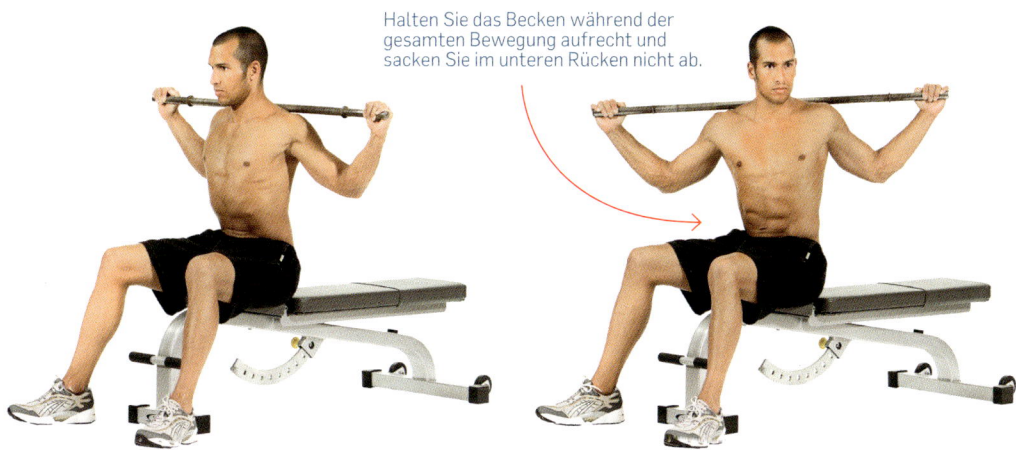

Seitliche Bauchmuskeln

Rumpfdrehen auf dem Gymnastikball

A

- Etwas nach vorn versetzt auf einen Gymnastikball setzen.

- Die Füße schulterbreit aufstellen und die Arme gerade nach vorn strecken. Dann den Oberkörper leicht zurückneigen.

B

- Kontrolliert den Rumpf nach links, in der nächsten Wiederholung nach rechts drehen.

Achten Sie darauf, dass Sie den Kontakt von Gesäß und Lendenwirbelsäule mit dem Ball aufrechterhalten und den Körper nicht nach oben schieben.

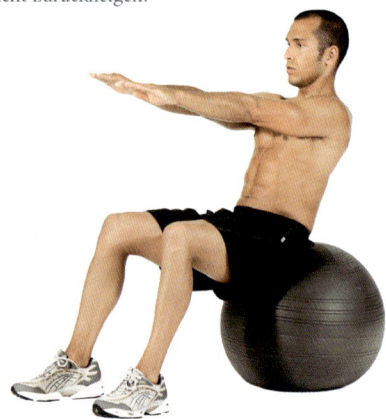

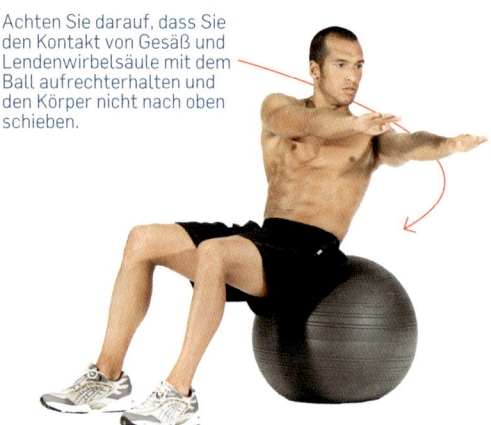

Diagonale Armzüge auf dem Gymnastikball

A

- Ein Physioband dicht über dem Boden befestigen. So auf einen Gymnastikball setzen, dass sich das Band links von Ihnen befindet.

- Mit beiden Händen die Bandenden links vom linken Knie unter Spannung halten. Dazu die rechte Schulter etwas vordrehen.

B

- Die gestreckten Arme seitlich nach rechts oben bis etwa auf Schulterhöhe ziehen. Der Oberkörper dreht dabei nach rechts, der Blick folgt der Bewegung.

- Im nächsten Satz die Seiten wechseln.

Sacken Sie in den Hüften nicht zur Seite ab. Der Beckenbereich sollte immer waagerecht stehen und nach vorn zeigen.

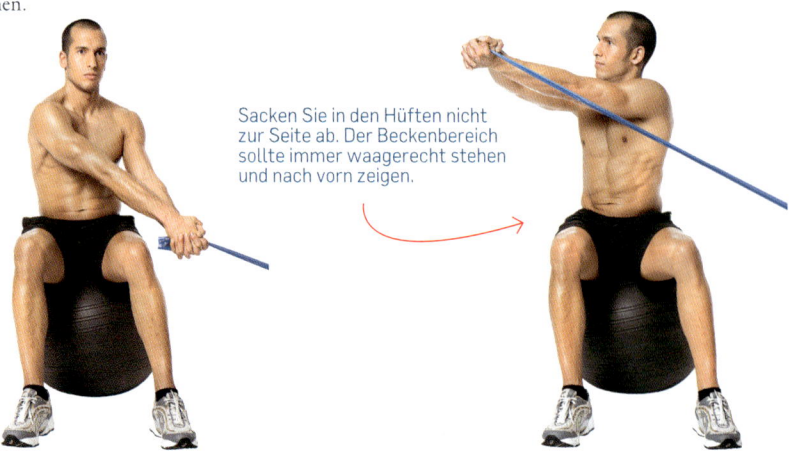

Rumpfdrehen im Liegen auf dem Gymnastikball

A

- Mit den Schultern und dem oberen Rücken auf einen Gymnastikball legen. Die Hüfte hochdrücken, bis Oberschenkel und Rumpf eine gerade Linie bilden.

- Eine Hantelscheibe mit gestreckten Armen senkrecht über der Brust halten.

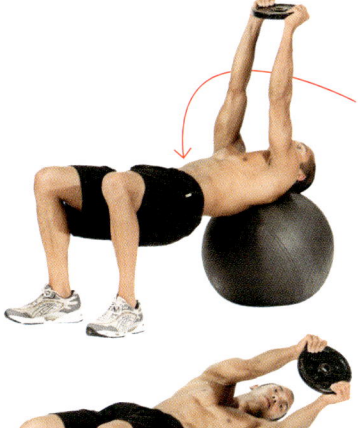

Ziehen Sie zusätzlich den Bauchnabel ein, um größtmögliche Rumpfspannung zu erzeugen.

DER RICHTIGE DREH
Ob im Stehen, Sitzen oder wie hier im Liegen: Um die größtmögliche Intensität für den Rumpfbereich zu erzielen, muss die Drehung aus dem Rumpf, vorrangig aus der Brust- und Halswirbelsäule kommen. Auch wenn Sie es im Alltag gewohnt sind, dass die Hände führen: Bei diesen Übungen drehen die Arme mitsamt der Gewichte, sofern vorhanden, nur passiv mit.

B

- Den Oberkörper so weit es geht nach links drehen. Die Arme gehen mit, die rechte Schulter hebt sich vom Ball.

- In der nächsten Wiederholung zur rechten Seite drehen.

Rumpfdrehen im Stehen mit Tube

A

- Mit der linken Körperseite vor einen in Brusthöhe befestigten Gummizug stellen.

- Die Knie leicht beugen und den Oberkörper nach links drehen. In dieser Position mit beiden Händen das Ende des Zugs unter Spannung halten.

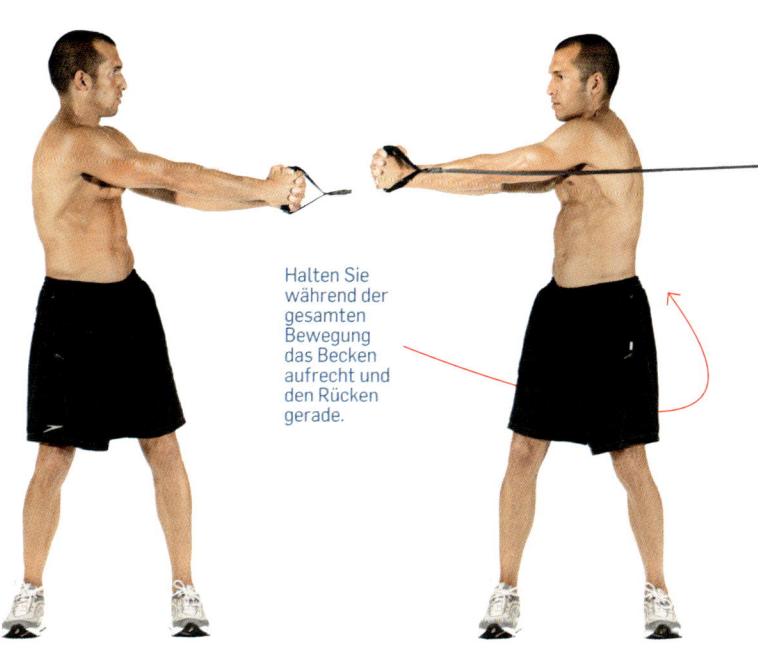

Halten Sie während der gesamten Bewegung das Becken aufrecht und den Rücken gerade.

B

- Den Rumpf mit den Armen möglichst weit nach rechts drehen.

- Die Knie bleiben locker gebeugt und unterstützen die Drehung. Die Füße bewegen sich nicht.

- Im nächsten Satz die Seiten wechseln.

Seitliche Bauchmuskeln

Rumpfdrehen im Stehen mit dem Medizinball

A

- Im aufrechten Stand die Knie leicht beugen.

- Mit gestreckten Armen einen Medizinball auf Brusthöhe halten.

B

- In der Brust- und Halswirbelsäule dynamisch so weit es geht nach links, in der nächsten Wiederholung nach rechts drehen.

POWER-VARIANTE

Sie können die Übung auch mit zwei Kurzhanteln ausführen und mit dem Schulter-Seitheben kombinieren. Dazu die gestreckten Arme in der Drehung auseinanderziehen, bis sie zur Seite zeigen. Auf dem Weg zurück in die Ausgangsposition führen Sie die Gewichte wieder vor dem Körper zusammen.

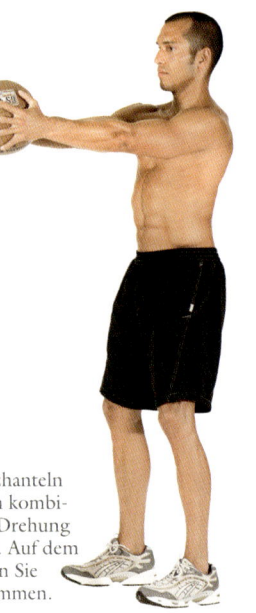

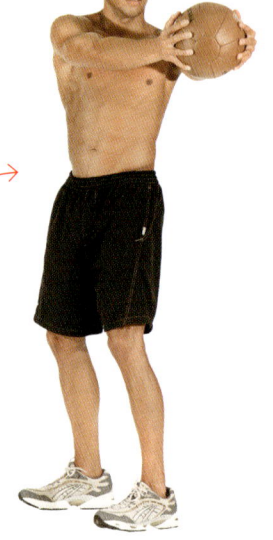

Spannen Sie das Gesäß während der ganzen Übung an, um den unteren Rücken vor Auswirkungen der Drehbewegung zu schützen.

Diagonales Rumpfstrecken mit dem Medizinball

A

- Mit beiden Händen einen Medizinball fassen. Die Knie leicht beugen.

- Den Oberkörper etwas nach rechts drehen, den Ball mit gestreckten Armen rechts neben der Hüfte halten.

B

- Den Rumpf dynamisch nach links drehen. Gleichzeitig den Medizinball mit gestreckten Armen weit nach links oben drücken.

- Das rechte Bein dreht locker mit. Die Ferse darf vom Boden abheben.

- Im nächsten Satz die Seiten wechseln.

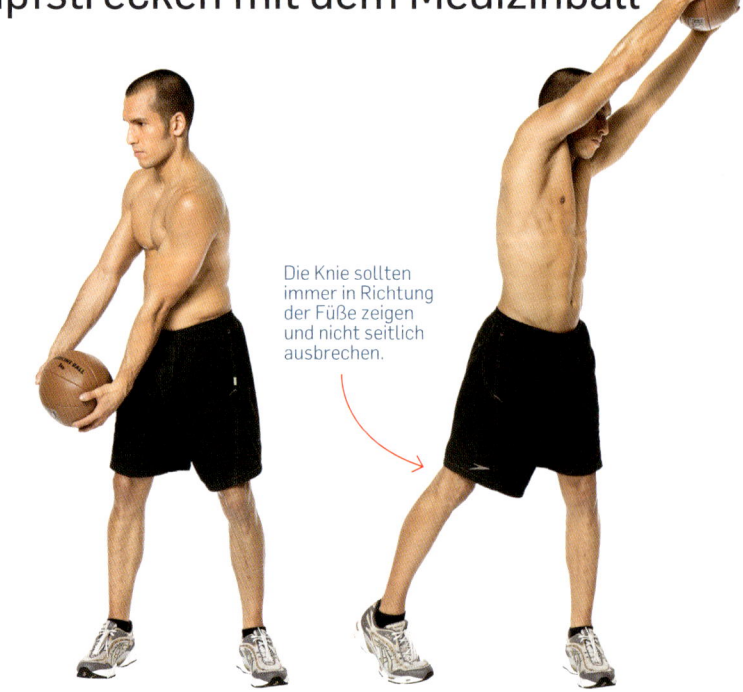

Die Knie sollten immer in Richtung der Füße zeigen und nicht seitlich ausbrechen.

Rumpfrotationen mit dem Physioband

A

- Ein Physioband auf Brusthöhe befestigen und so davorstellen, dass sich das Band rechts von Ihnen befindet.

- Das eine Ende mit rechts am unteren Rücken, das andere mit links bei gestrecktem Arm vor dem Körper halten. Den Oberkörper nach rechts drehen, bis der linke Arm etwa in Zugrichtung steht.

B

- Den linken Arm gestreckt zunächst auf Brust-, dann auf Schulterhöhe ganz nach links ziehen. Dabei den Rumpf nach links drehen.

- Im nächsten Satz die Seiten wechseln.

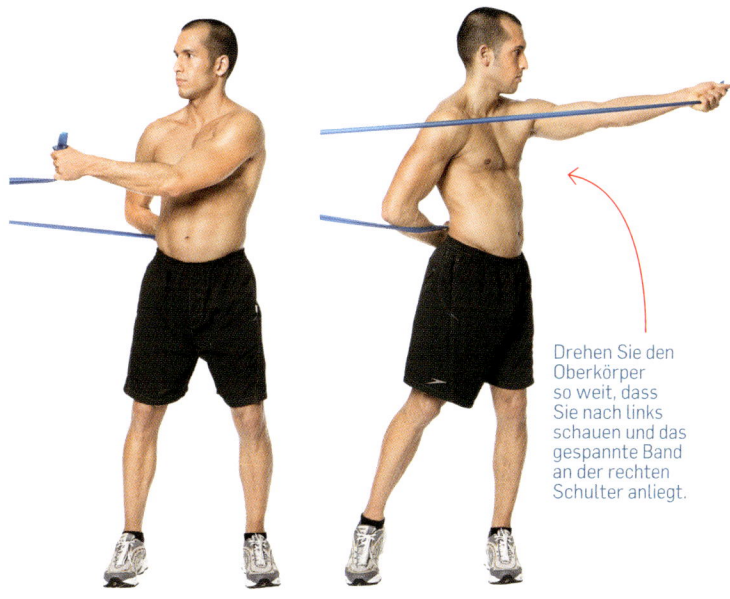

Drehen Sie den Oberkörper so weit, dass Sie nach links schauen und das gespannte Band an der rechten Schulter anliegt.

Rumpfbeugen mit Tube

A

- Einen Gummizug über Kopfhöhe befestigen, mit beiden Händen das Ende greifen und den Zug mit nach oben gestreckten Armen unter Spannung halten.

B

- Den Oberkörper beugen und nach rechts drehen. Dabei den Zug mit gestreckten Armen rechts am Körper vorbeiziehen, bis die Hände hinter dem Gesäß sind.

- In der nächsten Wiederholung nach links drehen.

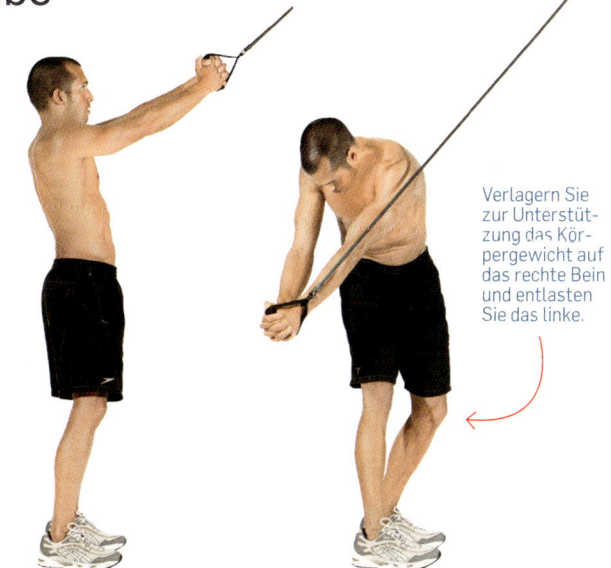

Verlagern Sie zur Unterstützung das Körpergewicht auf das rechte Bein und entlasten Sie das linke.

SICHERHEITSHINWEIS

Gehen Sie in den Beinen unbedingt flexibel mit, verändern Sie bei Bedarf auch die Fußstellung. Die Drehung ist sehr groß: Sie kommt bei der Wirbelsäule ohne Neuausrichtung von Becken und Beinen nicht gut an.

Seitliche Bauchmuskeln

Rumpfstrecken mit Tube

- Einen Gummizug knapp über dem Boden befestigen. Alternativ einen Kabelzug benutzen.

- Den Rumpf anspannen, leicht in die Knie gehen und den Oberkörper mit geradem Rücken etwas vorbeugen.

- Mit beiden Händen das Ende des Zugs greifen und mit nach vorn unten gestreckten Armen unter Spannung halten.

- Den Oberkörper nach rechts drehen. Gleichzeitig den Zug mit gestreckten Armen nach rechts oben ziehen, bis die Hände Ihren Kopf passiert haben.

- Das Gewicht auf das rechte Bein verlagern, das linke dreht locker mit und unterstützt so die Drehbewegung.

- Der Blick folgt den Händen.

- Im Anschluss gleich nach links drehen, dann wechselseitig wiederholen.

WÄHLEN SIE IHR TEMPO
Sie können diese Übung entweder langsam oder explosiv ausführen, ähnlich wie bei einem Golfschwung. Achten Sie aber auch bei hohem Tempo darauf, dass Sie sich nicht ruckartig bewegen. Zur Sicherheit sollten Sie mit der Drehung dann nicht bis an die Grenze des Machbaren gehen, sondern lieber einen etwas kleineren Bewegungsweg wählen.

Die Drehung wird vom Becken geführt.

Wechselseitiges Kurzhantel-Schulterdrücken mit Drehung

A

- Mit jeder Hand eine Kurz-hantel greifen und leicht in die Knie gehen.

- Die Hanteln neben den Schul-tern halten. Die Handflächen zeigen zueinander, die Ellen-bogen nach vorn unten.

B

- Den Oberkörper nach rechts drehen, dabei die linke Hand über der Schulter hochdrücken.

- Den linken Fuß eindrehen und so die Körperdrehung unter-stützen.

- Die nächste Wiederholung geht zur anderen Seite.

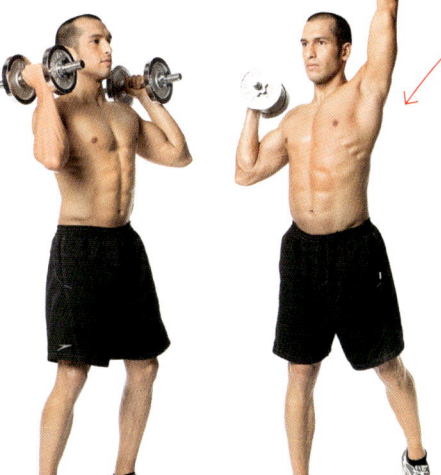

Halten Sie den Oberkörper gerade und lassen Sie ihn nicht zur Seite kippen.

JEDE MENGE PROFIT
Diese Übung ist grundsätzlich eine klassische Schul-terübung. Durch die Drehung im Rumpf wird aber auch die seitliche Bauchmusku-latur vorzüglich angesprochen. Die Armstreckung sorgt für eine besonders lange aktivierte Mus-kelkette rund um die Rumpfseiten.

Seitlicher Unterarmstütz

AUSFÜHRUNG

- In Seitlage auf den Boden legen und den Oberkörper auf den linken Unterarm stützen.

- Das Becken anheben, bis der Körper von Kopf bis Fuß eine gerade Linie bildet.

- Die Position halten.

- Im nächsten Satz die Seite wechseln.

ALTERNATIVE
Sie können das Becken auch wiederholt in Richtung Decke drücken und bis kurz über den Boden absenken. So sprechen Sie mehr Muskelanteile an.

Eine gerade Streckung des Körpers unterstützen Sie, wenn Sie den Bauchnabel gezielt nach innen ziehen.

Seitliche Bauchmuskeln

Einbeiniger seitlicher Unterarmstütz

A

- Auf der linken Seite in den Seitstütz gehen und den Körper von Kopf bis Fuß auf eine gerade Linie bringen.

B

- Das rechte Bein gestreckt über die Waagrechte hinaus anheben.

- Entweder die Position halten oder aber das angehobene Bein immer wieder absenken, ohne es ganz abzulegen.

- Im nächsten Durchgang die Seite wechseln.

Konzentrieren Sie sich auf das Abspreizen des Beins, ziehen Sie die Zehen an und spannen Sie die Beinmuskulatur vollständig an. So erhöhen Sie die Intensität der Wirkung auf die stützenden seitlichen Rumpfmuskeln.

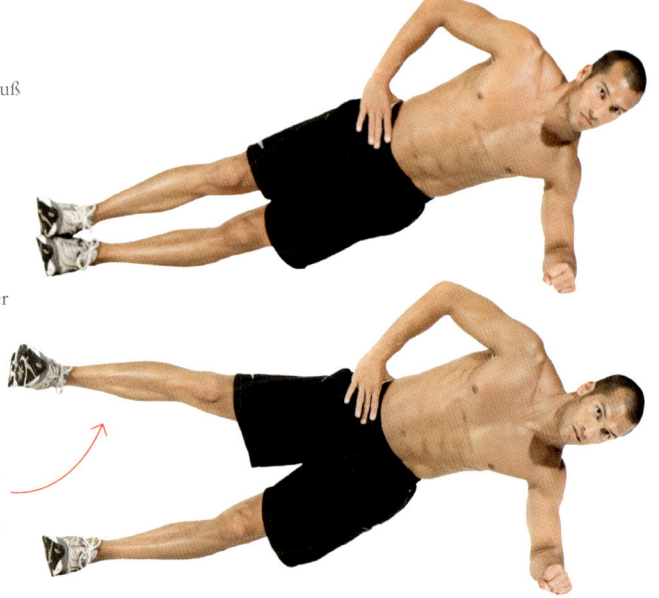

Seitlicher Unterarmstütz mit Rumpfrotationen

A

- Auf der rechten Seite in den seitlichen Unterarmstütz gehen und den linken Arm senkrecht hochstrecken.

B

- Den Oberkörper nach vorn drehen. Dabei den linken Arm unter dem Körper hindurch möglichst weit nach hinten führen, als wollten Sie hinter sich etwas vom Boden aufheben. In dieser Position stehen die Schultern fast waagerecht.

- Im nächsten Durchgang die Seite wechseln.

Halten Sie den übrigen Körper so ruhig wie möglich. Sacken Sie im Becken nicht ab und vermeiden Sie, den Rücken rund zu machen.

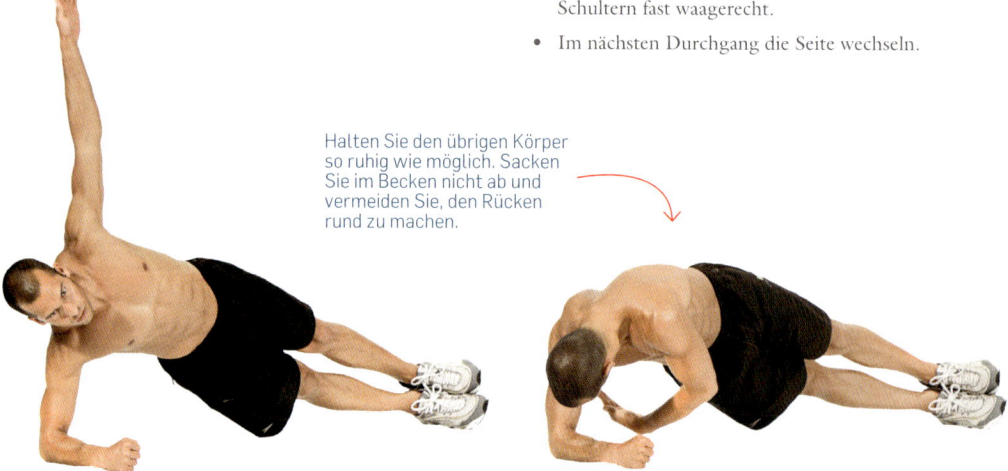

Gedrehte Liegestütze

A

- In den Liegestütz gehen: Die Arme stehen senkrecht unter den Schultern, der ganze Körper bildet von Kopf bis Fuß eine gerade Linie.

- Den Rumpf anspannen.

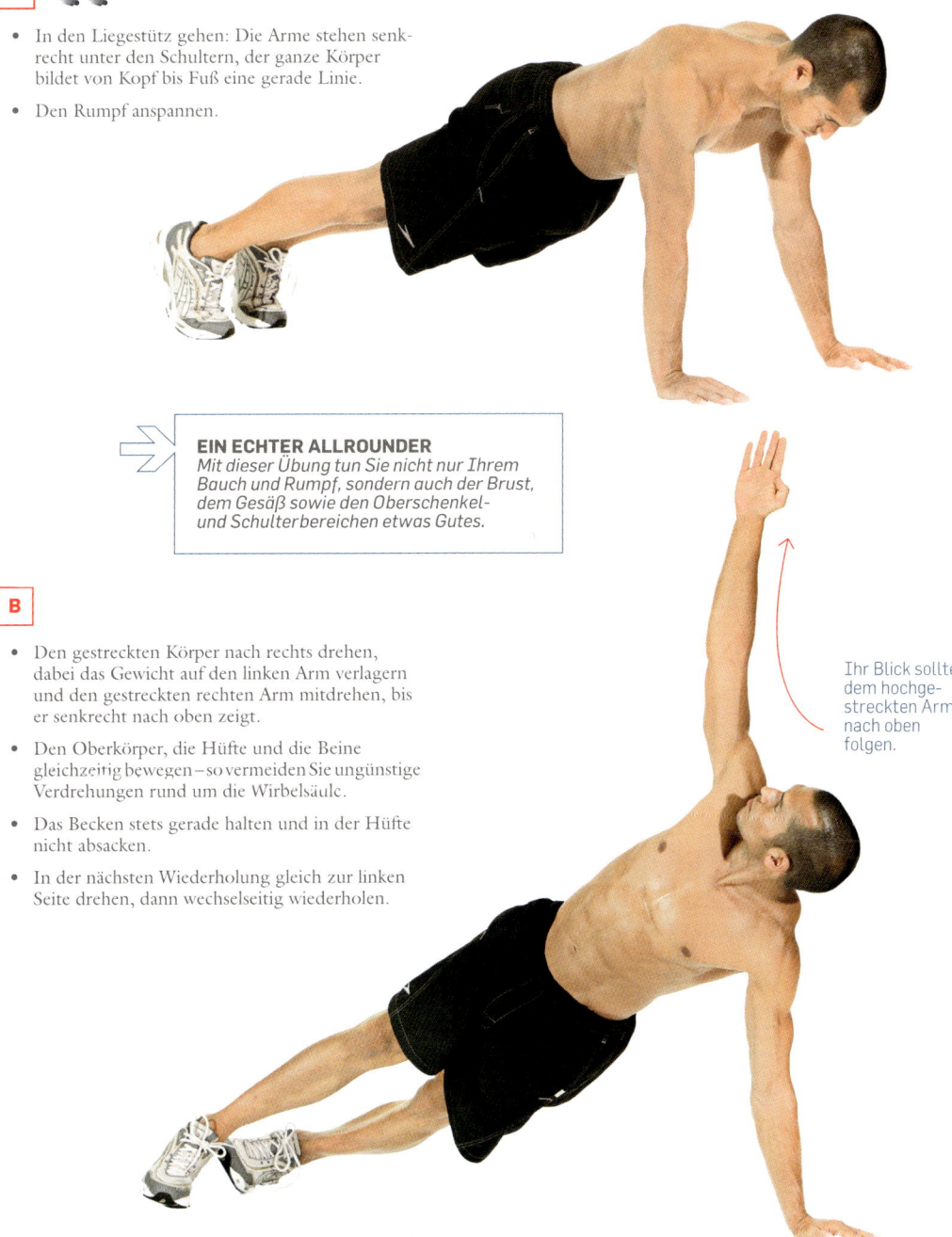

EIN ECHTER ALLROUNDER
Mit dieser Übung tun Sie nicht nur Ihrem Bauch und Rumpf, sondern auch der Brust, dem Gesäß sowie den Oberschenkel- und Schulterbereichen etwas Gutes.

B

- Den gestreckten Körper nach rechts drehen, dabei das Gewicht auf den linken Arm verlagern und den gestreckten rechten Arm mitdrehen, bis er senkrecht nach oben zeigt.

- Den Oberkörper, die Hüfte und die Beine gleichzeitig bewegen – so vermeiden Sie ungünstige Verdrehungen rund um die Wirbelsäule.

- Das Becken stets gerade halten und in der Hüfte nicht absacken.

- In der nächsten Wiederholung gleich zur linken Seite drehen, dann wechselseitig wiederholen.

Ihr Blick sollte dem hochgestreckten Arm nach oben folgen.

Seitliche Bauchmuskeln

Gedrehtes Knieheben im Liegestütz

A

- In den Liegestütz gehen, dabei die Außenseite des linken Fußes auf ein Handtuch legen, das über den Boden gleiten kann.
- Den Rumpf ein wenig nach rechts drehen und den rechten Fuß auf den linken legen.

POWER-VARIANTE
Legen Sie die Unterschenkel auf einem Gymnastikball ab. Das erhöht den Druck auf den Schulterbereich und fordert Ihren Gleichgewichtssinn – Ihr Rumpf wird intensiver denn je angespannt.

B

- Die Knie möglichst weit zur Brust ziehen. Mit den Füßen rutscht auch das Handtuch mit.
- Während der Übung die Schultern auf einer Höhe und die Knie geschlossen halten. Einen Rundrücken vermeiden.
- Im nächsten Satz die Seiten wechseln.

In der Endposition ist das Becken merklich gebeugt und die Spannung im Bauchbereich deutlich zu spüren.

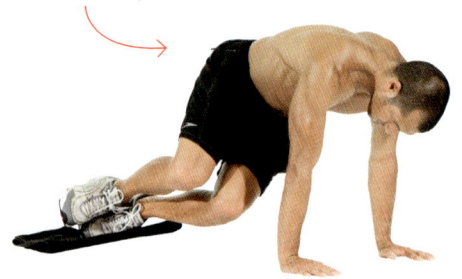

Schräge Crunches

A

- Auf den Boden legen, die Fersen aufstellen.
- Die Hände an die Schläfen legen, die Ellenbogen zeigen nach außen.

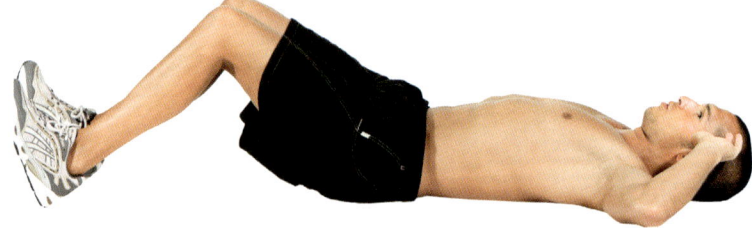

B

- Den Oberkörper kontrolliert aufrichten und nach links, in der nächsten Wiederholung nach rechts drehen.

Die Ellenbogen sollten möglichst immer auf einer Linie sein und nach außen zeigen. Ziehen Sie sie nicht nach innen zur Brust.

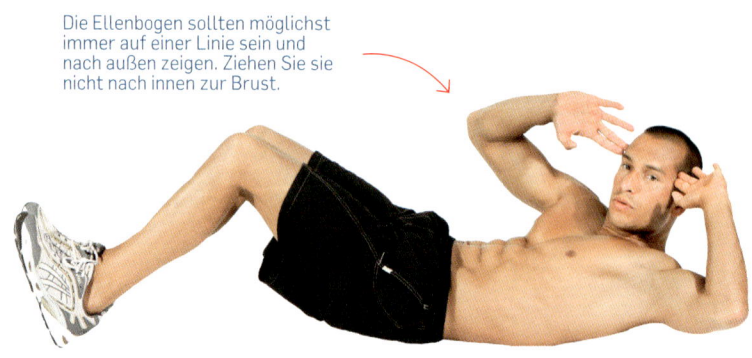

Schräge Crunches mit gestreckten Beinen

A

- Rücklings auf den Boden legen, die Hände unter dem Kopf verschränken und die Beine senkrecht nach oben strecken.

B

- Kopf und Schulterbereich anheben und den Oberkörper leicht nach links drehen.

- Im nächsten Satz die Seiten wechseln.

ALTERNATIVE
Sie können in der Startposition die Beine etwa rechtwinklig beugen (die Oberschenkel stehen senkrecht) und erst im Zuge der Crunch-Bewegung ganz durchstrecken. Bei jeder Wiederholung gehen Sie in die Ausgangsposition zurück.

Die Beine bleiben während der gesamten Übung gestreckt.

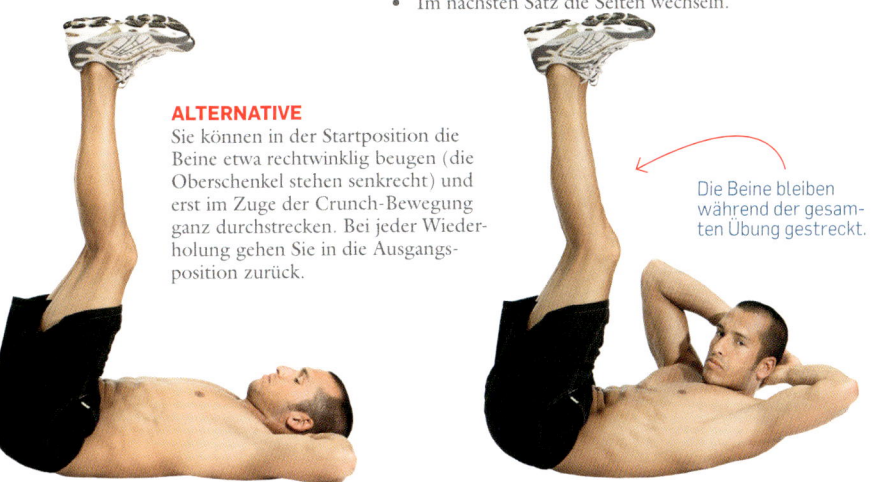

Schräge Crunches mit überkreuzten Beinen

A

- Rücklings hinlegen und den rechten Fuß aufstellen.

- Das linke Fußgelenk auf dem rechten Knie ablegen.

- Die rechte Hand an die Schläfe führen und den linken Arm seitlich ablegen.

B

- Den Oberkörper anheben und nach links drehen, bis der rechte Ellenbogen fast das linke Knie berührt.

- Im nächsten Satz die Seiten wechseln.

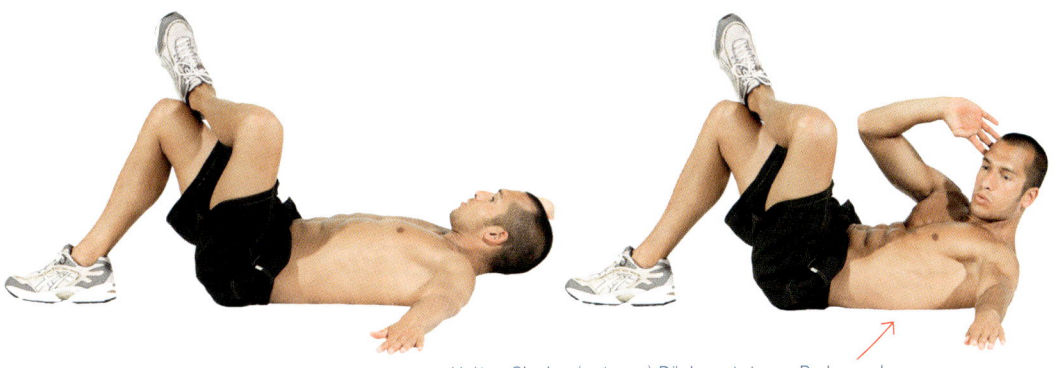

Halten Sie den (unteren) Rücken stets am Boden und achten Sie darauf, dass die seitliche Drehung wirklich nur im Brust- und Halswirbelsäulenbereich stattfindet.

Seitliche Bauchmuskeln

Crossover-Crunches

A

- Auf den Rücken legen, den rechten Fuß aufstellen und das linke Fußgelenk auf dem rechten Knie ablegen.

- Die linke Hand an die Schläfe führen, den rechten Arm gestreckt vor dem linken Oberschenkel halten.

B

- Den Oberkörper anheben und etwas nach links drehen.

- Im nächsten Durchgang die Seiten wechseln.

SPANNENDES TRAININGSPROGRAMM
Wenn Sie den gestreckten Arm maximal anspannen und die Handfläche so stark es geht von sich wegschieben, erreichen Sie eine optimale Spannung in der Bauchmuskulatur.

Drücken Sie den rechten Arm links außen am Oberschenkel vorbei.

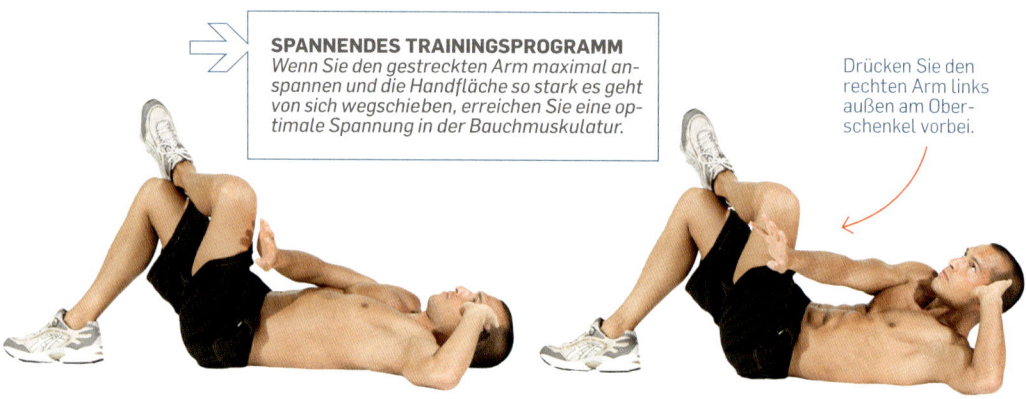

Crossover-Crunches mit gehobenen Beinen

A

- Rücklings auf den Boden legen. Die Knie anheben und die Oberschenkel senkrecht, die Unterschenkel waagerecht stellen.

- Die Hände übereinanderlegen und mit gestreckten Armen links neben der Hüfte halten.

B

- Den Oberkörper aufrichten, dabei die Hände am linken Oberschenkel, in der nächsten Wiederholung am rechten Oberschenkel vorbeischieben.

Kommen Sie mit den Knien dem Oberkörper ein wenig entgegen, um die Spannung zu intensivieren.

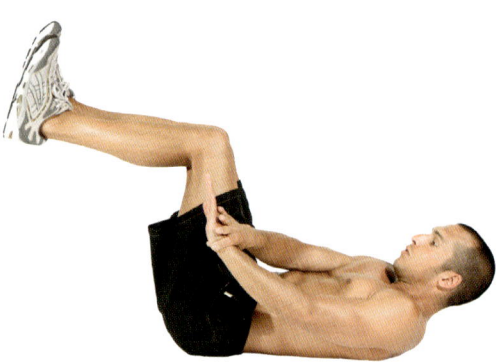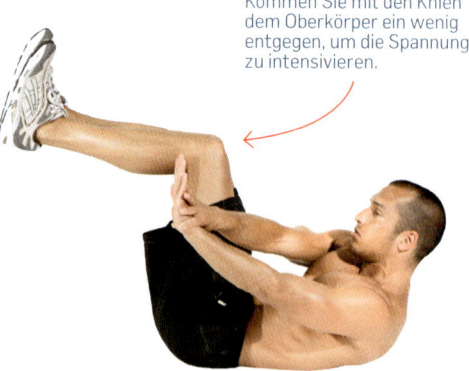

Überkreuz-Crunches

A

- Auf dem Rücken liegend die Hände in den Nacken legen. Die Füße aufstellen.

POWER-VARIANTE
Klemmen Sie sich einen Medizinball zwischen die Knie. Mit diesem Zusatzgewicht wird insbesondere die untere Bauchmuskulatur mehr angesprochen.

B

- Die Knie in Richtung Brust ziehen. Gleichzeitig den Oberkörper anheben und leicht nach links drehen, bis der rechte Ellenbogen das linke Knie berührt.

- In der nächsten Wiederholung gleich zur anderen Seite.

Ziehen Sie das linke Knie ein wenig mehr an, um die Über- kreuz-Spannung zu verstärken.

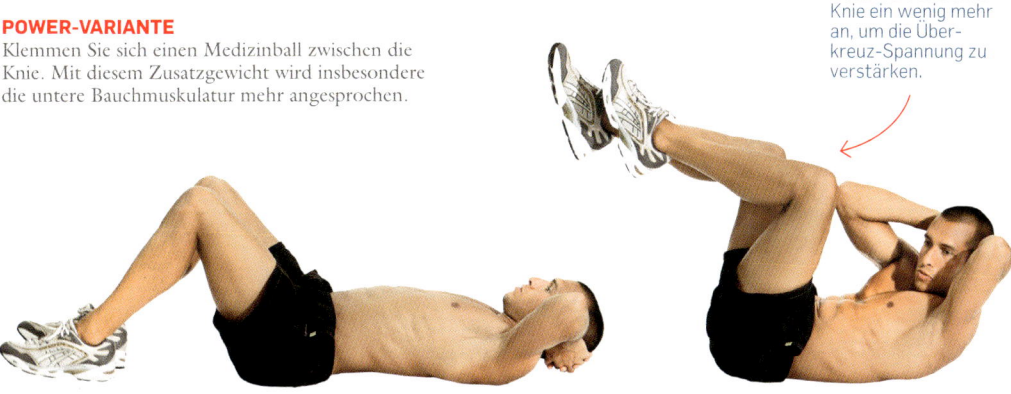

Radfahren am Boden

A

- Rücklings auf den Boden legen und die Hände locker an den Hinterkopf legen.

- Die Beine gestreckt über dem Boden halten und den Schulterbereich anheben.

- Das linke Knie anziehen und den Oberkörper dabei nach links drehen, bis der rechte Ellenbogen das linke Knie berührt.

B

- Die Seiten in einer fließenden Bewegung wechseln, ohne Schultern oder Beine abzulegen: Das linke Bein strecken, das rechte Knie und den linken Ellenbogen zueinanderführen. Das ist eine Wiederholung.

Lassen Sie den Ellenbogen nicht nach vorn abknicken und reißen Sie auch nicht mit den Händen am Kopf, um den Weg zu verkürzen.

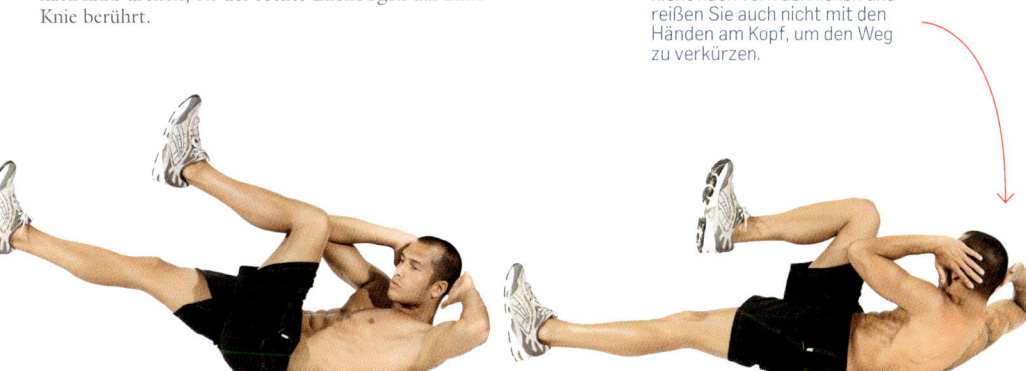

Seitliche Bauchmuskeln

Käfer

A

- Rücklings auf den Boden legen. Die Arme dicht am Kopf nach hinten ausstrecken.
- Den Rumpf anspannen, dann den Schulterbereich vom Boden abheben.
- Gleichzeitig das linke Knie zur Brust ziehen und den rechten Arm gestreckt vor den Körper bringen, bis die rechte Hand den linken Fuß berührt.

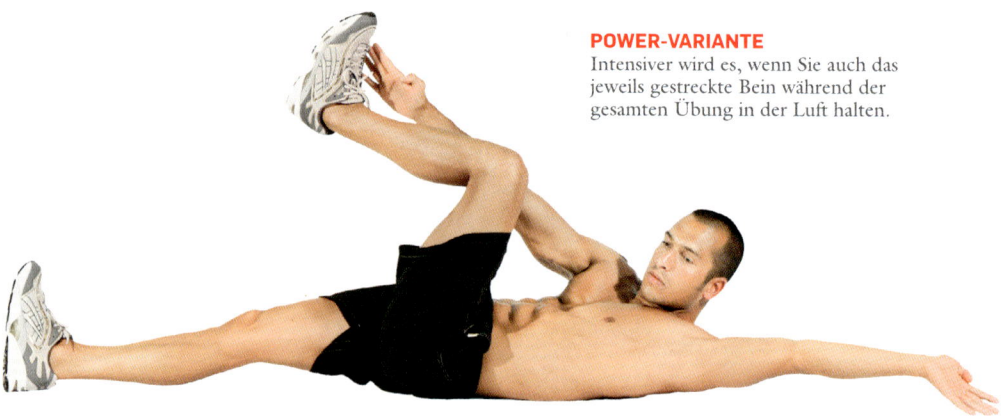

POWER-VARIANTE
Intensiver wird es, wenn Sie auch das jeweils gestreckte Bein während der gesamten Übung in der Luft halten.

B

- Ohne Übergang die nächste Wiederholung beginnen: Arme und Beine wechseln, jetzt die linke Hand und den rechten Fuß zusammenführen.
- In der Folge wechselseitig wiederholen.
- Den Schulterbereich während eines Satzes nicht mehr ablegen.

Halten Sie auch den jeweils über dem Boden gestreckten Arm unter Spannung. So erhöhen Sie den Ganzkörper-Trainingseffekt dieser intensiven Übung und bringen zusätzliche Dehnspannung ins Spiel.

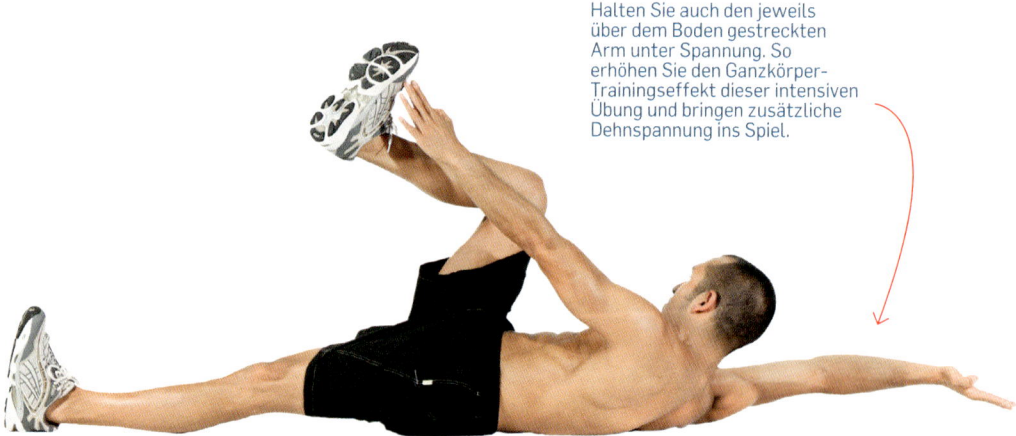

Schräge Crunches auf dem Gymnastikball

A

- Mit dem ganzen Rücken auf einen Gymnastikball legen.

- Die Hände an die Schläfen führen, die Ellenbogen zeigen nach außen.

B

- Den Oberkörper anheben und nach links, in der nächsten Wiederholung nach rechts drehen. Die Ellenbogen dabei in Position halten.

POWER-VARIANTE
Legen Sie ein Bein angewinkelt über das andere – so muss der Körper deutlich mehr Balance-Arbeit verrichten.

Achten Sie darauf, dass der Beckenbereich nicht nach unten durchsackt.

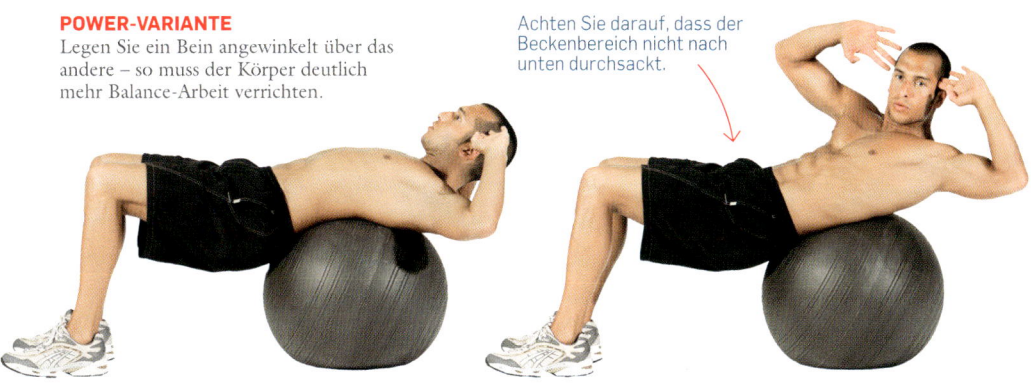

Seitneigen mit Kurzhanteln

A

- Mit jeder Hand eine Kurzhantel greifen und seitlich neben dem Körper hängen lassen.

B

- Den Oberkörper möglichst weit nach rechts, in der nächsten Wiederholung nach links beugen.

Neigen Sie den Oberkörper wirklich nur seitlich. Das Becken bleibt stets stabil und bricht nicht zur Seite aus.

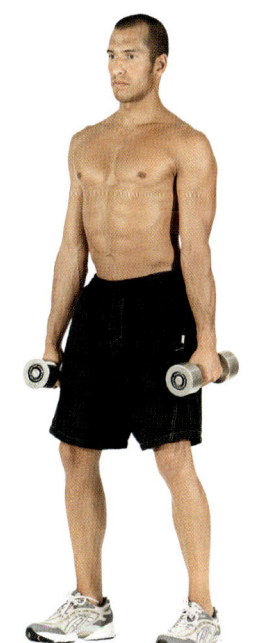
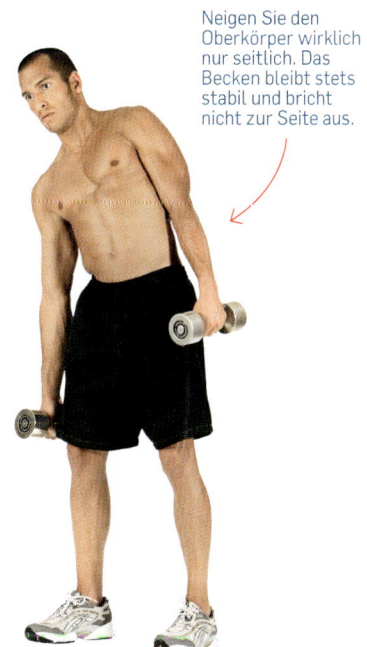

127

Seitliche Bauchmuskeln

Seitneigen mit dem Medizinball

A

- Im aufrechten Stand die Knie etwas beugen und das Gesäß anspannen.

- Einen Medizinball mit leicht gebeugten Armen über dem Kopf halten.

B

- Den Rumpf möglichst weit nach rechts, in der nächsten Wiederholung nach links beugen. Dabei das Becken nicht nach außen schieben.

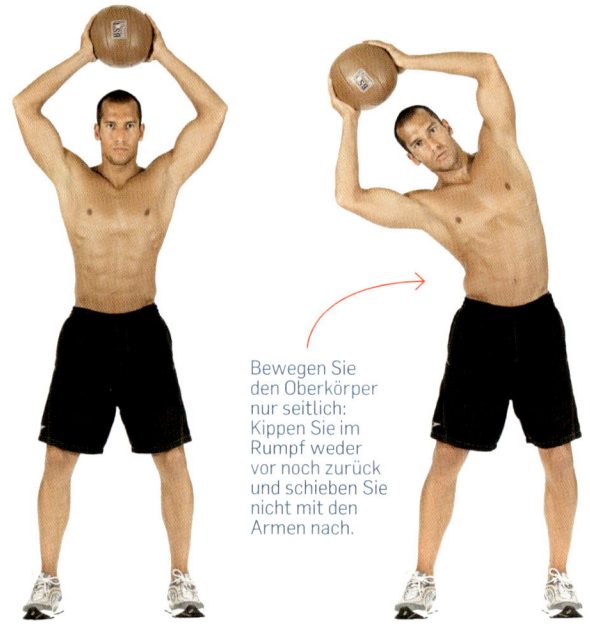

Bewegen Sie den Oberkörper nur seitlich: Kippen Sie im Rumpf weder vor noch zurück und schieben Sie nicht mit den Armen nach.

Seitliches Beinheben

A

- Auf die linke Seite legen, den Kopf auf dem linken Arm ablegen.

- Die rechte Hand vor der Brust auf dem Boden abstützen.

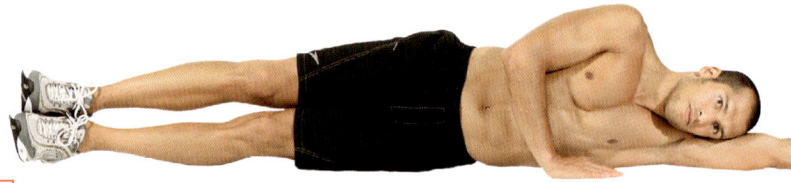

B

- Beide Beine geschlossen möglichst hoch anheben.

- Im nächsten Satz die Seiten wechseln.

Halten Sie den Körper in der Seitlage und rollen Sie nicht nach vorn oder hinten. Außerdem dürfen Sie im Beckenbereich nicht einknicken.

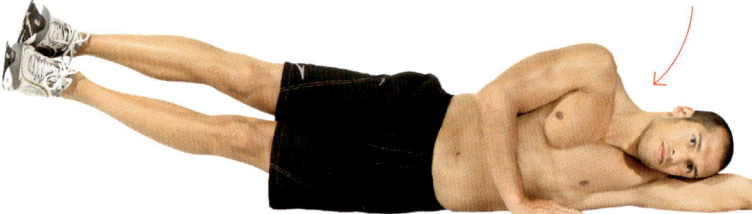

Seitliches Rumpfheben auf dem Gymnastikball

A

- Mit der linken Rumpfseite so auf einen Gymnastikball legen, dass der Oberkörper nach oben und unten beweglich bleibt.
- Die Beine ausstrecken und die Füße hintereinander auf den Boden setzen.
- Die Finger an die Schläfen legen, die Ellenbogen zeigen zur Seite.

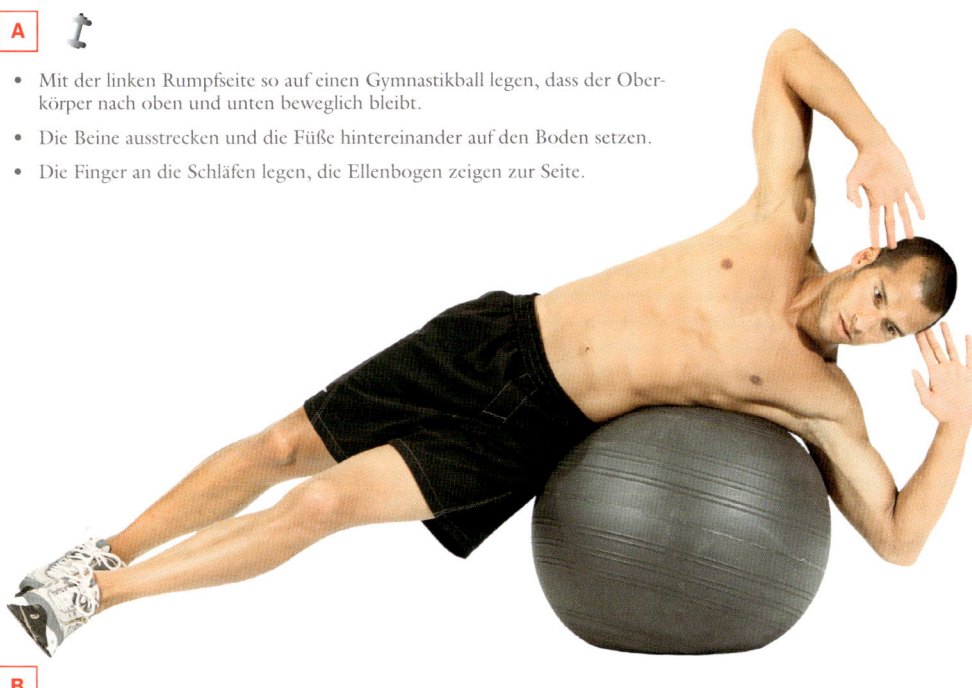

B

- Den Rumpf anspannen, dann den Oberkörper so hoch wie möglich seitlich anheben. Arme und Ellenbogen bleiben unverändert in Position.
- Zurück nur so weit absenken, bis der Rumpf mit den Beinen eine gerade Linie bildet. Den Oberkörper bis zum Ende des Satzes nicht mehr ablegen.
- Im nächsten Satz die Seite wechseln.

Um die Arme sauber ausgerichtet zu halten und mit dem Oberkörper nicht nach vorn abzusacken, ziehen Sie die Schulterblätter unterstützend zusammen.

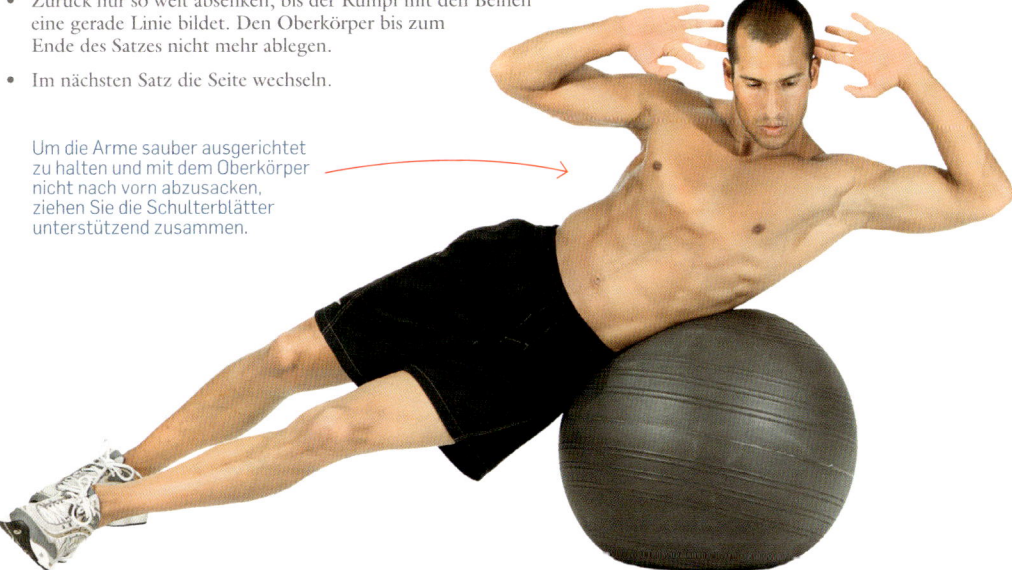

Rumpf

Kraftübungen für den gesamten Rumpf

Die folgenden Übungen fordern die gesamte, rumpfstabilisierende Muskulatur.
So schulen Sie das harmonische und effiziente Zusammenspiel der beteiligten
Muskeln – für eine aufrechte, gesunde Haltung und einen leistungsfähigen Rumpf.

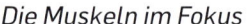

Die Muskeln im Fokus

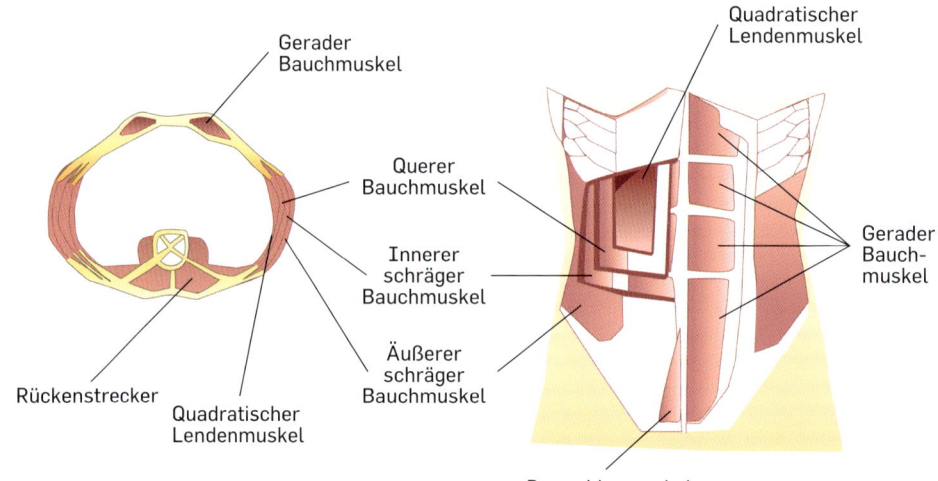

Die Grafik zeigt, welche Muskeln den Rumpf stabilisieren: Dazu gehört auch der Rückenstrecker, der im nachfolgenden Übungskapitel eine zentrale Rolle spielt.

Aus funktioneller Sicht arbeiten Rücken- und Bauchmuskeln durchaus miteinander – ihr gemeinsames Ziel ist es, den Körper aufrecht zu halten und Rumpfbewegungen zu ermöglichen. Deshalb ist es auch nützlich, alle Rumpfmuskeln gleichzeitig zu trainieren. Zudem werden mit den folgenden Bewegungsabläufen auch andere Muskelgruppen gefordert: zum Beispiel oben im Schultergürtel- und unten im Beckenbereich.

Die Bewegungsabläufe

Einige Rumpfübungen sind Halteübungen. Achten Sie darauf, dass der Körper dabei langgestreckt ist – die „Bewegungsidee": Schaffen Sie den größtmöglichen Abstand zwischen Becken und Brust.

Diese Haltungen und Bewegungen trainieren den Rumpf:
- Stützpositionen, in denen der Körper gehalten oder unter Spannung bewegt wird
- vorgebeugtes Halten und Drehen des Rumpfes
- dynamische Streck-, Beuge- und Sprungbewegungen des ganzen Körpers
- kombinierte Beuge-, Streck- und Drehbewegungen des Rumpfes

Unterarmstütz

AUSFÜHRUNG

- Auf Unterarmen und Zehen abstützen: Kopf, Rumpf, Gesäß und Fersen sind auf einer geraden Linie.
- Den Rumpf anspannen, dann die Position halten.

Ziehen Sie den Bauchnabel ganz bewusst ein. So spannen Sie die Rumpfmuskulatur intensiver an und sorgen dafür, dass der Körper wirklich gerade bleibt. Atmen Sie dabei aber unbedingt ruhig weiter.

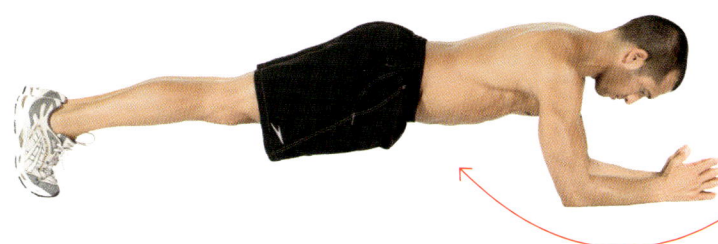

Unterarmstütz auf dem Gymnastikball

AUSFÜHRUNG

- Mit den Unterarmen auf einem Gymnastikball abstützen.
- Die Knie durchdrücken und den ganzen Körper in eine gerade Linie bringen.
- Die Position halten.

Wer das Gleichgewicht nicht halten kann, stellt die Füße etwas weiter auseinander.

POWER-VARIANTEN
Sie können ein Bein oder einen Arm anheben, um die Balance-Arbeit zu erschweren. Wenn Sie den Ball etwas weiter von sich weg bewegen, wird die Übung noch schwerer. Die Oberarme müssen aber immer senkrecht unter den Schultern bleiben.

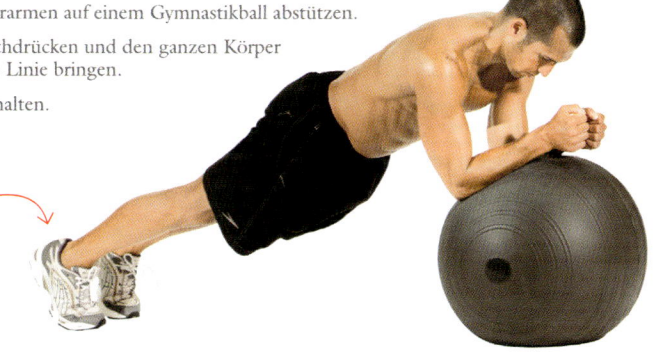

Negativer Unterarmstütz auf dem Gymnastikball

AUSFÜHRUNG

- In den Unterarmstütz gehen, dabei die Schienbeine auf einem Gymnastikball ablegen.
- Den Rumpf anspannen, dann die Position halten.

Blicken Sie nach unten und überstrecken Sie den Kopf nicht nach hinten – das würde den Nackenbereich ungünstig belasten.

Rumpf

Unterarmstütz mit gehobenem Arm

A

- In den Unterarmstütz gehen und den Bauchnabel einziehen.

B

- Den linken Arm heben.
- Die Position entweder halten und im nächsten Durchgang die Seiten wechseln oder aber innerhalb des Satzes wechselseitig wiederholen, die Endposition dabei jeweils wenigstens drei Sekunden halten.

Damit Sie nicht zur Seite kippen, konzentrieren Sie sich auf Ihren Schultergürtel: Der sollte stets waagerecht auf einer Höhe sein.

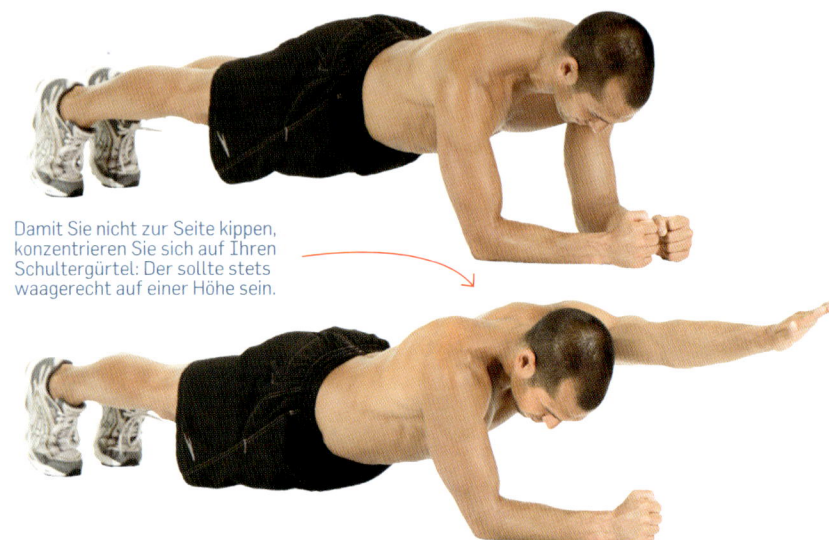

Unterarmstütz mit gehobenem Bein

A

- In den Unterarmstütz gehen.

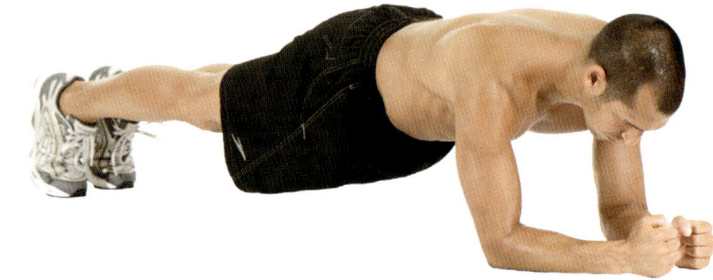

B

- Das rechte Bein gestreckt anheben.
- Die Position entweder halten und im nächsten Durchgang mit dem anderen Bein ausführen oder gleich in der nächsten Wiederholung das linke Bein anheben und dann wechselseitig fortfahren.

Spannen Sie auch die Oberarme mit an – das unterstützt die Balance-Arbeit.

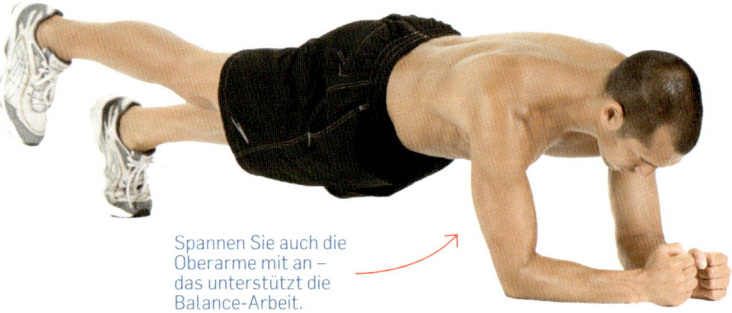

Unterarmstütz mit gehobenem Bein auf dem Balance-Kreisel

A

- Die Unterarme auf einem Balance-Kreisel abstützen. Die Beine strecken, das Becken anheben und den ganzen Körper in eine gerade Linie bringen.

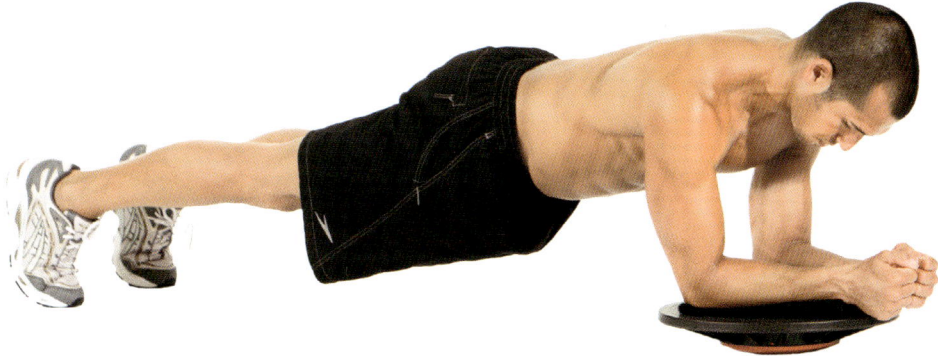

WACKELN ZAHLT SICH AUS
Die instabile Unterlage zwingt die Muskeln zu vielen kurzen Kontraktionen. Dadurch wird der Rumpf sehr intensiv gekräftigt. Alternativen zum Balance-Kreisel gibt es viele: zum Beispiel ein Balance-Kissen oder auch jedes normale Kissen, Weichböden, ein Gymnastikball. Nutzen Sie diese sogenannten propriozeptiven Hilfsmittel, wann immer es geht. Zusatzbonus: In einer Stützposition wie dieser werden auch die tiefen Rückenmuskeln intensiver angesprochen – das macht das Kreuz stark und verbessert die Körperhaltung.

B

- Das rechte Bein gestreckt anheben.
- Die Position entweder halten und im nächsten Durchgang die Seite wechseln oder aber in einem Satz die Beine in normalen Wiederholungen abwechselnd heben und senken.

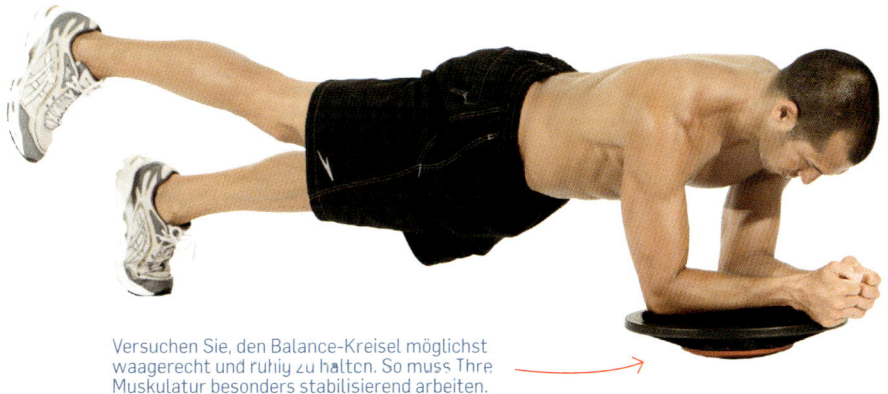

Versuchen Sie, den Balance-Kreisel möglichst waagerecht und ruhig zu halten. So muss Ihre Muskulatur besonders stabilisierend arbeiten.

Rumpf

Zwei-Punkt-Unterarmstütz

A

- In den Unterarmstütz gehen.

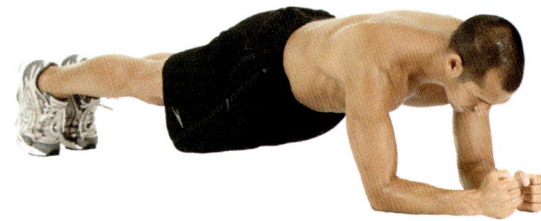

B

- Den rechten Arm und das linke Bein heben.
- Die Position halten und im nächsten Durchgang die Seiten wechseln.

Versuchen Sie, Arm und Bein maximal zu strecken und waagerecht zu halten. Es geht aber nicht darum, sie so hoch wie möglich zu bewegen – dann laufen Sie nämlich Gefahr, ins Hohlkreuz zu fallen.

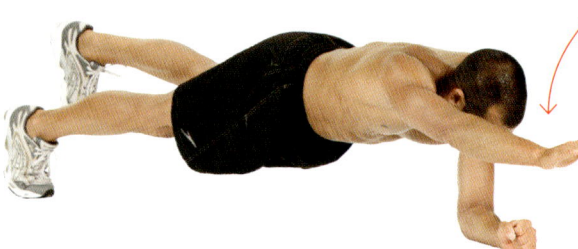

Zwei-Punkt-Liegestütz

A

- In den Liegestütz gehen.

B

- Gleichzeitig die linke Hand und das rechte Bein anheben und waagerecht ausstrecken.
- Die Position halten.
- Im nächsten Satz die Seiten wechseln.

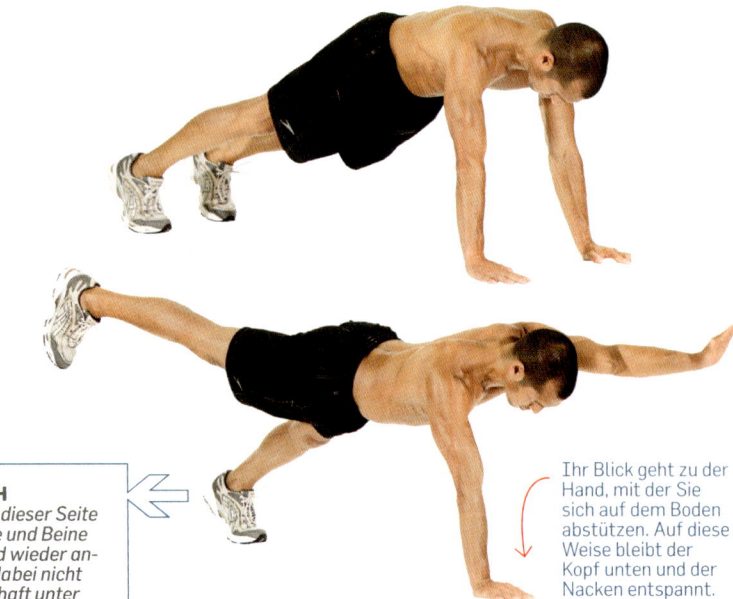

MIT BEWEGUNG GEHT'S AUCH
Bei Stützübungen wie denen auf dieser Seite können Sie die gestreckten Arme und Beine auch abwechselnd absenken und wieder anheben. Am besten legen Sie sie dabei nicht ganz ab, damit der Rumpf dauerhaft unter Spannung steht. Das bedeutet auch hier: Sie führen erst einen Satz mit der einen, den nächsten dann mit der anderen Seite aus.

EINSTIEGSVARIANTE
Einfacher wird es, wenn Sie sich in der Liegestützhaltung mit dem Bauch auf einen Gymnastikball legen.

Ihr Blick geht zu der Hand, mit der Sie sich auf dem Boden abstützen. Auf diese Weise bleibt der Kopf unten und der Nacken entspannt.

Unterarmstütz mit Hantelwechsel

A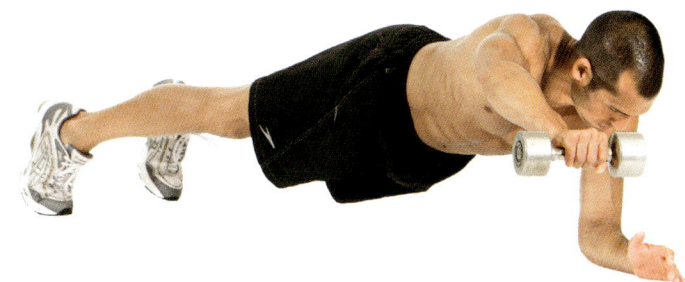

- Direkt vor einer Kurz-
hantel auf dem Boden
in den Unterarmstütz
gehen: Der Körper bil-
det eine gerade Linie,
die Ellenbogen sind un-
terhalb der Schultern.

- Den Rumpf anspannen,
dann die Kurzhantel mit
der rechten Hand fassen
und hochhalten.

B

- Das Gewicht über den
linken Arm führen und
dort ablegen.

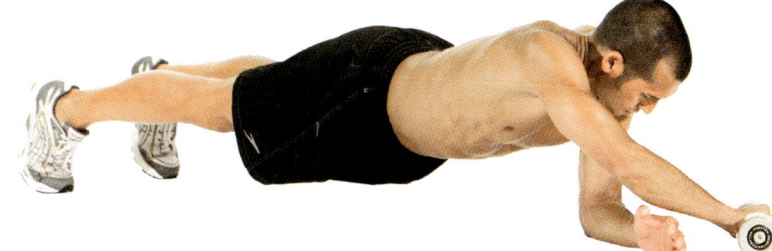

C

- Den rechten Unterarm
wieder aufstützen, dann
mit links die Hantel
greifen und hochhalten.

D

Heben Sie die Ellenbogen
möglichst weit vom Boden ab,
wenn Sie die Hantel bewegen.
Das erhöht die Spannung.

- Die Hantel nun rechts
vom rechten Unterarm
auf den Boden legen.
Das ist eine Wieder-
holung.

- In der Folge diesen Ab-
lauf erneut ausführen.

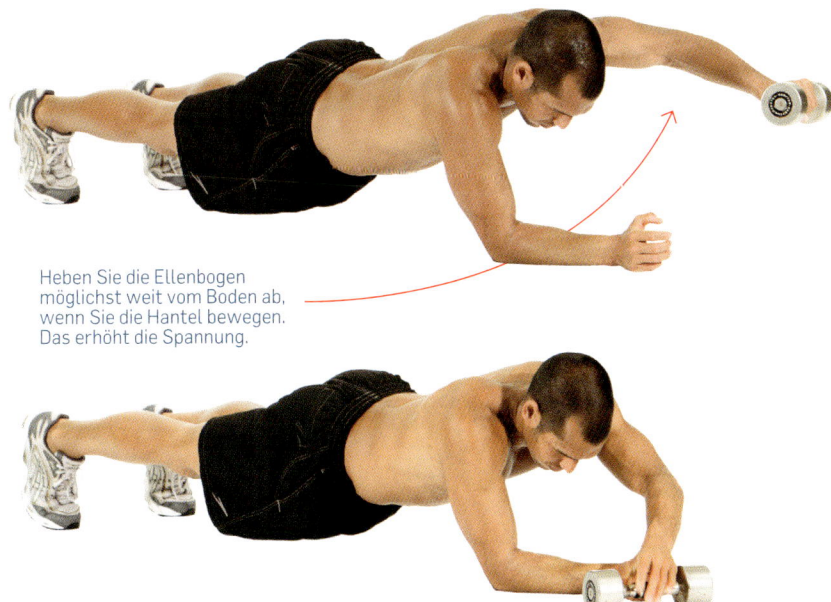

Rumpf

Dynamischer Unterarmstütz

A

- In den Unterarmstütz gehen. Die Füße stehen dicht zusammen.

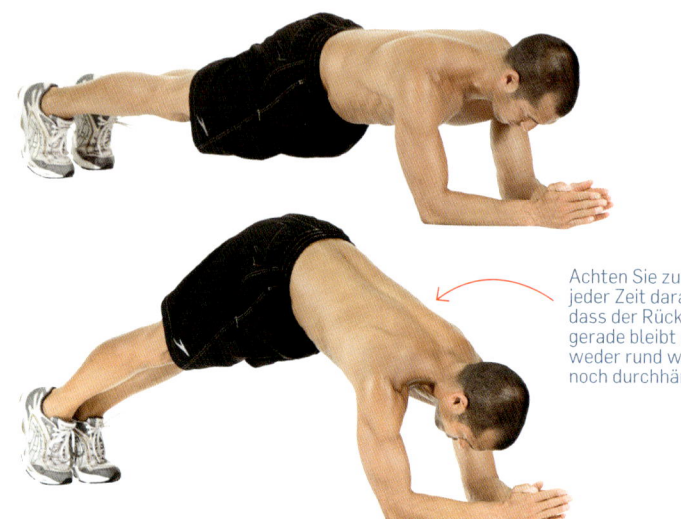

B

- Das Gesäß langsam so weit wie möglich Richtung Decke schieben, bis die Hüfte etwa einen rechten Winkel bildet.

- Die Unterarme bleiben auf dem Boden.

Achten Sie zu jeder Zeit darauf, dass der Rücken gerade bleibt und weder rund wird noch durchhängt.

Hund-Kobra-Kombinationen

A

- In die Liegestützposition gehen. In kleinen Schritten die Füße in Richtung der Hände setzen, dabei das Gesäß zur Decke drücken, bis die Hüfte etwa rechtwinklig gebeugt ist.

- Die Beine und die Arme sind gestreckt, der Rücken gerade und der Kopf in Verlängerung der Wirbelsäule. Im Yoga wird diese Position Hund genannt.

B

- Die Arme beugen und den Oberkörper in Kopfrichtung zum Boden absenken.

- Die Brust vorschieben, den Kopf in den Nacken legen und den Rumpf nach hinten beugen, bis die eng am Körper liegenden Oberarme gestreckt sind. Im Yoga heißt diese Position Kobra.

Drücken Sie die Hüfte in den Boden und strecken Sie die Arme durch.

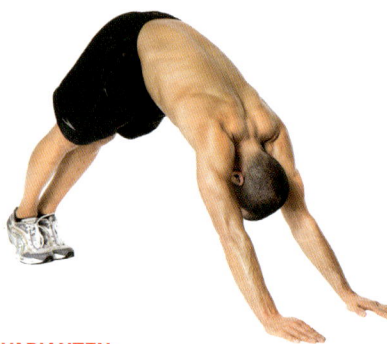

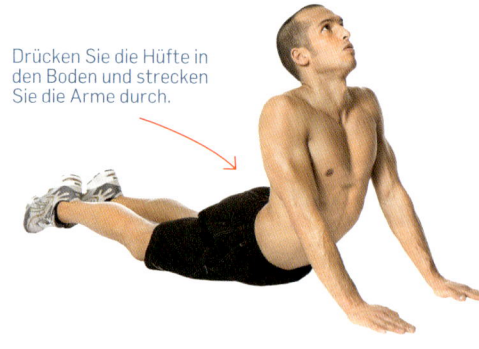

POWER-VARIANTEN

Wenn Sie den Kopf in der Endposition nach oben hinten strecken, intensivieren Sie die Dehnung. Für noch mehr Spannung sorgen Sie, wenn Sie dann die Unterschenkel anheben und die Fersen so weit wie möglich zum Gesäß ziehen.

EINE EXTRAPORTION STRETCHING
Diese Übung kräftigt nicht nur und schult das Zusammenspiel vieler Muskeln rund um den Rumpf, sondern sie dehnt auch: neben dem Rücken auch den Bauchbereich, am Ende zudem die Brustpartie.

Unterarmstütz mit Überkreuz-Crunches

A

- In den Unterarm-
  stütz gehen.

B

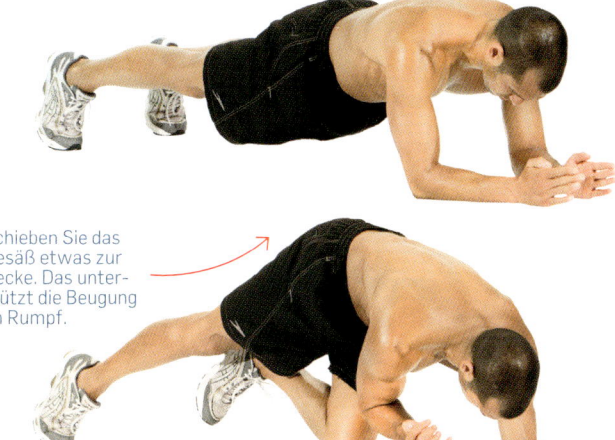

- Den Rumpf aus der Kraft
  der Bauchmuskulatur
  stark beugen, dabei den
  rechten Ellenbogen und
  das linke Knie anheben
  und zusammenführen.

- Im nächsten Satz die
  Seiten wechseln.

Schieben Sie das
Gesäß etwas zur
Decke. Das unter-
stützt die Beugung
im Rumpf.

EINSTIEGSVARIANTE
Sie können auch die Arme und Beine innerhalb eines
Satzes wechseln – so gibt es immer wieder einen hilf-
reichen Moment, in dem Sie stabil abgestützt sind.

POWER-VARIANTE
Führen Sie die Bewegung in Zeitlupe aus. Es reicht
eine einzige Wiederholung, die dann mindestens
30 Sekunden dauern sollte. In der Endposition
spannen Sie die Bauchmuskeln für mindestens drei
Sekunden maximal an.

Überkreuz-Crunches auf dem Gymnastikball

A

- Bäuchlings auf einen
  Gymnastikball legen. Die
  Hände und die Fußspit-
  zen berühren den Boden.

- Den linken Arm und das
  rechte Bein in die Waagerechte strecken.

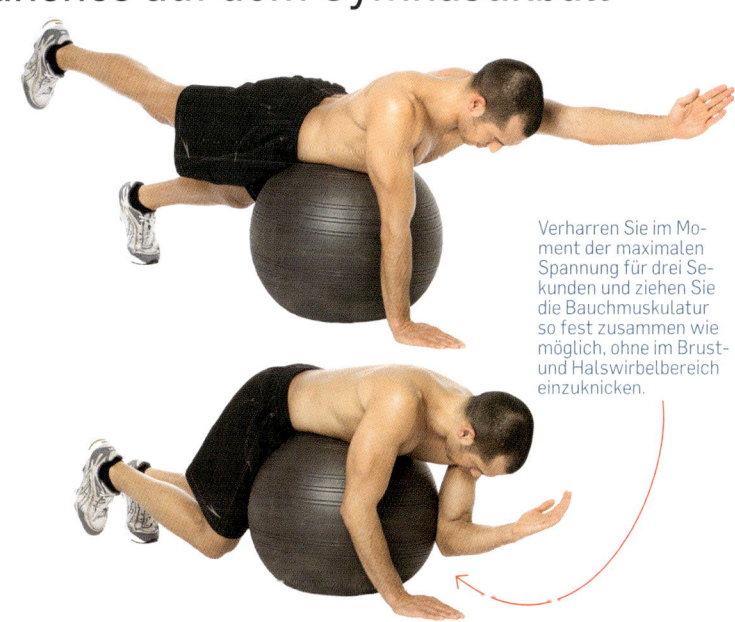

B

- Zeitgleich den Rumpf
  über dem Ball beugen
  und den linken Arm
  sowie das rechte Bein
  zum Ball ziehen.

- Der Kopf bleibt in
  Verlängerung der
  Wirbelsäule.

- Im nächsten Satz die
  Seiten wechseln.

Verharren Sie im Mo-
ment der maximalen
Spannung für drei Se-
kunden und ziehen Sie
die Bauchmuskulatur
so fest zusammen wie
möglich, ohne im Brust-
und Halswirbelbereich
einzuknicken.

Rumpf

Liegestütze auf dem Gymnastikball für Einsteiger

A

- Mit Oberschenkeln und Hüften auf einen Gymnastikball legen und mit den Armen auf dem Boden abstützen. Die Oberarme sind unterhalb der Schultern.
- Kopf, Rumpf, Gesäß und Beine bilden eine gerade Linie.

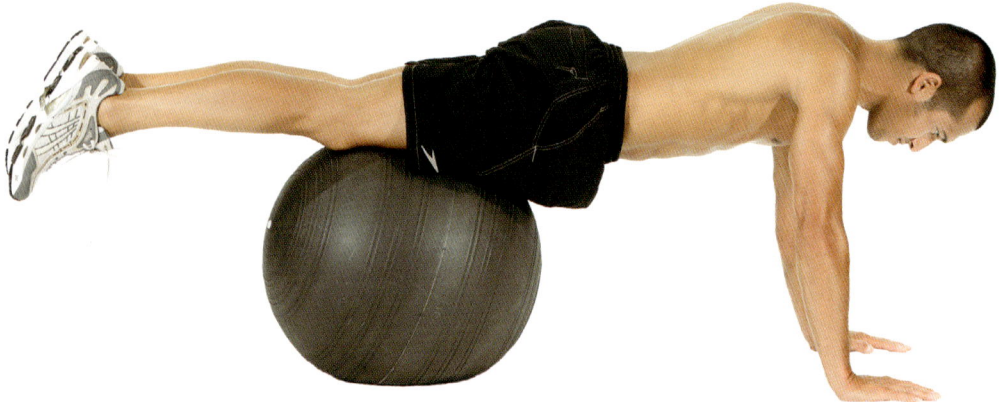

ÜBER DEN TELLERRAND GESCHAUT
Eigentlich ist dies eine klassische Übung für die Brustmuskulatur in einer leichten Variante. Sie erfordert aber auch enorme Haltearbeit vom Rumpf – umso mehr in dieser Version mit dem wackeligen Gymnastikball.

B

- Die Arme beugen und den Oberkörper langsam absenken, bis das Gesicht fast den Boden berührt.
- Hüfte und Beine kippen mit, sodass auch in der Endposition der Körper auf einer Linie gestreckt ist.

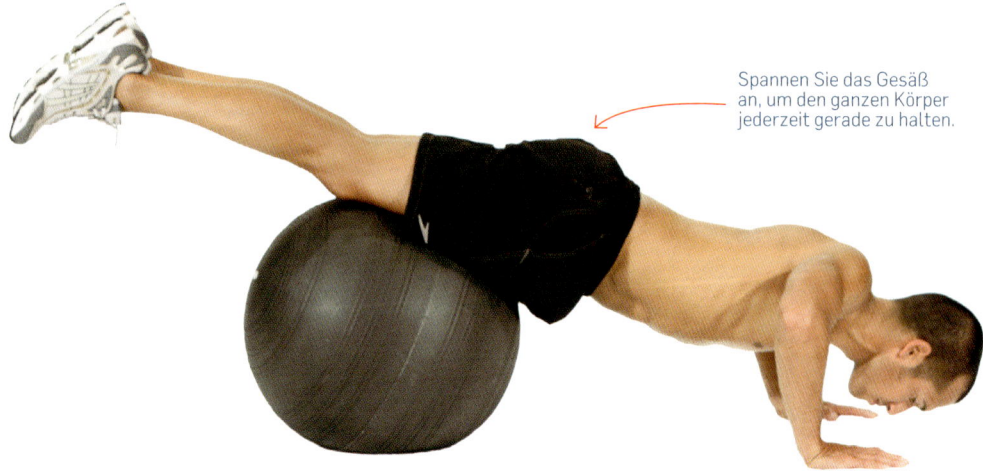

Spannen Sie das Gesäß an, um den ganzen Körper jederzeit gerade zu halten.

Liegestütze auf dem Gymnastikball für Fortgeschrittene

A

- Die Zehenspitzen auf einen Gymnastikball stellen und in eine Liegestützposition gehen.

- Das Gesäß ein wenig zur Decke schieben.

POWER-VARIANTEN
Sie können sich entweder nur mit einem Fuß auf dem Gymnastikball abstützen oder Sie stützen die Hände auf ein Balance-Kissen, was wegen der zusätzlichen Instabilität im Schulterbereich die stabilisierende Rumpfmuskulatur noch intensiver anspricht.

B

- Den Oberkörper absenken, bis das Gesicht kurz über dem Boden ist.

Achten Sie auf dem Weg zurück darauf, dass Sie sich wirklich nur aus den Armen wieder hochdrücken und nicht einfach die Füße auf dem Ball zurückschieben.

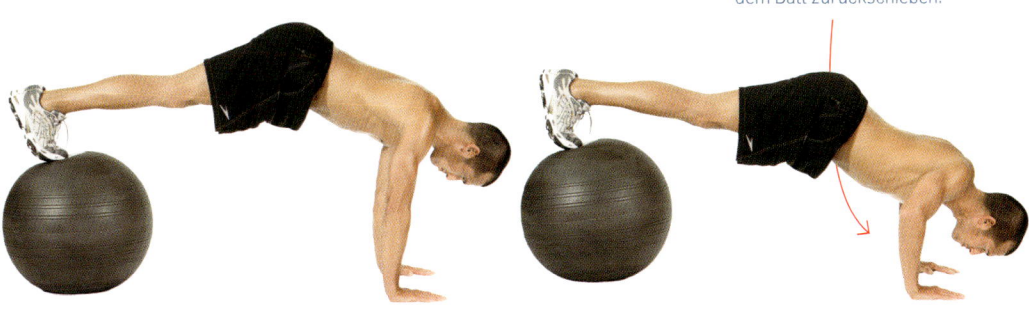

Liegestütze auf dem Gymnastikball für Profis

A

- In einen Liegestütz gehen, dabei mit den Händen auf einem Gymnastikball abstützen.

POWER-VARIANTEN
Wer sich an die Stabilisationsarbeit gewöhnt hat, kann zum Beispiel ein Bein anheben. Ganz Mutige versuchen, die Übung mit geschlossenen Augen durchzuführen.

B

- Die Arme beugen und den Oberkörper absenken, bis die Brust knapp oberhalb des Balls ist.

Diese Übung erfordert eine enorme Haltearbeit. Deshalb nicht nur den Rumpf anspannen, sondern auch die Arme und die Brustmuskulatur.

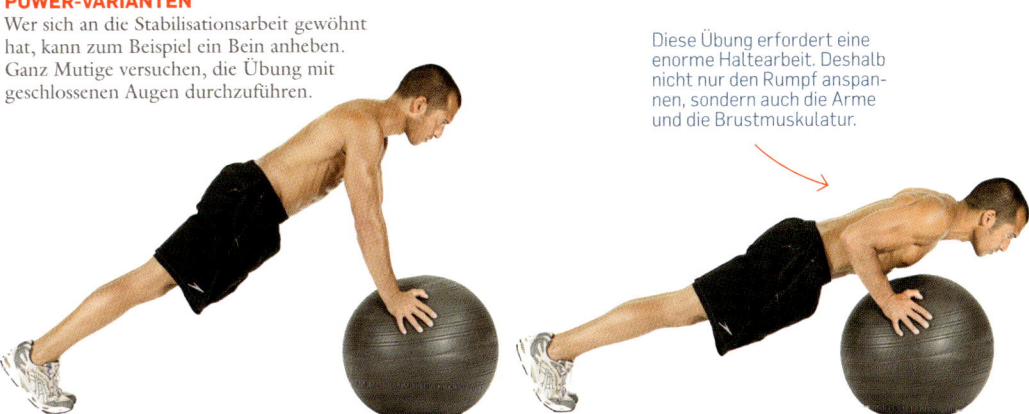

Rumpf

Rollen mit dem Gymnastikball

A

- Mit etwa 30 bis 50 Zentimeter Abstand vor einen Gymnastikball knien und die Hände an den Ball legen.

- Den Rücken gerade halten.

B

- Den Körper kontrolliert vorkippen lassen. Hände und Arme gleiten über den Ball hinweg. Die Unterschenkel dabei anheben.

- Ist der Rumpf etwa in Verlängerung der Oberschenkel, geht es aus der Kraft des Bauches heraus wieder zurück.

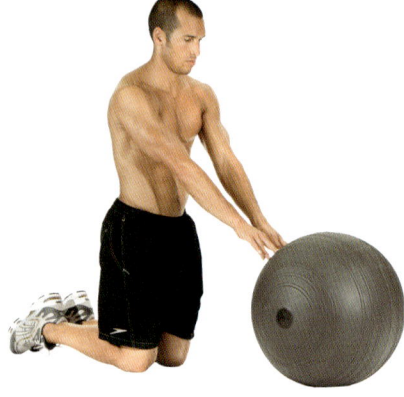

Halten Sie den Rücken in jeder Position gerade.

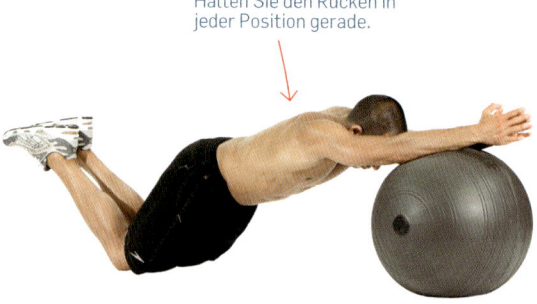

Langhantel-Rollen

A

- Vor eine Langhantel auf den Boden knien und auf der Stange etwas mehr als schulterbreit abstützen. Die Oberarme stehen etwa senkrecht.

B

- Die Stange kontrolliert so weit nach vorn rollen, wie Sie Spannung und Balance gerade noch halten können.

- Die Handgelenke nicht abknicken.

POWER-VARIANTE

Für eine maximale Spannung im Rumpf können Sie von Beginn an oder erst in der Endposition die Knie leicht vom Boden heben.

Der Kopf bleibt stets in Verlängerung der Wirbelsäule.

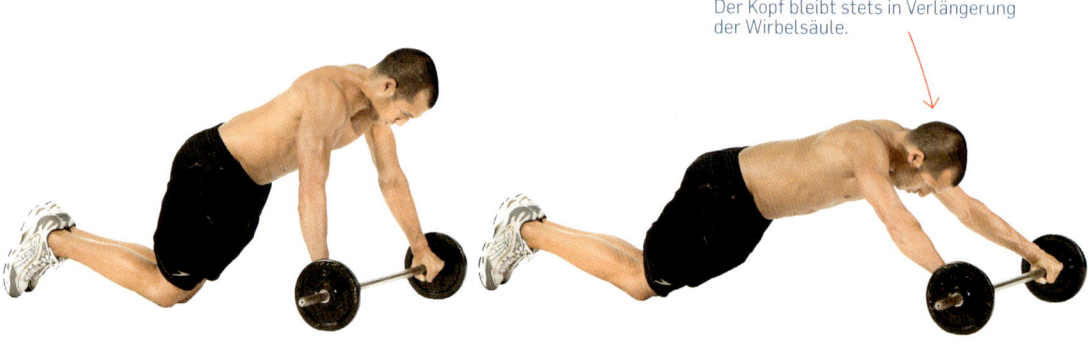

Handtuch-Gleiten

A

- In den Vierfüßlerstand gehen. Mit den Händen auf einem Handtuch abstützen.

- Den Rücken gerade halten.

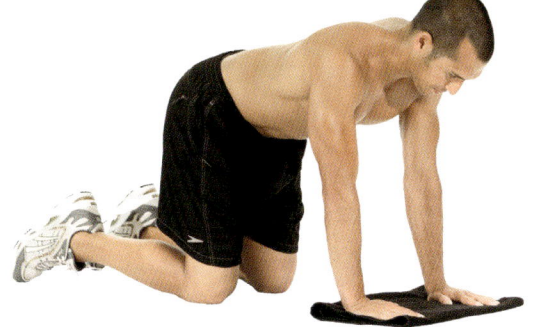

B

- Das Handtuch langsam so weit nach vorn schieben, wie Sie die Spannung halten können und keine Schmerzen im Schulterbereich auftreten.

Weiter nach vorn als hier abgebildet müssen Sie nicht gehen, um die Bauchmuskulatur unter Höchstspannung zu setzen.

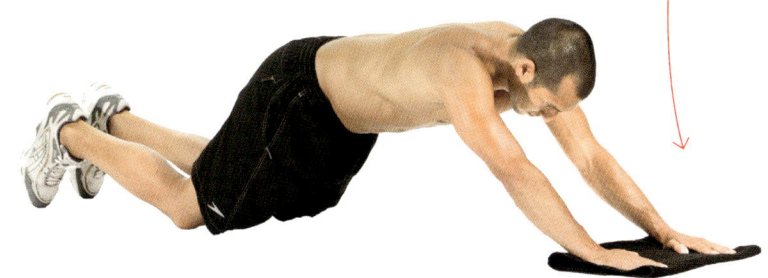

Vorwärtslaufen auf dem Boden

A

- In den Vierfüßlerstand gehen.

B

- Die Hände abwechselnd jeweils etwa zehn Zentimeter nach vorn setzen. So weit gehen, wie Sie die Spannung ohne Probleme halten können.

- Den Rücken stets gerade halten.

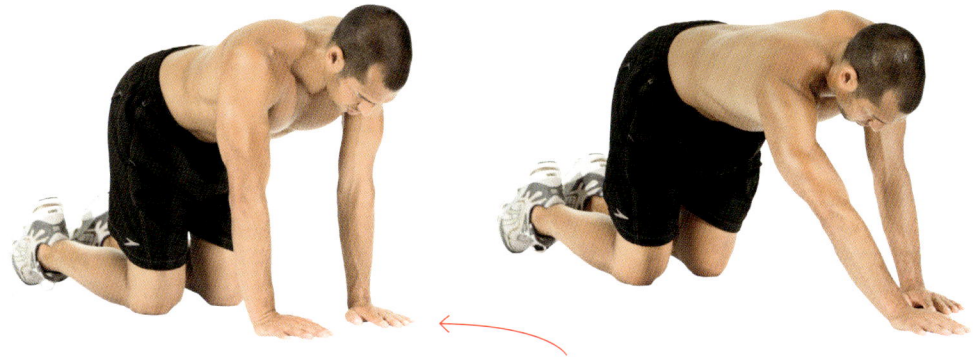

Versuchen Sie, die Hände nie mehr als schulterbreit zu setzen. Wenn sie zu weit außen stehen, entsteht zusätzlicher Druck auf die ohnehin schon stark geforderten Schultern.

Rumpf

Beckenheben an der Bank

A

- Auf den Rücken legen und die Fersen auf einer Bank platzieren, sodass die Beine etwa rechtwinklig gebeugt sind.

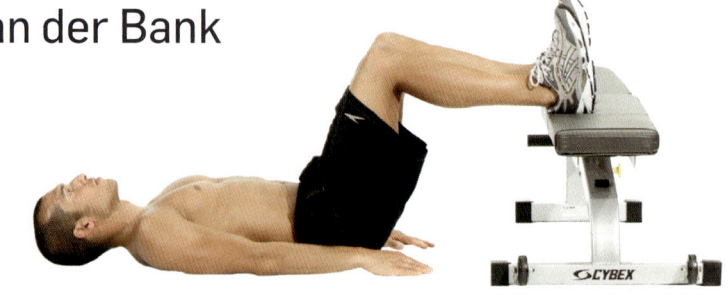

B

- Das Becken nach oben drücken.
- Der Kniewinkel ist in der Endposition etwas größer als 90 Grad.
- Die Position entweder halten oder in normalen Wiederholungen ausführen, dabei das Gesäß während des Satzes nicht mehr ablegen.

Achten Sie darauf, dass Sie im Hals- und Nackenbereich entspannt sind und die Halswirbelsäule möglichst flach auf dem Boden liegt.

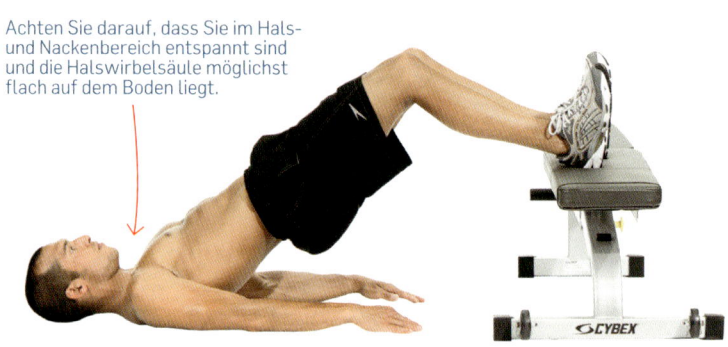

Einbeiniges Beckenheben

A

- Rücklings auf den Boden legen und die Hände im Nacken locker zusammenführen.
- Die rechte Ferse aufstellen, sodass das Knie etwa rechtwinklig gebeugt ist.
- Das linke Bein leicht gebeugt nach oben strecken.

B

- Das Becken anheben, bis der Oberkörper in einer geraden Linie mit dem rechten Oberschenkel ist.
- Die Position entweder halten oder normale Wiederholungen ausführen.
- Im nächsten Satz die Seiten wechseln.

AUCH PO UND BEINE HABEN WAS DAVON
Übungen wie diese Becken-hebevarianten, im Englischen „Bridging" genannt, bringen auch die hüftstreckende Muskulatur ordentlich unter Druck. Das gilt etwa für den großen Gesäßmuskel, aber auch die hintere Oberschenkel-muskulatur muss hier kräftig ran – Sie werden das Ziehen in diesem Bereich schon spüren.

Versuchen Sie, während eines Satzes das Becken nicht mehr ganz abzulegen. Das ist in dieser Übung besonders schwer, erhöht aber die Intensität.

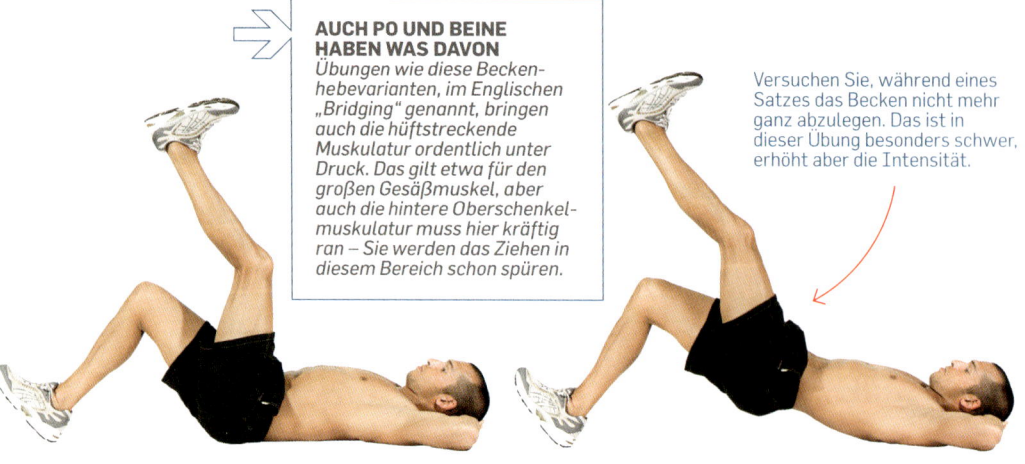

Einbeiniges Hüftheben auf dem Balance-Kreisel

A

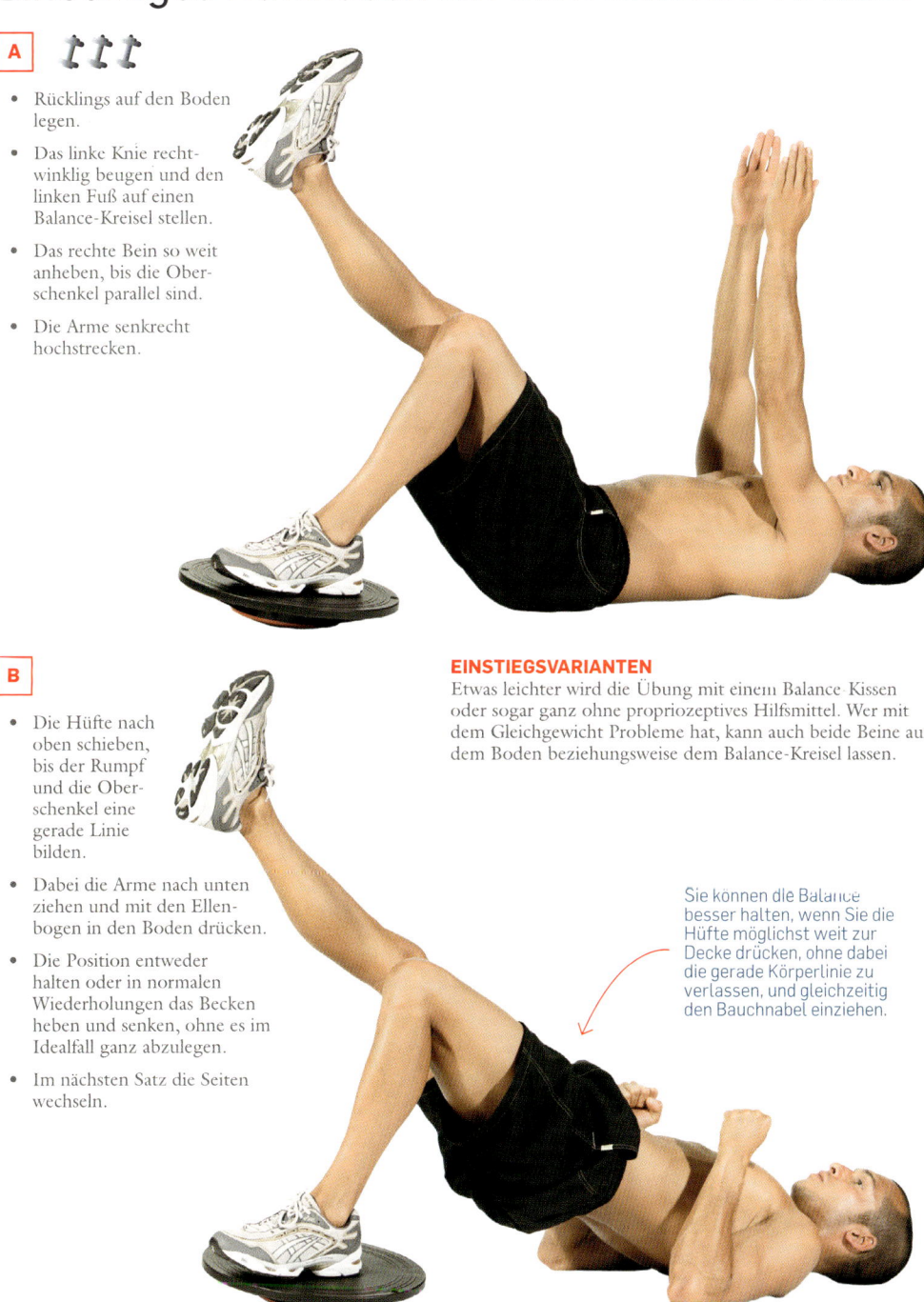

- Rücklings auf den Boden legen.
- Das linke Knie rechtwinklig beugen und den linken Fuß auf einen Balance-Kreisel stellen.
- Das rechte Bein so weit anheben, bis die Oberschenkel parallel sind.
- Die Arme senkrecht hochstrecken.

B

- Die Hüfte nach oben schieben, bis der Rumpf und die Oberschenkel eine gerade Linie bilden.
- Dabei die Arme nach unten ziehen und mit den Ellenbogen in den Boden drücken.
- Die Position entweder halten oder in normalen Wiederholungen das Becken heben und senken, ohne es im Idealfall ganz abzulegen.
- Im nächsten Satz die Seiten wechseln.

EINSTIEGSVARIANTEN

Etwas leichter wird die Übung mit einem Balance-Kissen oder sogar ganz ohne propriozeptives Hilfsmittel. Wer mit dem Gleichgewicht Probleme hat, kann auch beide Beine auf dem Boden beziehungsweise dem Balance-Kreisel lassen.

Sie können die Balance besser halten, wenn Sie die Hüfte möglichst weit zur Decke drücken, ohne dabei die gerade Körperlinie zu verlassen, und gleichzeitig den Bauchnabel einziehen.

Rumpf

Brücke

AUSFÜHRUNG

- Hinsetzen, den Oberkörper zurückneigen und hinten mit den Unterarmen aufstützen.
- Die Beine strecken und die Fersen in den Boden drücken, dann das Gesäß anheben, sodass Sie nur noch mit den Fersen und den Unterarmen Bodenkontakt haben.
- Die Position halten.

EINSTIEGSVARIANTE

Sie können den Schwierigkeitsgrad relativ einfach mit der Positionierung der Füße steuern: Je dichter sie am Gesäß sind, je mehr die Beine also gebeugt sind, desto leichter wird die Übung.

Die Oberarme sollten möglichst senkrecht unterhalb der Schultern sein.

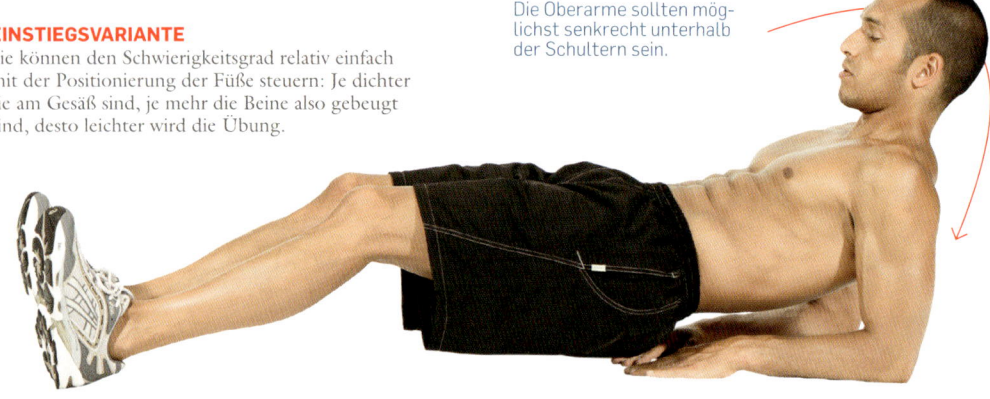

Einbeinige Brücke

AUSFÜHRUNG

- Auf den Boden setzen, zurücklehnen und nach hinten auf den Unterarmen abstützen.
- Die Beine ausstrecken, das Gesäß anheben, dann ein Bein gestreckt hochheben. Die Position halten.
- Im nächsten Satz die Seiten wechseln.

Die Hände sind mit den Handflächen nach unten unter dem Gesäß platziert.

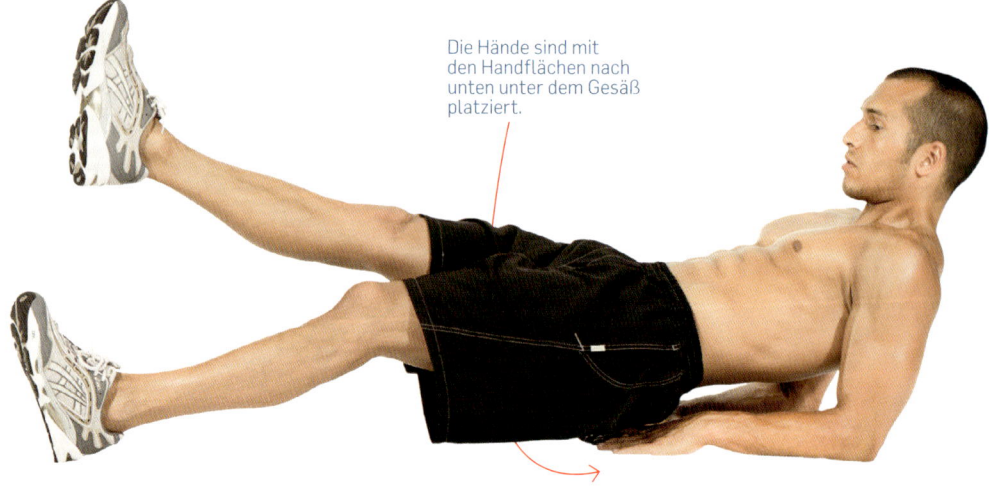

Seitliches Rollen auf dem Gymnastikball

A

- Mit dem oberen Rücken auf einen Gymnastikball legen. Das Becken so weit hochdrücken, bis Rumpf und Oberschenkel eine gerade Linie bilden.
- Die Arme seitlich ausstrecken.

B

- Den Körper über den Ball langsam nach links schieben. Dazu winzige Schritte zur linken Seite machen.
- Schultern, Hüfte und Knie stets auf einer Ebene halten. Insbesondere das Becken nicht absacken lassen.
- In der nächsten Wiederholung zur anderen Seite rollen.

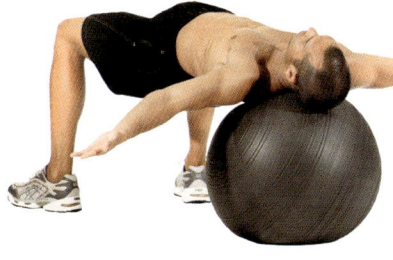
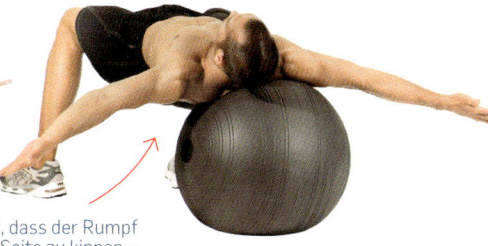

Achten Sie darauf, dass der Rumpf nicht beginnt, zur Seite zu kippen – dann sind Sie zu weit gegangen.

Medizinballwerfen aus der Hocke

A

- Tief in die Hocke gehen und einen Medizinball mit gestreckten Armen zwischen den Beinen direkt über dem Boden halten.
- Den geraden Oberkörper etwas vorbeugen.

B

- Die Beine explosiv strecken und kräftig zu einem Sprung nach oben abdrücken.
- Dabei die Arme senkrecht nach oben strecken und den Ball hochschleudern.

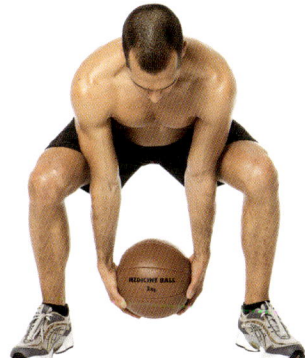
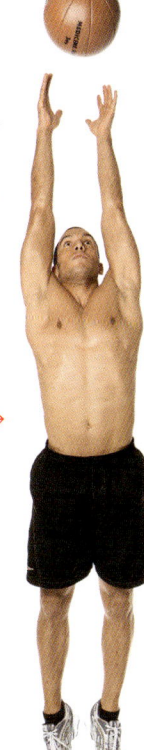

Nutzen Sie die volle Körperstreckung aus und spannen Sie den Rumpf an – so sprechen Sie von unten nach oben möglichst viele Muskelfasern an.

Unterer Rücken

Kraftübungen für den unteren Rücken

War der Rückenstrecker bereits im letzten Kapitel mit von der Partie, wird er mit den Übungen in diesem Kapitel nun gezielt angesprochen. Sie wissen ja, der Rückenstrecker ist ein Sammelbegriff für die vielen kleinen Muskeln entlang der Wirbelsäule, die den Oberkörper aufrichten und entgegen der beugenden Bauchmuskulatur strecken. In seiner Funktion als Gegenspieler sollte er immer Teil des Bauchmuskeltrainings sein. Warum nun „unterer Rücken"? In diesem Bereich ist der Rückenstrecker besonders ausgebildet, denn dort treten die größten Kräfte auf. Zudem haben viele Aufrichtebewegungen des Oberkörpers ihren Ursprung eben genau dort: im unteren Rücken.

Die Muskeln im Fokus

Rückenstrecker

Die Bewegungsabläufe

Die Bauchmuskeln beugen den Oberkörper nach vorn, der Rückenstrecker streckt ihn (nach hinten). Dementsprechend andersartig sind die Bewegungsabläufe, mit denen Sie diesen Bereich trainieren können:

- das Strecken beziehungsweise Aufrichten des Rumpfes in jeder Lage
- das Halten, Strecken oder Drehen des Oberkörpers oder der Arme beziehungsweise Beine in vorgebeugter Position
- das Anheben der Beine oder des Oberkörpers (mit oder ohne Arme) in Bauchlage
- das Anheben des Beckenbereichs in Rücklage bei aufgestellten Beinen

Mit diesen Bewegungsfolgen trainieren Sie natürlich nicht nur den einen Muskelstrang, sondern auch andere Muskelgruppen mit: zum Beispiel die Bauchpartie, aber auch die Muskulatur des oberen Rückens oder die hüftstabilisierende beziehungsweise -streckende Muskulatur (vorrangig das Gesäß und die hintere Oberschenkelmuskulatur), die häufig gemeinsame Sache mit dem Rückenstrecker machen. Ganz so, wie auf der anderen Seite die Bauchmuskulatur mit den Hüftbeugern kooperiert. Da der Lendenwirbelbereich, der durch diese Übungen vorrangig beansprucht wird, bei bestimmten (falschen) Bewegungen empfindlich reagiert, sollten Sie sich hier besonders an die jeweilige Übungsbeschreibung halten.

Rumpfheben im Liegen

A

- Auf den Bauch legen.
- Die Arme neben dem Körper ablegen, die Handflächen zeigen nach oben.

B

- Den Oberkörper kontrolliert und so weit es ohne Probleme geht anheben.
- Zusätzlich die Schulterblätter zusammenziehen und mit den Händen in Richtung der Füße schieben.

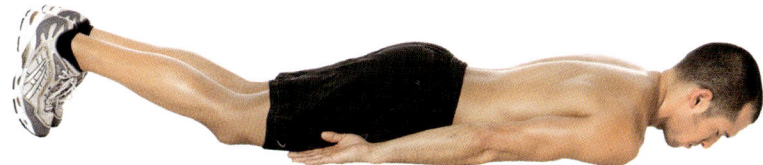

Kippen Sie das Becken nach vorn und drücken Sie es in den Boden. So stabilisieren Sie den Lendenwirbelbereich und vermeiden, ins Hohlkreuz zu geraten.

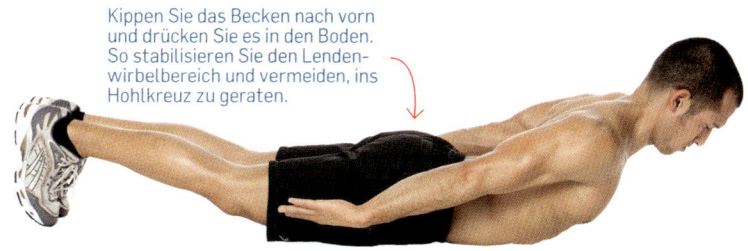

TESTEN SIE IHREN RÜCKENSTRECKER
Mit dieser Übung können Sie die Kraft des Gegenspielers Ihrer Bauchmuskeln, des Rückenstreckers, ermitteln. Dazu halten Sie die Endposition. Wenn Sie 20 Sekunden schaffen, sind Sie gut; 30 Sekunden oder mehr sind perfekt.

Superman

A

- Bäuchlings auf den Boden legen. Die Arme am Kopf vorbei parallel zueinander ausstrecken.

B

- Gleichzeitig die Arme und die Beine gestreckt so weit vom Boden abheben, wie es ohne Probleme möglich ist.
- Der Kopf bleibt in Verlängerung der Wirbelsäule.

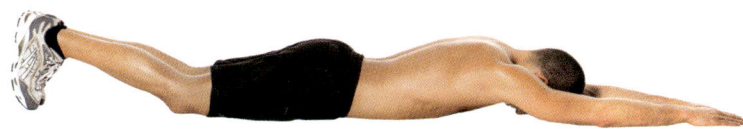

Schieben Sie die Fußsohlen in Richtung Decke.

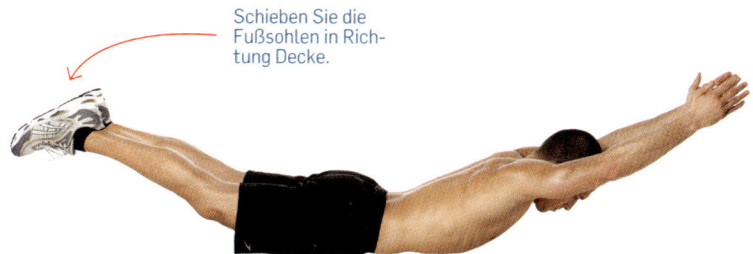

EINSTIEGSVARIANTE
Wem die Übung so zu schwer ist, der macht den „halben" Superman: Dann heben Sie entweder nur die Beine oder nur die Arme.

Unterer Rücken

Delfin-Schwimmen

A

- Auf den Bauch legen, die Beine strecken und die Arme dicht am Körper über dem Boden halten. Die Handflächen zeigen nach oben.
- Die gestreckten Beine und die Brust vom Boden abheben. Den Kopf in Verlängerung der Wirbelsäule halten.
- Das Becken nach vorn kippen und in den Boden pressen, um den unteren Rückenbereich zu stabilisieren. Dabei nicht ins Hohlkreuz fallen.

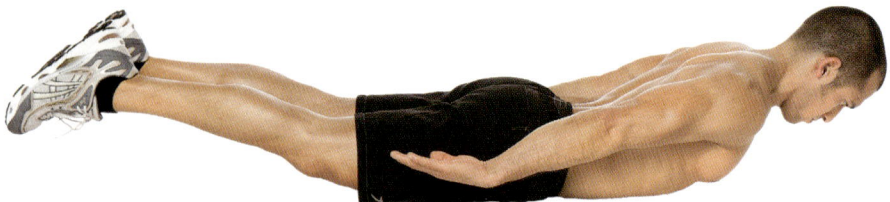

B

- Zunächst die gestreckten Arme seitlich anheben, dann nach vorn vor den Kopf bringen.

Heben Sie den Oberkörper beim Armschwung so weit es geht vom Boden.

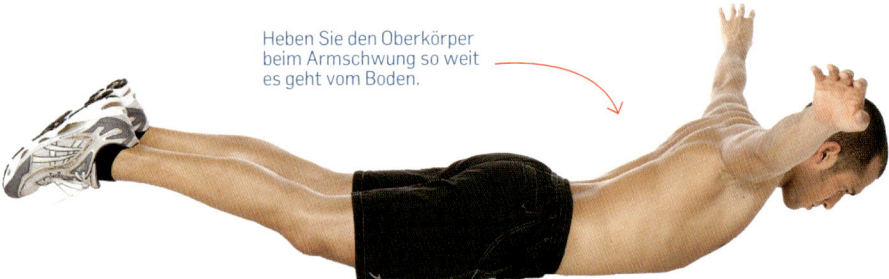

C

- Die Arme so weit nach vorn führen, bis sie parallel zueinander stehen. Die Handflächen zeigen nach unten.
- Den Oberkörper etwas absinken lassen. Die Brust bleibt aber wie Beine und Arme bis zum Ende des Satzes in der Luft.
- Die Arme wieder neben den Körper ziehen. Das ist eine Wiederholung.

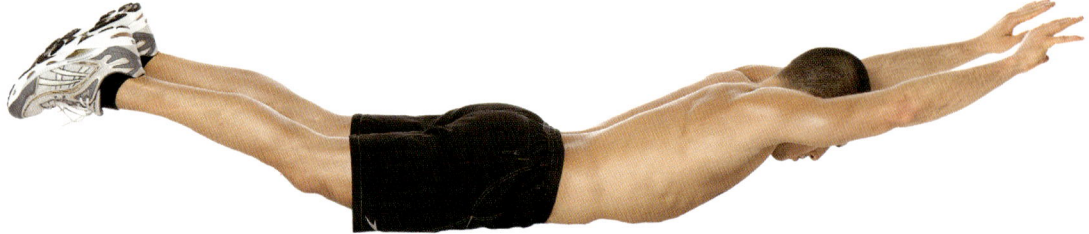

Schwimmen mit Gewichten

A

- Auf den Bauch legen und mit jeder Hand eine Hantelscheibe fassen.

- Arme und Beine leicht vom Boden abheben. Die Arme so halten, dass die Gewichte auf Ohrhöhe sind. Die Handflächen zeigen nach unten.

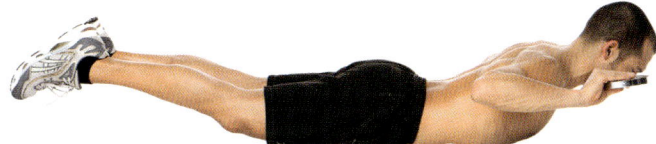

Strecken Sie den Oberkörper in Armrichtung, ohne ins Hohlkreuz zu fallen.

B

- Die Arme nach vorn ausstrecken, gleichzeitig maximale Spannung im Rücken aufbauen.

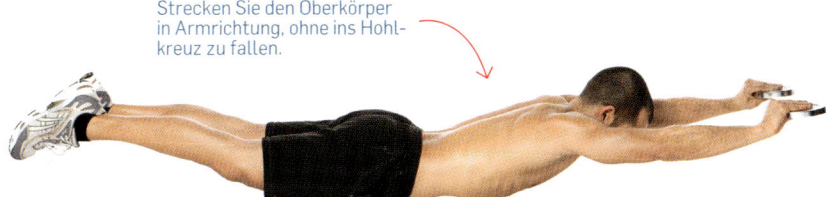

Diagonales Arm- und Beinheben mit Hantelscheiben

A

- Bäuchlings hinlegen und mit jeder Hand eine Hantelscheibe fassen. Der Kopf ist in Verlängerung der Wirbelsäule.

- Die Arme parallel über dem Boden gestreckt halten, die Beine ebenfalls anheben.

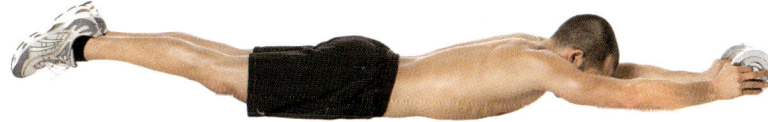

B

- Den linken Arm und das rechte Bein gleichzeitig anheben, dann in einer flüssigen Bewegung die Seiten wechseln.

- Die Übung auf Zeit durchführen.

EINSTIEGSVARIANTEN
Die Übung fällt leichter, wenn Sie entweder die Gewichte weglassen oder in einem Satz nur die Arme oder nur die Beine anheben.

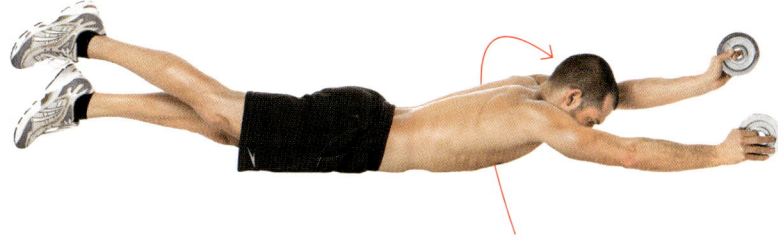

Die Oberarme berühren fast die Ohren, die Handflächen zeigen zueinander.

Unterer Rücken

Rumpfheben auf dem Gymnastikball

- Bäuchlings so auf einen Gymnastikball legen, dass der Oberkörper frei beweglich ist.

- Die Fußspitzen schulterbreit aufstellen und die Beine strecken.

- Den Oberkörper über den Ball nach unten absenken.

- Die Finger an die Schläfen legen.

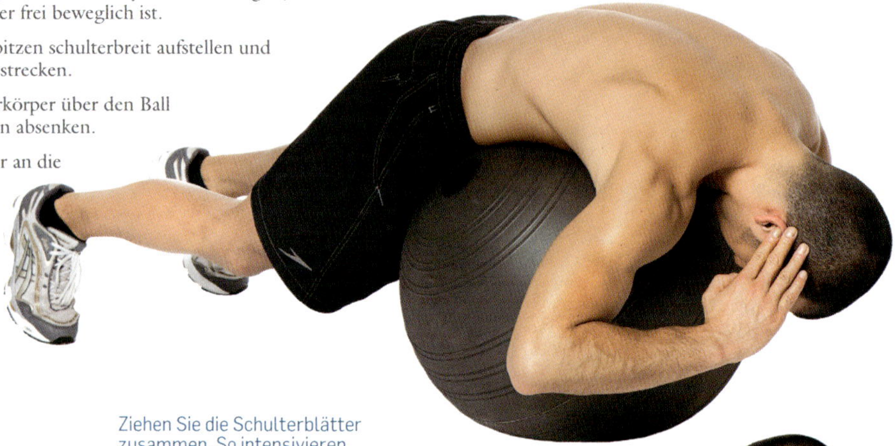

Ziehen Sie die Schulterblätter zusammen. So intensivieren Sie das Strecken des Rumpfes und es fällt ihnen leichter, die Arme in Position zu halten.

B

- Den Rumpf anspannen, dann den Rücken gerade machen und den Oberkörper so weit wie möglich anheben. Die Kraft kommt aus dem unteren Rücken.

- Die Arme bleiben unbewegt, die Ellenbogen zeigen weiterhin nach außen.

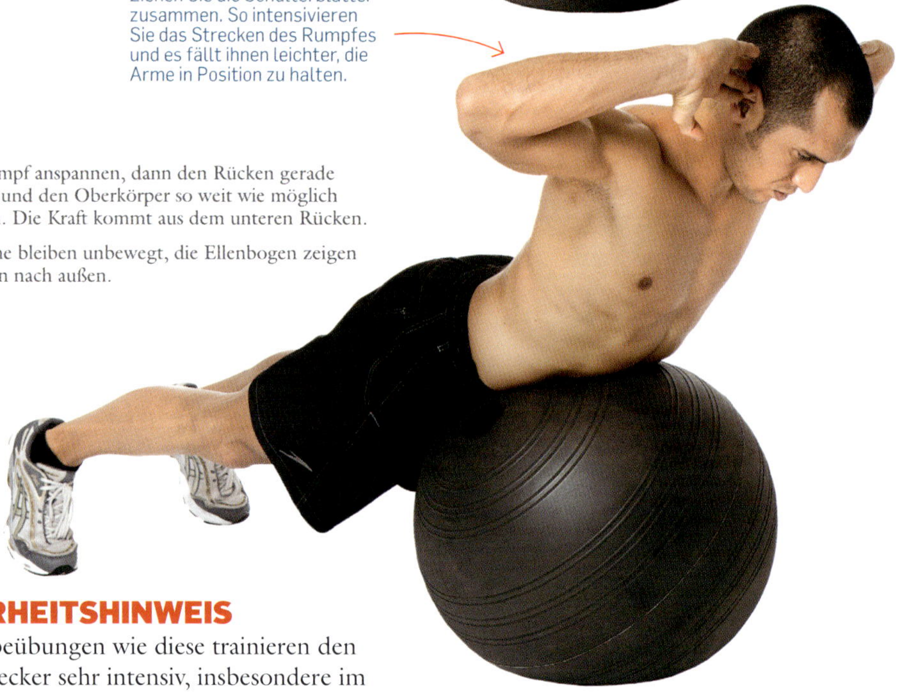

SICHERHEITSHINWEIS

Rumpfhebeübungen wie diese trainieren den Rückenstrecker sehr intensiv, insbesondere im unteren Rückenbereich, wo der Hebel für die Bewegung ansetzt. Führen Sie derartige Bewegungen niemals ruckartig, sondern immer langsam aus. Arbeiten Sie auch nicht gegen einen spürbaren Widerstand oder gar Schmerzen an.

EINSTIEGSVARIANTE

Um mit dem Übungsablauf vertraut zu werden und nicht so viel Ausgleichsarbeit leisten zu müssen, können Sie die Übung auf einer Trainingsbank oder im Studio an einem Hyperextensionsgerät ausführen.

Rückenstrecken auf dem Gymnastikball

A

- Mit der Hüfte und dem unteren Bauch auf einen Gymnastikball legen. Die Arme locker anwinkeln, sodass die Ellenbogen am Ball anliegen.
- Den ganzen Körper in einer geraden Linie halten.

B

- Die Arme gerade nach vorn strecken, dabei die Rückenmuskulatur maximal anspannen.
- Die Brust hebt sich vom Ball, ohne dass Sie den Rücken nach hinten überstrecken.

Spannen Sie für eine bessere Balance auch das Gesäß an.

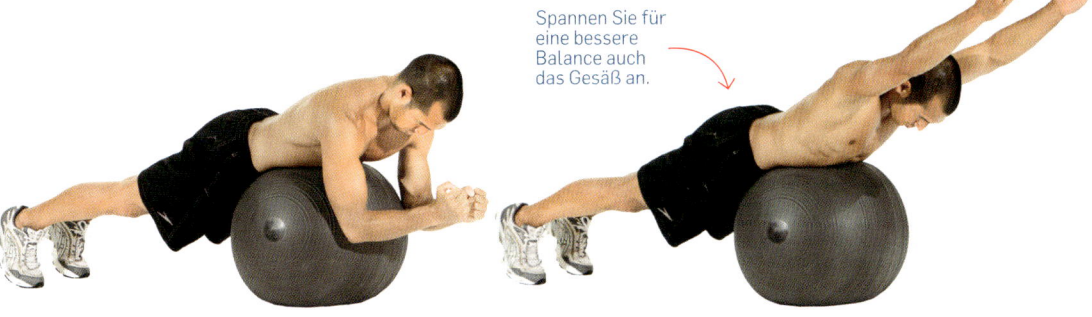

Gedrehtes Rumpfheben auf dem Gymnastikball

A

- Mit dem Bauch so auf einen Gymnastikball legen, dass der Oberkörper frei beweglich ist.
- Die Finger an die Schläfen legen, die Ellenbogen zeigen zur Seite.
- Den Rumpf Richtung Ball absenken.

B

- Kontrolliert den Oberkörper anheben, dann nach rechts, in der nächsten Wiederholung nach links drehen. Kopf und Arme folgen der Bewegung.

Den Oberkörper heben Sie so weit an, dass das Brustbein den Ball in der Endposition nicht mehr berührt.

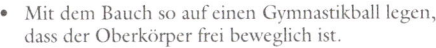
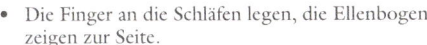
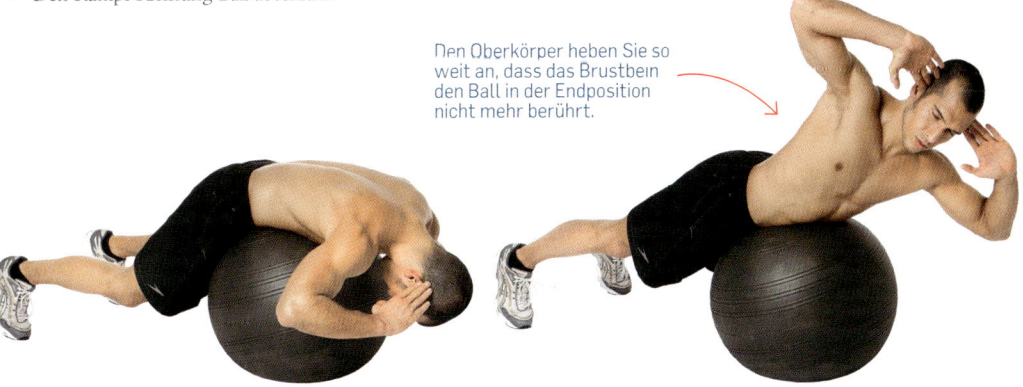

POWER-VARIANTE
Setzen Sie einen Medizinball oder eine Hantelscheibe ein, die Sie zum Beispiel vor dem Kopf halten. So wird die Übung spürbar intensiver.

Unterer Rücken

Rumpfheben auf dem Gymnastikball mit dem Medizinball

A

- Mit beiden Händen einen Medizinball greifen und bäuchlings so auf einen Gymnastikball legen, dass der Rumpf frei beweglich bleibt.
- Zunächst den Oberkörper absenken.

B

- Dann den Oberkörper gestreckt anheben. Der Kopf bleibt in Verlängerung der Wirbelsäule.
- Zugleich die Arme mit dem Ball so weit nach vorn führen, bis sie mit dem ganzen Körper eine gerade Linie bilden.

Entspannen Sie den Rücken.

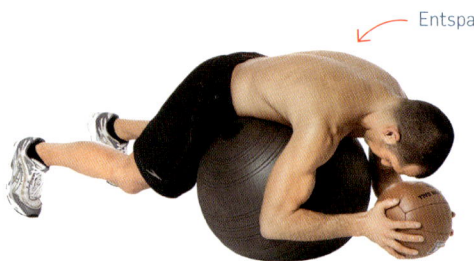

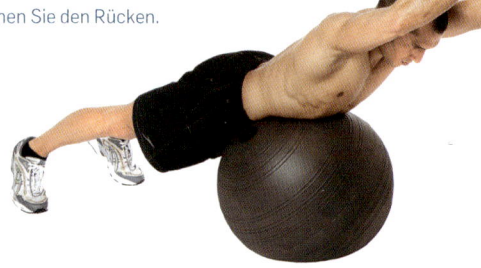

Kreuzheben mit der Langhantel

A

- Schulterbreit vor eine Langhantel stellen. In die Knie gehen, diese nicht über die Fußspitzen hinausschieben. Die Fußsohlen bleiben auf dem Boden.
- Den geraden Oberkörper so weit vorbeugen, bis Sie die Langhantel schulterbreit fassen können.
- Den Rumpf anspannen und noch etwas mehr in die Knie gehen, dann das Gewicht etwas anheben.

B

- Die Beine durchdrücken und den Oberkörper mit geradem Rücken aufrichten.
- Die Schultern nach hinten unten ziehen.

> **NIE WIEDER EINEN BRUCH HEBEN**
> *Mit dieser Übung können Sie sehr gut einstudieren, wie Sie im Alltag schwere Gegenstände rückenschonend heben.*

Machen Sie tendenziell eher ein kleines Hohlkreuz und vermeiden Sie in jedem Fall einen Rundrücken, da dieser eine enorme Belastung für die Bandscheiben darstellen würde.

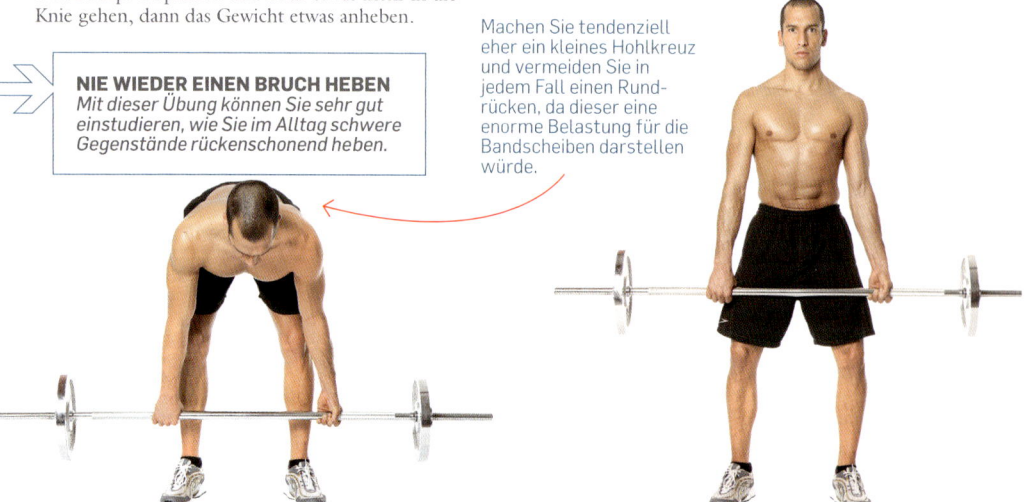

Rumpfstrecken mit der Langhantel

A

- Eine Langhantel in den Nacken legen und darauf achten, dass die Stange auf den Nacken- und Schultermuskeln, nicht direkt auf der Halswirbelsäule aufliegt.

- Die Stange mit beiden Händen breit greifen, die Handflächen zeigen nach vorn.

- Schulterbreit aufstellen, den Rücken gerade halten und die Knie leicht beugen.

- Den Rumpf anspannen, dann den Oberkörper etwa 45 Grad vorbeugen.

B

- Den Oberkörper mit dauerhaft geradem Rücken aufrichten.

- Die Fußsohlen haben stets mit der ganzen Fläche Kontakt zum Boden.

RICHTUNGSWECHSEL
Diese Übung lässt sich auch in umgekehrter Abfolge ausführen. Wer Ausgangs- und Endposition tauscht und den Rumpf auf diese Weise nach vorn beugt, führt sogenannte Good Mornings aus, die ebenso den unteren Rücken trainieren.

Halten Sie zu jedem Zeitpunkt der Übung den Kopf gerade und überstrecken Sie ihn nicht nach hinten.

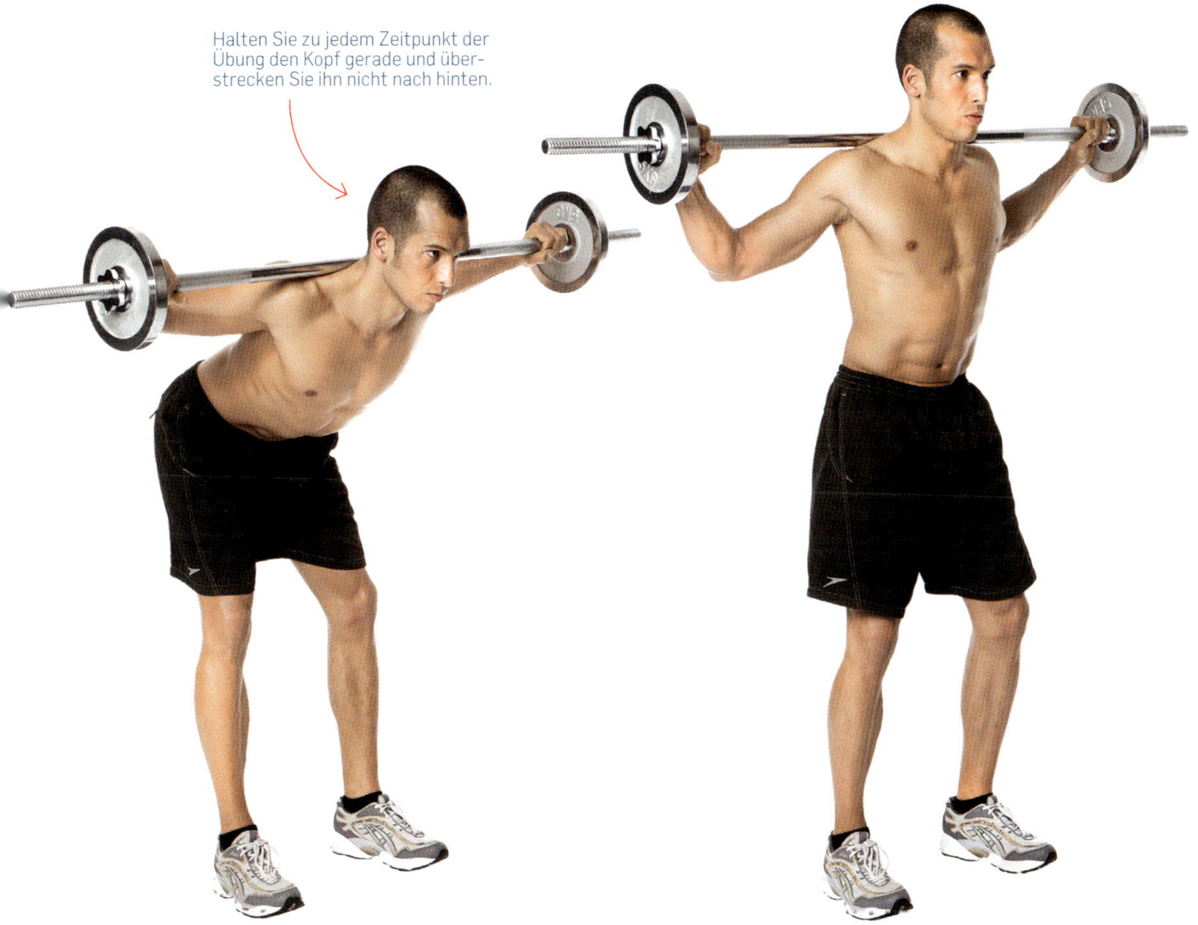

Unterer Rücken

Freies Rumpfdrehen in Bauchlage auf der Bank

A

- Bäuchlings auf eine Bank legen und den Oberkörper so weit über die Kante schieben, dass er frei beweglich ist.
- Die Füße unter die Bank haken und eine stabile Position finden, in der Sie sich nicht mehr mit den Händen abstützen müssen.
- Den Rumpf anspannen und den Oberkörper parallel zum Boden anheben.
- Den Kopf in Verlängerung der Wirbelsäule halten, der Blick geht zum Boden.
- Die Arme seitlich ausstrecken.

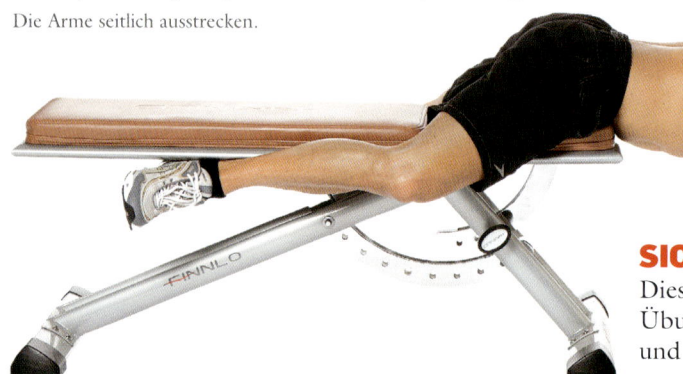

SICHERHEITSHINWEIS
Dies ist eine der intensivsten Übungen für den unteren Rücken und somit eher für Fortgeschrittene geeignet. Sie sollten sie in jedem Fall nur ausführen, wenn Ihr Rückenstrecker bereits gekräftigt ist und Sie keine Rückenbeschwerden haben.

EINSTIEGSVARIANTE
Die Position der Arme trägt entscheidend zur Intensität dieser und allen anderen Übungen bei, in denen der Rumpf frei angehoben oder abgesenkt wird. Grundsätzlich gilt: Je näher die Arme am Körper sind, umso einfacher wird es. Hier können Sie also zum Einstieg entweder die Arme an den Körper legen oder vor der Brust verschränken.

B

- Den Oberkörper mit geradem Rücken nach rechts drehen.
- Die nächste Wiederholung direkt anschließen und den Oberkörper zur linken Seite drehen, dann wechselseitig wiederholen.

Drücken Sie das Becken fest ins Polster, um den Lendenwirbelbereich zu stabilisieren und den Rumpf besser gerade halten zu können.

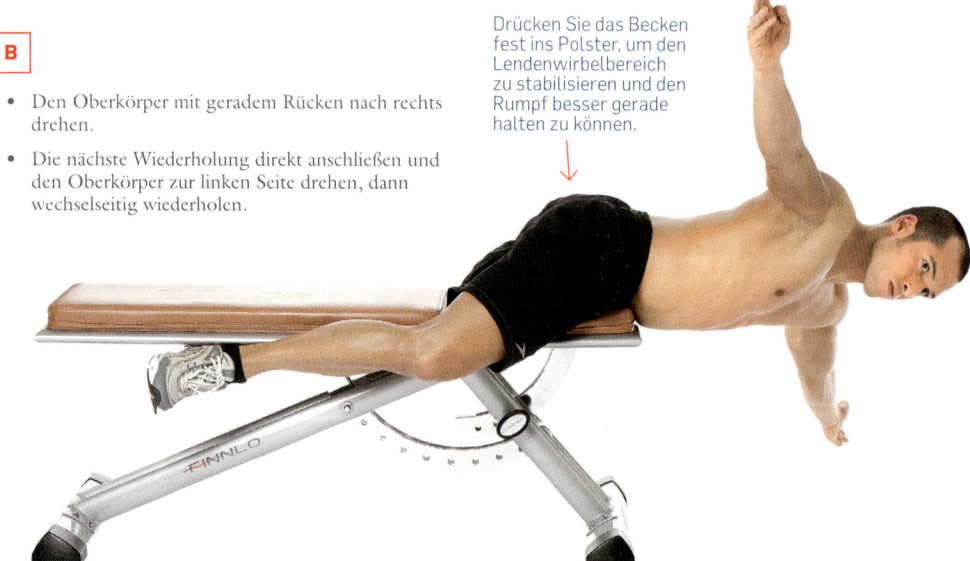

Rumpfdrehen im Knien auf dem Balance-Kissen

A

- Hüftbreit auf ein Balance-Kissen knien. Eine Hantelscheibe dicht vor dem Körper halten und den Rumpf vorbeugen.

POWER-VARIANTE
Fortgeschrittene knien sich auf einen Balance-Kreisel, der die Rumpfmuskulatur noch stärker dazu zwingt, neben der Bewegungsausführung auch für ausreichend Stabilität zu sorgen.

B

- So weit es ohne Probleme geht, den Oberkörper zur rechten, in der nächsten Wiederholung zur linken Seite drehen.

- Die Beine und die Hüfte bleiben unbewegt und drehen nicht mit.

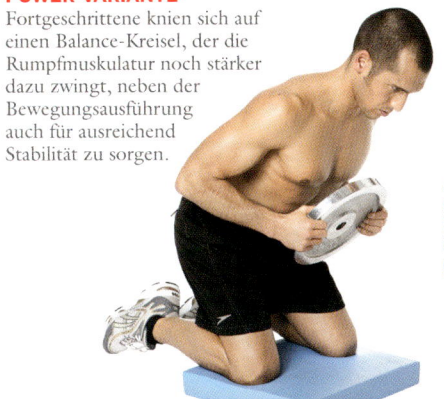

Achten Sie darauf, den Rücken sowohl in der Start- als auch in der Endposition gerade zu halten.

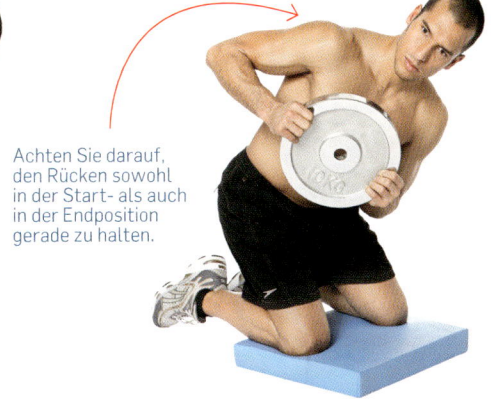

Rumpfbeugen auf dem Balance-Kreisel

A

- Einen Balance-Kreisel erhöht auf einen Step stellen oder die Auflagefläche des Kreisels mit ein, zwei festen Kissen erhöhen. Leicht vorgebeugt auf den Kreisel knien

- Die Finger an die Schläfen legen, die Ellenbogen zeigen nach außen.

B

- Den geraden Oberkörper möglichst weit nach vorn beugen.

- Arme, Schultern und Kopf bleiben in Position – die Bewegung findet nur im Beckenbereich statt.

Auch wenn Sie mit Kissen arbeiten, sollten die Fußspitzen möglichst keinen Kontakt zum Boden haben.

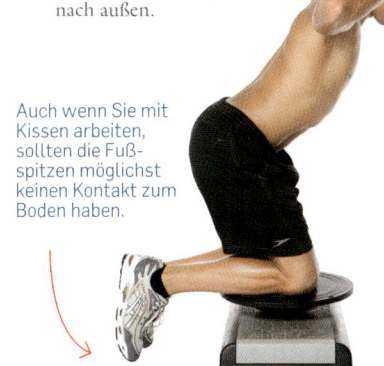

EINSTIEGSVARIANTE
Wenn Sie das Gleichgewicht auf dem Kreisel nicht halten können, nehmen Sie die Erhöhung weg, sodass die Füße mehr Bodenkontakt haben. Alternativ können Sie zunächst auch nur ein Balance- oder ein normales dickes Kissen verwenden.

Unterer Rücken

Einarmiges Kurzhantel-Rudern mit Drehung

A

- Mit der rechten Hand eine Kurzhantel im Hammergriff halten (die Handfläche zeigt nach innen, der Daumen nach vorn).
- Mit links einen Schritt machen, aufrecht und schulterbreit stehen, leicht in die Knie gehen und den Oberkörper mit geradem Rücken nach vorn beugen.
- Den Gewichtsarm hängen lassen (den Ellenbogen stets minimal gebeugt halten), die linke Hand mit der Außenfläche locker im linken Nierenbereich an den Körper drücken.

EINSTIEGSVARIANTE
Sie können sich mit der freien Hand auch auf dem Knie abstützen. So muss der Rumpf nicht so viel Haltearbeit verrichten.

POWER-VARIANTEN
Wenn Sie sich auf ein Balance-Kissen oder gar einen Balance-Kreisel stellen, muss der Körper mehr Ausgleichsarbeit leisten.

B

- Den Oberkörper nach rechts aufdrehen, gleichzeitig das Gewicht neben den Rumpf ziehen.
- Der Blick folgt der Drehung.
- Im nächsten Satz die Seiten wechseln.

GIB GUMMI
Derartige Zugbewegungen können Sie auch gut mit einem Physioband durchführen. Dazu stellen Sie sich mit dem vorderen Fuß auf das Band und greifen die Enden mit der Zughand.

Drehen Sie die arbeitende Schulter möglichst weit nach oben, als wollten Sie den Ellenbogen über die andere Körperseite hinausdrücken.

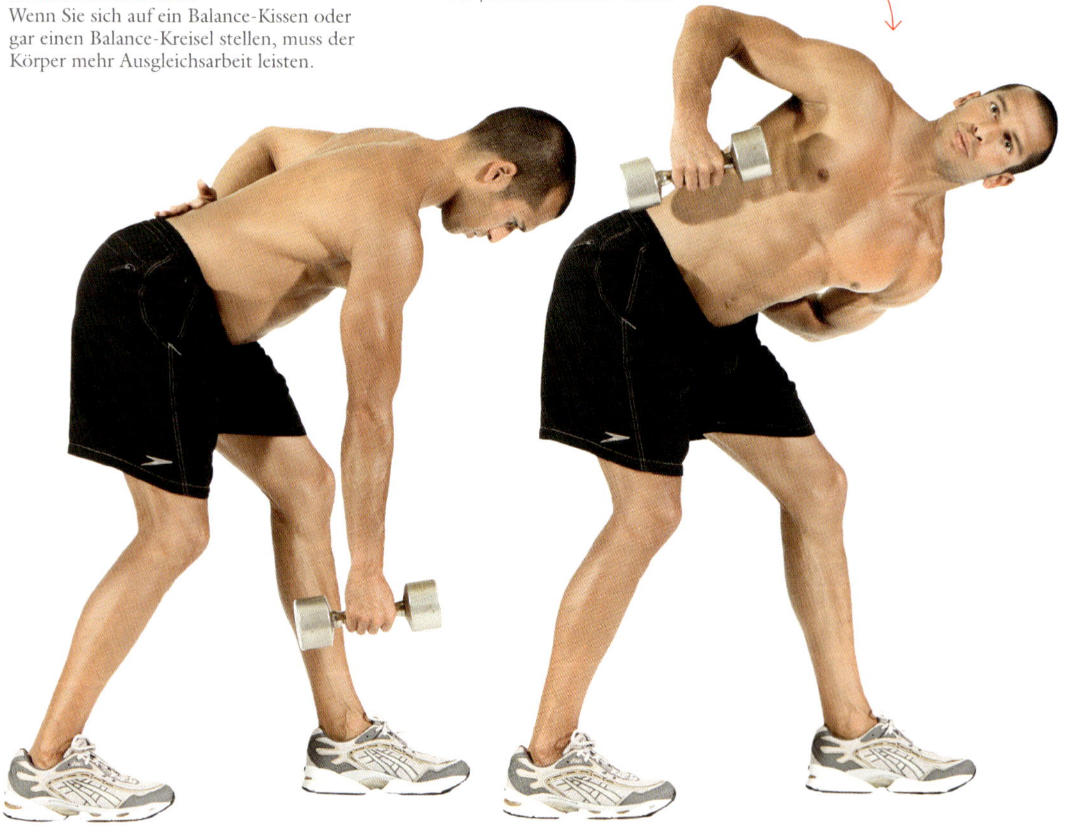

Einbeiniges Kurzhantel-Rudern mit Drehung

A

- Mit einer Kurzhantel in jeder Hand auf das rechte Bein stellen.
- Das linke Bein nach hinten strecken und den Oberkörper mit geradem Rücken vorbeugen, sodass er mit dem angehobenen Bein etwa eine Linie bildet.

B

- Die rechte Kurzhantel an den Rumpf heranziehen, diesen dabei nach rechts aufdrehen.
- Im nächsten Satz die Seiten wechseln.

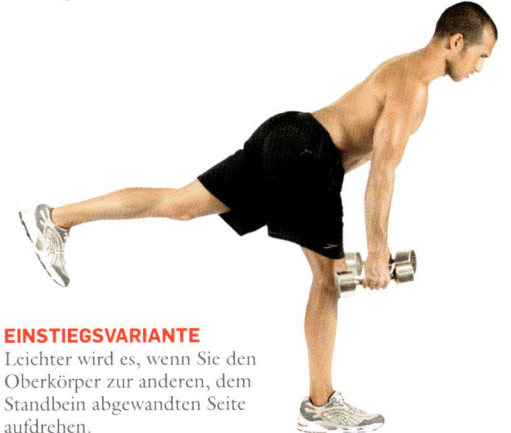

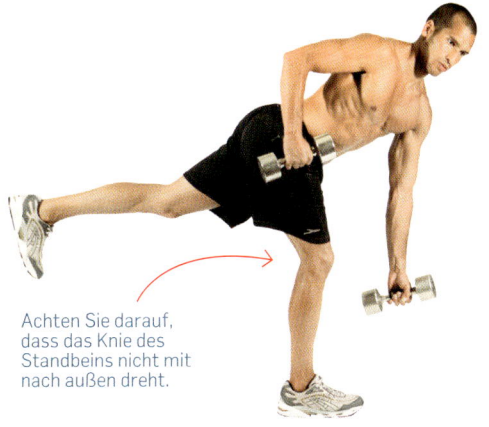

EINSTIEGSVARIANTE
Leichter wird es, wenn Sie den Oberkörper zur anderen, dem Standbein abgewandten Seite aufdrehen.

Achten Sie darauf, dass das Knie des Standbeins nicht mit nach außen dreht.

Rückwärtiges Beinheben auf dem Gymnastikball

A

- Mit dem unteren Bauch auf einen Gymnastikball legen. Hinten auf den Fußspitzen, vorn auf den Händen abstützen.
- Den Rücken gerade machen und den Kopf in Verlängerung der Wirbelsäule halten.

B

- Die Beine gestreckt möglichst weit anheben, dabei die Füße dicht zusammenhalten.
- Die Ellenbogen dürfen leicht nachgeben, aber im Oberkörper sollten Sie nicht zu weit vorkippen.

POWER-VARIANTE
Schreiben Sie mit den Beinen in der Endposition eine Acht in die Luft oder lassen Sie sie kreisen.

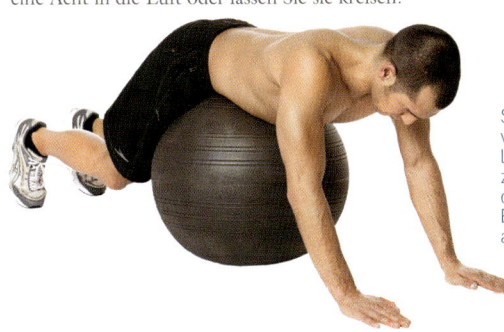

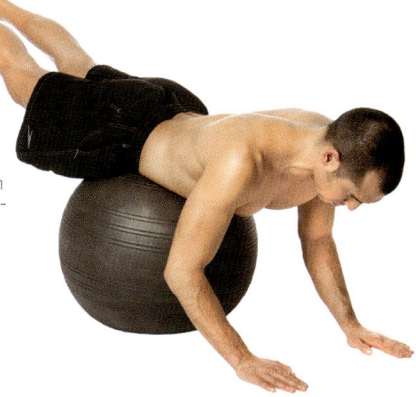

Stellen Sie sich vor, die Fußsohlen zur Decke zu schieben, ohne dabei die Beinstreckung aufzugeben.

Unterer Rücken

Rückwärtiges Beinheben mit angewinkelten Beinen auf der Bank

- Bäuchlings so auf eine leicht schräg erhöhte Bank legen, dass die Hüfte mit dem Polster abschließt.
- Mit den Händen am seitlichen Polsterrand festhalten.
- Die Füße leicht vom Boden heben und die Knie etwa rechtwinklig beugen.

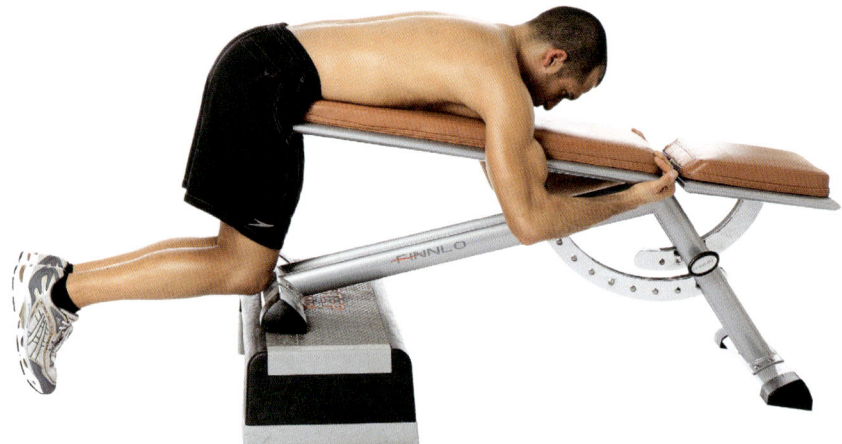

B

- Die Oberschenkel mit der Kraft des unteren Rückens anheben.
- Die Fersen minimal Richtung Gesäß ziehen, ohne den Kniewinkel wirklich zu verändern. Das erhöht die Spannung.
- Die Füße während des Satzes nicht mehr auf den Boden stellen.

Heben Sie die Oberschenkel nur so weit, bis sie eine gerade Linie mit dem Rumpf bilden, nicht darüber hinaus. Ansonsten wird der Lendenwirbelbereich ungünstig belastet.

POWER-VARIANTEN
Sie können die Übung erschweren, indem Sie die Beine strecken, anstatt sie anzuwinkeln. Ziehen Sie dabei die Zehen an, um die Streckung zu intensivieren. Wem das immer noch nicht genug ist, der kann die Beine in der Endposition scherenartig hin- und herbewegen.

Einbeiniges rückwärtiges Beinheben auf der Bank

A

- Bäuchlings so auf eine leicht erhöhte Bank legen, dass die Beine frei beweglich sind. Mit den Händen an der Sitzfläche festhalten.

- Den linken Fuß auf den Boden setzen, das rechte Bein angewinkelt in der Luft halten.

Finden Sie die Position für die Hände, in der Sie Ihren Oberkörper am besten fixieren können. Das kann wie hier der Übergang zwischen Rücken- und Sitzpolster sein.

B

- Das rechte Bein durchstrecken und so weit anheben, bis der Oberschenkel mit dem Rumpf in etwa eine gerade Linie bildet.

- Der Oberkörper und auch das Becken bleiben auf dem Polster.

- Im nächsten Satz die Seiten wechseln.

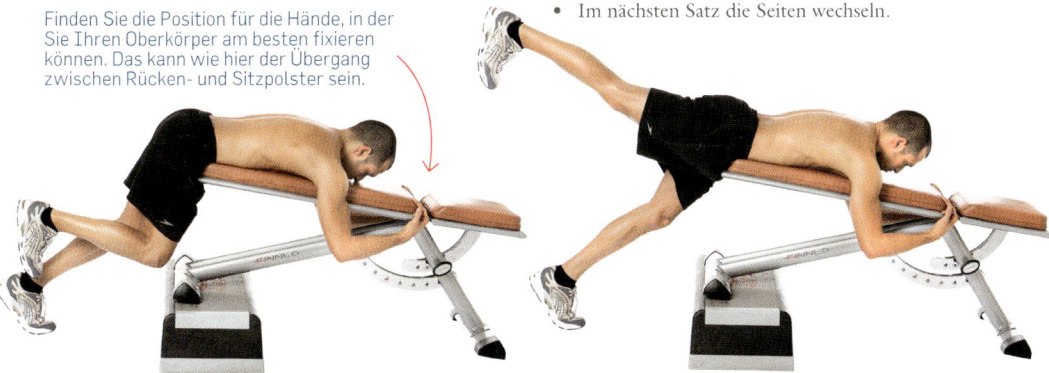

Angewinkeltes rückwärtiges Beinheben

A

- Bäuchlings hinlegen. Arme und Stirn auf dem Boden ablegen.

- Die Beine beugen, bis die Unterschenkel fast senkrecht stehen.

B

- Die Oberschenkel anheben und die Unterschenkel senkrecht zur Decke schieben. Dabei die Beine möglichst geschlossen halten.

Arbeiten Sie ohne Schwung – es ist vollkommen richtig, wenn die Bewegung relativ klein ausfällt.

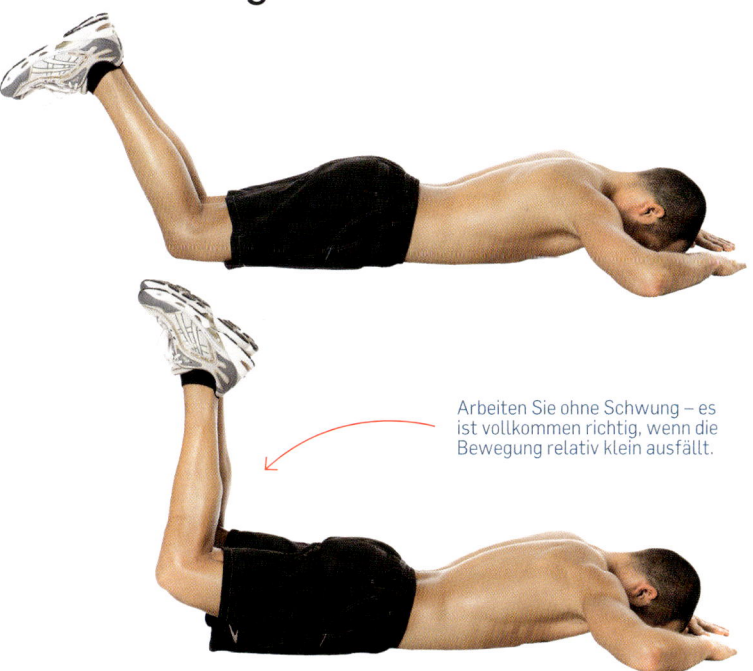

159

Unterer Rücken

Einbeiniges rückwärtiges Beinheben auf dem Boden

A

- Auf den Bauch legen. Das Kinn ruht auf den Handrücken.
- Mit der Beininnenseite das angewinkelte rechte Bein locker ablegen. Das linke Bein gestreckt über dem Boden halten.

B

- Kontrolliert das linke Bein möglichst weit anheben, aber kein Hohlkreuz machen.
- Im nächsten Durchgang die Seiten wechseln.

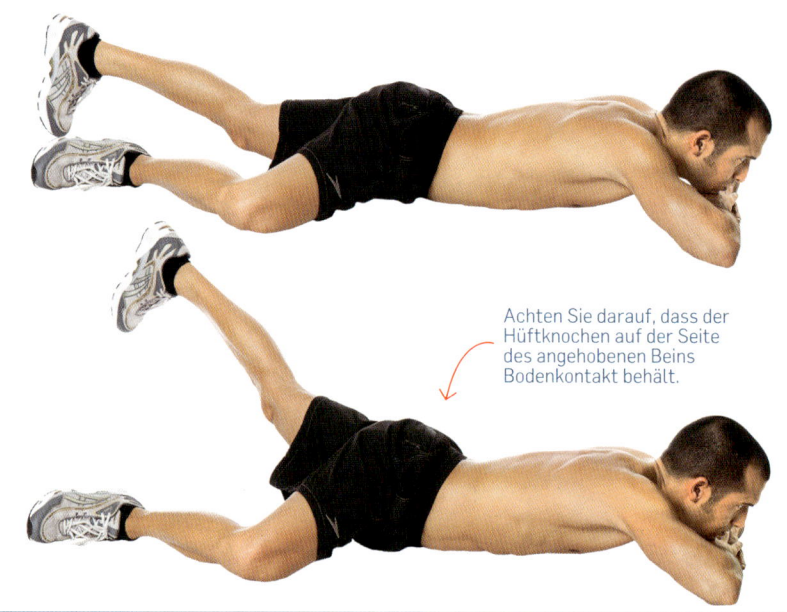

Achten Sie darauf, dass der Hüftknochen auf der Seite des angehobenen Beins Bodenkontakt behält.

Unterarmstütz-Kickbacks

A

- In den Unterarmstütz gehen. Dabei die Beine nicht ganz durchstrecken, sondern die Füße so aufstellen, dass der Kniewinkel etwas größer als 90 Grad ist.
- Den rechten Fuß vom Boden abheben.

B

- Das rechte Bein anheben und nach hinten oben strecken, bis es etwa in einer Linie mit dem Rumpf ist.
- Im nächsten Satz die Seiten wechseln.

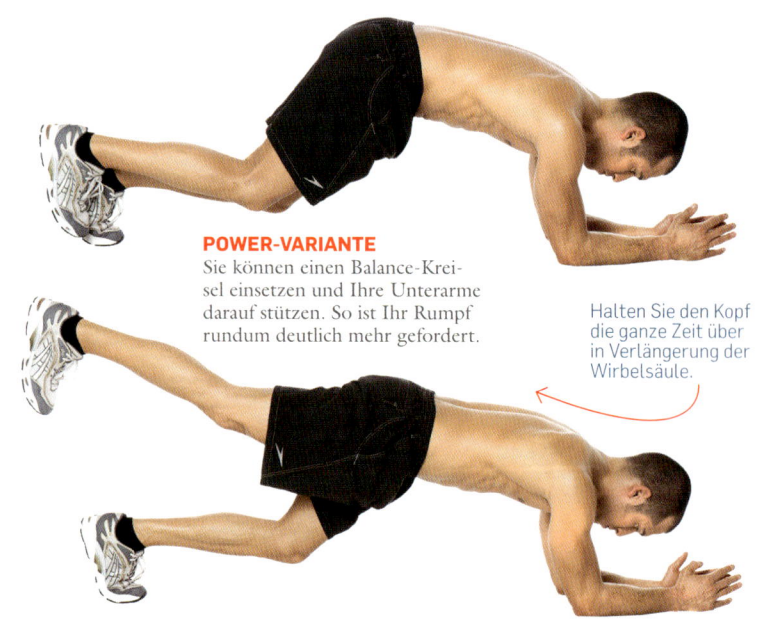

POWER-VARIANTE
Sie können einen Balance-Kreisel einsetzen und Ihre Unterarme darauf stützen. So ist Ihr Rumpf rundum deutlich mehr gefordert.

Halten Sie den Kopf die ganze Zeit über in Verlängerung der Wirbelsäule.

Beinüberkreuzen im Vierfüßlerstand

A

- In den Vierfüßlerstand gehen: Die Oberschenkel sind senkrecht unterhalb der Hüftgelenke, die Hände berühren den Boden genau unterhalb der Schultern.
- Den Kopf und den Rumpf auf eine gerade Linie bringen, der Blick geht nach unten.
- Das rechte Bein anheben und etwa im 45-Grad-Winkel nach rechts abstrecken.
- Die Zehen anziehen und die Fußspitze dicht über dem Boden halten.

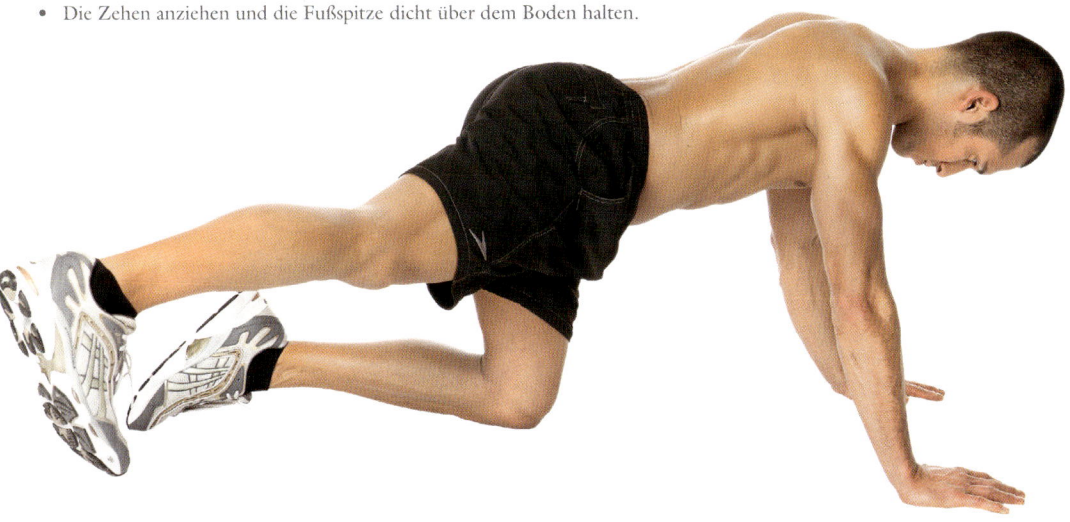

B

- Das rechte Bein in hohem Bogen über das linke Bein hinweg so weit es geht nach links führen, ohne die Stützposition zu verändern. Den Fuß dort knapp über dem Boden halten.
- Im nächsten Durchgang die Seiten wechseln.

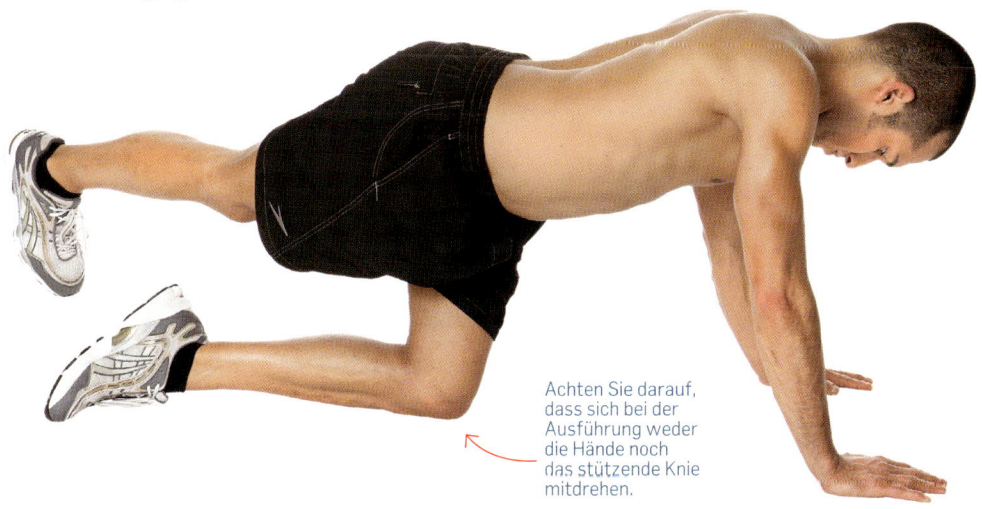

Achten Sie darauf, dass sich bei der Ausführung weder die Hände noch das stützende Knie mitdrehen.

Stretching

Stretching: Dehn-, Mobilisations- und Entspannungsübungen

Jeder, der sich um seinen Körper kümmert, kommt früher oder später dahinter: Kraft ist nicht alles. Wollen Sie ausgewogen trainiert und durch und durch leistungsfähig sein, und das in einer aufrechten Haltung, dann kümmern Sie sich um Ihre Beweglichkeit. Diese geht nämlich bei vielen Menschen, die den lieben langen Tag sitzend verbringen, verloren: Muskeln verkürzen, wenn sie nicht in ihrem vollen Aktionsradius genutzt werden. Die Folge sind Dysbalancen und Fehlhaltungen.

Abhilfe schaffen Mobilisations- und Dehnübungen – wie die hier zusammengestellten, zu denen sich noch ein paar Entspannungsübungen gesellen, um Ihr Cooldown zu bereichern. Eine einfache Formel zur Anwendung: Absolvieren Sie zu Workout-Beginn eine Mobilisations-, am Ende eine Entspannungsübung.

Stretching mit Struktur

Dehnen sollten Sie sich am besten in einer eigenen Einheit. Zum Warm-up sind Dehnübungen weniger geeignet, für das Cool-down bedingt: locker ausgeführt, können sie den Muskeltonus senken, so die Regeneration unterstützen.

Allgemeine Tipps für den Dehnerfolg:

- Dehnen macht beweglicher und kräftiger. Aber nur, wenn Sie es regelmäßig und intensiv genug betreiben. Das heißt: mindestens zwei- bis dreimal pro Woche, am besten in einer eigenen Einheit, die nur zehn Minuten dauern muss. Wichtig: Für diese langfristigen Dehnerfolge müssen Sie relativ intensiv dehnen – es darf ruhig ziehen.
- Vermeiden Sie in jedem Fall ruckartige Bewegungen.
- Arbeiten Sie mit Ihrer Atmung: Das Dehnen in die Phase der Ausatmung hinein fällt leichter.

DIE WICHTIGSTEN DEHNMETHODEN		
Methode	**Ausführung**	**Durchgänge**
Passiv-statisches Dauerdehnen	• 20 Sekunden Dehnspannung halten • ruhig weiteratmen, dabei die Spannung erhöhen und nochmals 20 Sekunden halten	1
Dehnen durch Anspannung und Entspannung	• leicht dehnen, dann den Muskel etwa 6 Sekunden lang maximal anspannen • entspannen, ausatmen, dann intensiver dehnen und das für 10 bis 15 Sekunden halten	1-2
Wiederholtes dynamisches Dehnen	• in die Dehnspannung gehen und 20- bis 30-mal sanft und möglichst immer weiter in die Endposition schieben (nicht wippen!) • dazwischen jeweils die Spannung etwas lösen und ausatmen	1-2

Dehnung der oberen Rückenmuskulatur mit hochgestreckten Armen

AUSFÜHRUNG

- Aufrecht etwa schulterbreit hinstellen und die gestreckten Arme senkrecht über den Kopf heben.
- Eine Hand auf die andere legen und die Finger so weit es geht nach oben drücken. Auch den Oberkörper so lang wie möglich machen.
- Wenn Sie zum Hohlkreuz neigen, das Becken leicht nach hinten schieben.

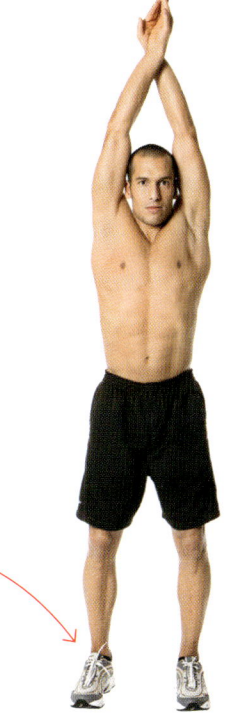

Bleiben Sie mit den Fersen auf dem Boden.

Dehnung der oberen Rückenmuskulatur mit gestreckten Armen und Seitneigung

AUSFÜHRUNG

- Gerade hinstellen und den linken Fuß außen neben den rechten Fuß auf den Boden setzen.
- Die Arme über den Kopf strecken und mit der linken Hand ans Handgelenk der rechten Hand fassen.
- Den Oberkörper möglichst weit zur linken Seite neigen.
- Im nächsten Durchgang die Seiten wechseln.

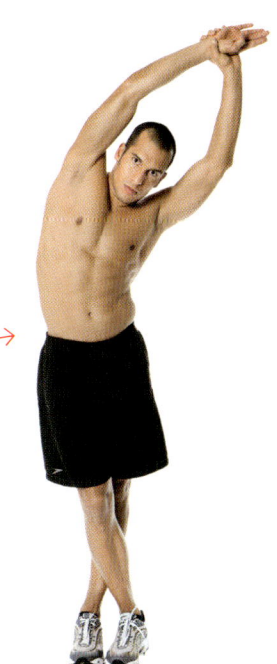

Halten Sie das Becken in Position – kippen Sie weder nach vorn noch nach hinten. Zudem sollten die Hüftgelenke annähernd waagerecht bleiben.

ALTERNATIVE
Wer Probleme im unteren Rücken hat, kann diese Übung auch im Sitzen ausführen. In dieser Position hat der Lendenwirbelbereich mehr Unterstützung.

Stretching

Katzenbuckel

 A

- In den Vierfüßlerstand gehen.
- Den Oberkörper durchhängen lassen. Dabei die Brust Richtung Boden drücken.
- Den Kopf anheben, der Blick geht nach vorn.

B

- Den Oberkörper möglichst weit nach oben drücken und den Rücken als „Katzenbuckel" rund machen. Gleichzeitig den Kopf zur Brust absenken.
- Die Position drei Sekunden halten.

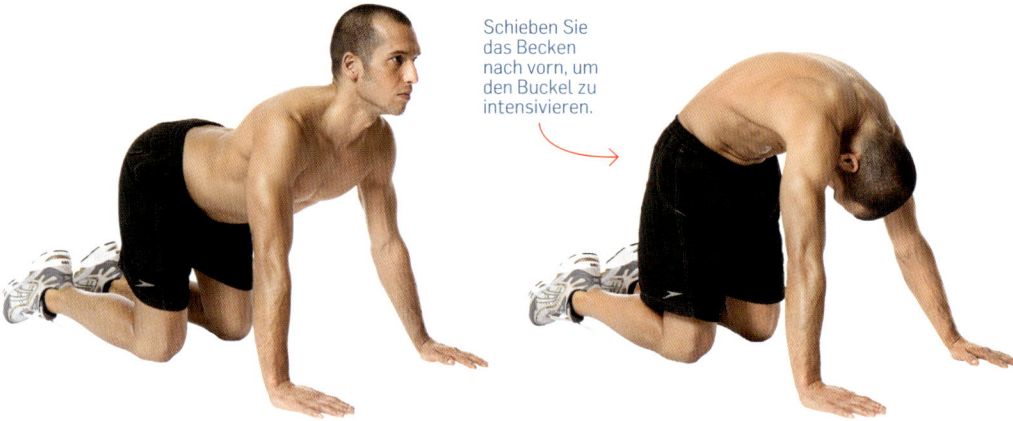

Schieben Sie das Becken nach vorn, um den Buckel zu intensivieren.

Kobra

AUSFÜHRUNG

- Bäuchlings hinlegen. Die Hände neben der Brust auf den Boden stemmen.
- Die Arme langsam strecken und so den Oberkörper behutsam immer weiter hochdrücken. Dabei den Rumpf so weit nach hinten beugen, wie es ohne Probleme machbar ist. Nach vorn oben blicken, ohne den Kopf zu überstrecken.
- Die Position halten.

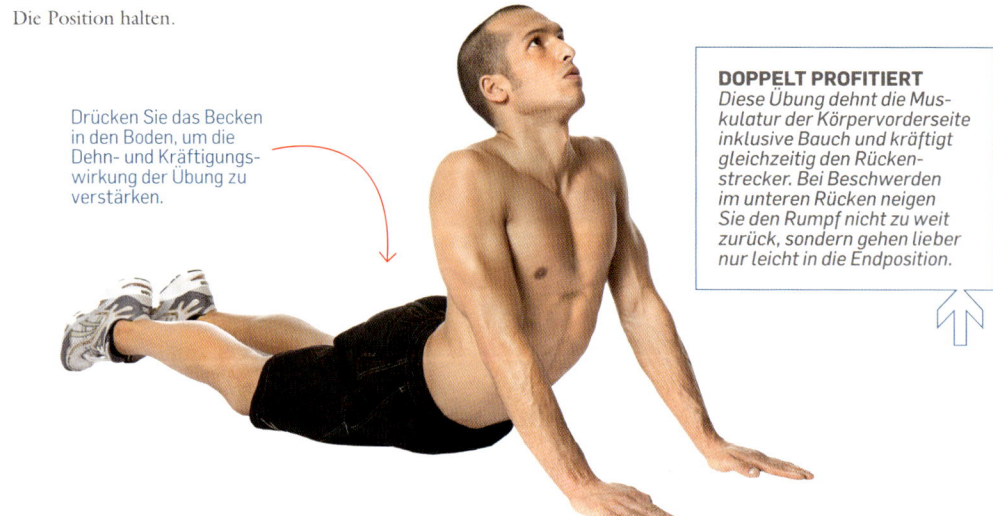

Drücken Sie das Becken in den Boden, um die Dehn- und Kräftigungswirkung der Übung zu verstärken.

DOPPELT PROFITIERT
Diese Übung dehnt die Muskulatur der Körpervorderseite inklusive Bauch und kräftigt gleichzeitig den Rückenstrecker. Bei Beschwerden im unteren Rücken neigen Sie den Rumpf nicht zu weit zurück, sondern gehen lieber nur leicht in die Endposition.

Rückwärtsrollen auf dem Gymnastikball

AUSFÜHRUNG

- In die Hocke gehen und rücklings so gegen einen Gymnastikball lehnen, dass dieser nicht wegrollt.
- Die Finger in den Nacken legen, die Ellenbogen zeigen nach außen.
- Den Körper auf und über den Ball schieben, bis der ganze Rücken Kontakt zum Ball hat.
- Den Rumpf entspannen und durch die Schwerkraft nach hinten beugen. Zusätzlich das Becken nach unten durchhängen lassen, sodass der komplette Lendenwirbelbereich und das Gesäß den Ball berühren.

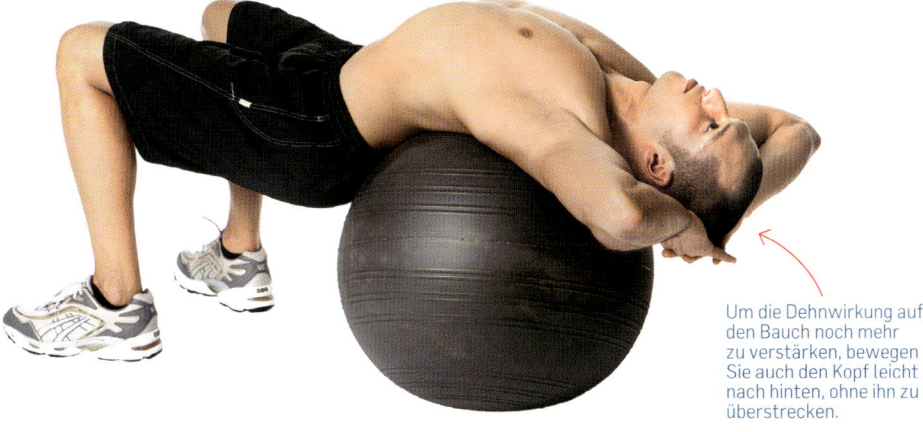

Um die Dehnwirkung auf den Bauch noch mehr zu verstärken, bewegen Sie auch den Kopf leicht nach hinten, ohne ihn zu überstrecken.

Bauchlage auf dem Gymnastikball

AUSFÜHRUNG

- Bäuchlings auf einen Gymnastikball legen.
- Arme, Beine sowie den Kopf locker herabhängen lassen und eine möglichst große Kontaktfläche mit dem Ball herstellen.
- Darauf konzentrieren, Becken-, Rücken- und Nackenbereich bewusst zu entspannen.

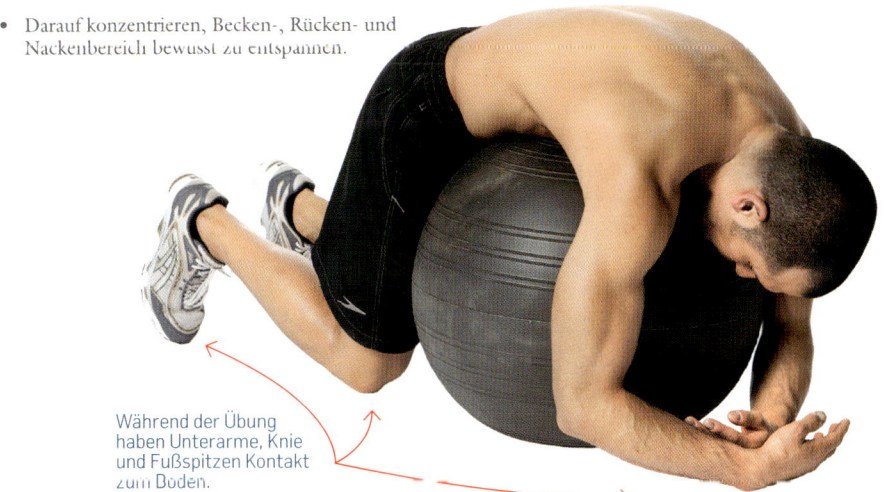

Während der Übung haben Unterarme, Knie und Fußspitzen Kontakt zum Boden.

Stretching

Kniependeln

A

- Rücklings auf den Boden legen und die Füße aufstellen.
- Die Arme zu den Seiten ausstrecken. Mit dem Blick einen Punkt an der Decke fixieren.

B

- Die Beine geschlossen nach rechts zum Boden kippen, ohne den Kniewinkel zu verändern.
- In der nächsten Wiederholung die Beine nach links bewegen.

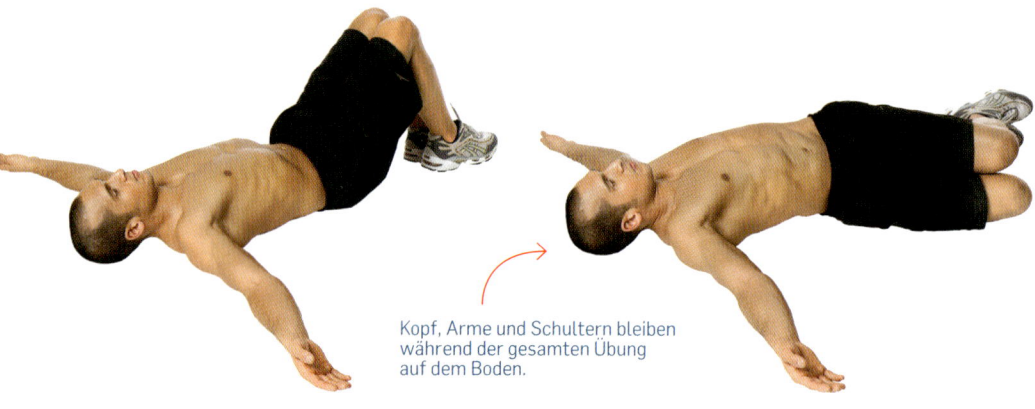

Kopf, Arme und Schultern bleiben während der gesamten Übung auf dem Boden.

Einbeiniges Hüftrollen

A

- Auf dem Rücken liegend die Arme zu den Seiten ausstrecken und auf dem Boden ablegen.
- Das linke Bein annähernd senkrecht hochstrecken.

B

- Kontrolliert das gestreckte linke Bein über das rechte absenken, bis der linke Fuß den Boden rechts außen berührt.
- Auf gleichem Weg zurück, das Bein ablegen und in der nächsten Wiederholung mit dem rechten Bein fortfahren.

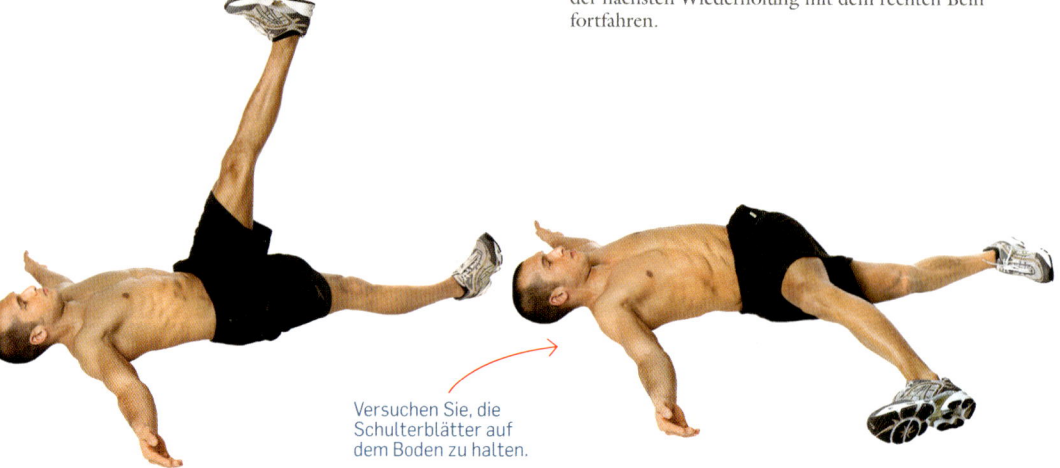

Versuchen Sie, die Schulterblätter auf dem Boden zu halten.

166

Kindhaltung

AUSFÜHRUNG

- In den Fersensitz gehen, den Oberkörper vorbeugen und auf die Oberschenkel legen.
- Die Hände so weit es geht behutsam nach vorn schieben. Das Gesäß bleibt in Kontakt mit den Fersen.
- Die Position halten und entspannen.

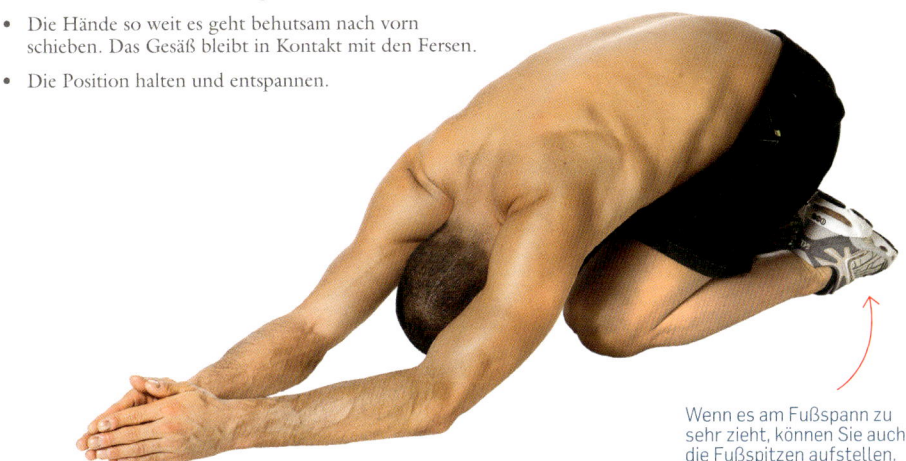

Wenn es am Fußspann zu sehr zieht, können Sie auch die Fußspitzen aufstellen.

Ganzkörperdehnung in Rückenlage

AUSFÜHRUNG

- Mit dem Rücken auf den Boden legen. Beine und Arme in einer Linie mit dem Rumpf ausstrecken.
- Den ganzen Körper so weit wie möglich strecken.

Ziehen Sie die Zehen etwas an und schieben Sie die Fersen von sich weg. Das verstärkt die Dehnung in den Beinen.

POWER-VARIANTE
Noch intensiver wirkt diese Übung, wenn Sie ein Physioband um die Fersen schlingen und jeweils ein Ende mit einer Hand an den ausgestreckten Armen halten.

ENTSPANNT IN JEDER LEBENSLAGE
Nicht nur zum Cool-down direkt nach einer intensiven Einheit wirken Entspannungsübungen wie die auf dieser Seite vorgestellten wahre Wunder. Sie können sie auch jederzeit im Alltag einsetzen, wann immer Sie sich verspannt oder gestresst fühlen – auch dann stehen nämlich viele Muskeln unter Hochspannung, ohne dass es Ihnen bewusst ist. Schon nach einer Übungsminute werden Sie spüren, wie Sie zur Ruhe kommen. Probieren Sie's aus!

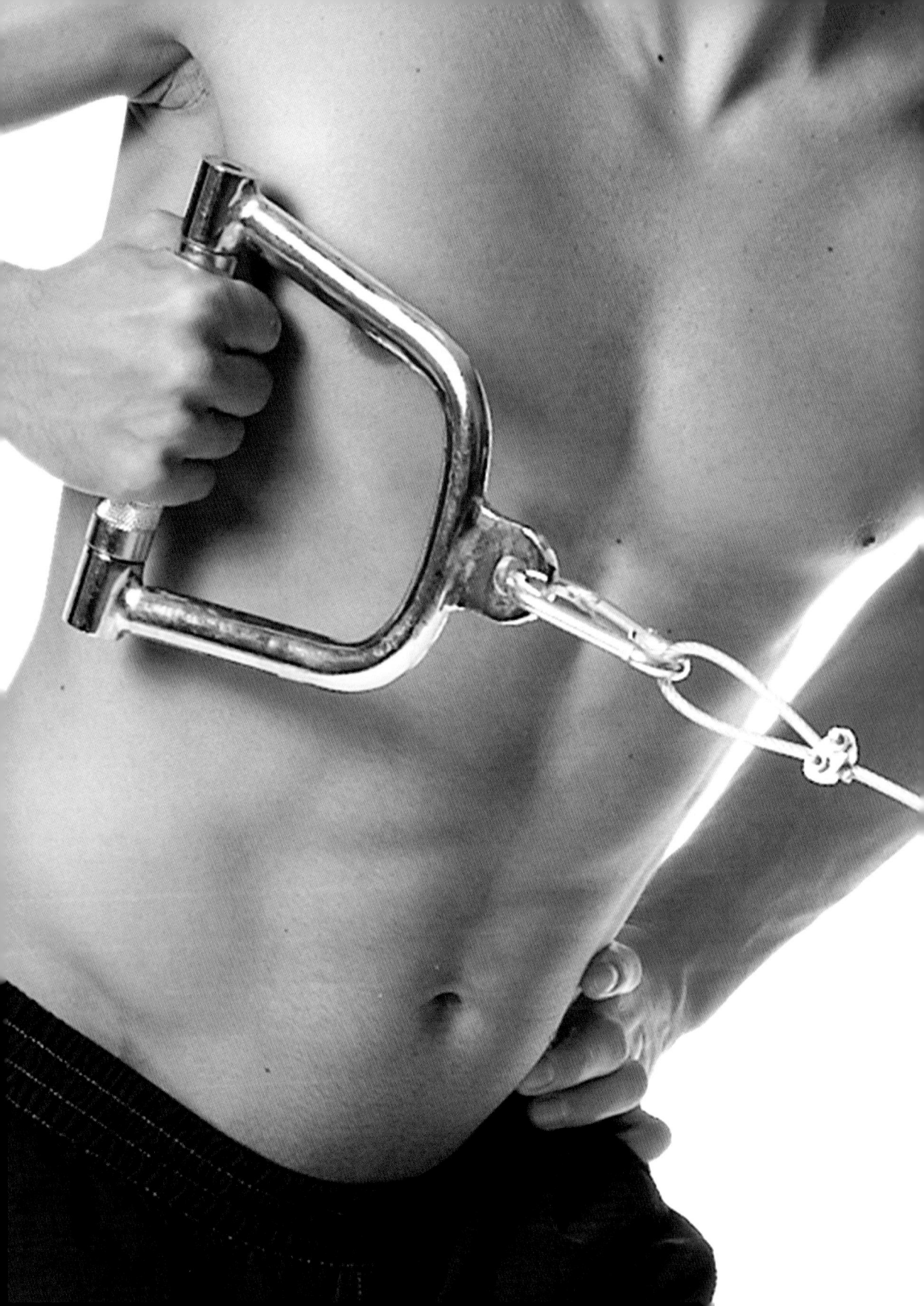

Kapitel 5

Die effektivsten Workouts für ein knallhartes Sixpack und einen leistungsfähigen Rumpf

Mit diesem Kapitel ist Ihr Betriebshandbuch für den Traumbauch perfekt! Zum schnellen Einstieg ins Training greifen Sie sich einfach eine der zugeschnittenen Tuning-Schablonen heraus: Für jedes Leistungsniveau und die wichtigsten Trainingsziele ist mindestens ein Workout dabei! Die Beispiel-Wochenpläne auf Seite 171 dienen Ihnen zusätzlich als Scheckheft für die Bauchpflege: Setzen Sie danach die ausgewählten Workouts in Ihren Terminplan ein. Oder gestalten Sie sich nach diesem Rahmen Ihr eigenes Trainingsprogramm, denn selbstverständlich können Sie alle im Buch vorgestellten Übungen nach Herzenslust (und nach den in Kapitel 2 angeführten Regeln) zu ganz eigenen Trainingseinheiten zusammenstellen.

Die passenden Rahmenbedingungen

Ihr Ehrgeiz beim Bauchtraining in allen Ehren: Vergessen Sie nicht den Rest Ihres Körpers. Ein Sixpack ist zwar das zentrale Muskeljuwel, aber es wirkt nicht ohne die passende Fassung. Deshalb liegt der Schwerpunkt der folgenden Wochenpläne auf dem Bauch, ohne den übrigen Körper außer Acht zu lassen.

Die Einheiten sind nur Beispiele für die unbegrenzten Möglichkeiten der Trainingsgestaltung. Wer im Training andere Ziele verfolgt und zum Beispiel die Arme verstärkt trainieren will, muss dafür zusätzliche, passende Übungen absolvieren. Sie müssen sich nicht sträflich an die Abfolge der Einheiten halten und auch die jeweiligen Wochentage sind natürlich nicht fix. Wer eine Einheit lieber am Dienstag statt am Montag durchführen will, sollte aber alle folgenden Einheiten um einen Tag verschieben, damit die entsprechenden Regenerationszeiten immer gewahrt bleiben.

Checkliste fürs Training

Wer diese Punkte abgehakt hat, geht anschließend sicher und optimal vorbereitet in jede Trainingseinheit:

- Haben Sie eine ausreichende Regenerationszeit seit dem letzten Training eingehalten?
- Haben Sie zuvor eine Kleinigkeit gegessen?
- Steht Wasser zur Flüssigkeitsversorgung bereit?

- Verinnerlichen Sie nochmals Ihr Trainingsziel: Wozu ist die heutige Einheit gut?
- Wie ist Ihre Tagesform? Bei wenig Schlaf, viel Stress oder dem Genuss alkoholischer Getränke in den letzten 24 Stunden sind Sie möglicherweise weniger leistungsfähig. Hören Sie dann auf Ihren Körper!
- Sie haben neue Übungen im Programm? Diese bitte voranstellen.
- Überprüfen Sie die Übungsabfolge: Komplexe Übungen kommen vor einfachen Übungen, große Muskelgruppen vor kleinen Muskelgruppen.
- Bei Bedarf lesen Sie nochmals die Trainingstipps in Kapitel 2.

Während des Trainings:

- Warm-up nicht vergessen!
- Überprüfen Sie immer wieder Ihre Atmung.
- Überprüfen Sie immer wieder, ob Sie eine Bewegung sauber ausführen.
- Überprüfen Sie immer wieder, ob Ihre Haltung stimmt und der Rumpf angespannt ist.
- Gibt es Möglichkeiten, eine Übung noch intensiver oder abwechslungsreicher zu gestalten?
- Bei einseitigen Übungen unterschlagen Sie die andere Seite nicht.
- Cool-down nicht vergessen!

BEISPIELE FÜR DIE PERFEKTE TRAININGSWOCHE (GANZER KÖRPER MIT SCHWERPUNKT BAUCH)						
Mo	**Di**	**Mi**	**Do**	**Fr**	**Sa**	**So**
Stations- oder Zirkeltraining (je 2–3 Sätze / Durchgänge)						
· 2 Ü Brust · 2 Ü oberer Rücken · 2 Ü unterer Rücken · 2 Ü Bauch, obere Anteile · 2 Ü Bauch, untere Anteile · 2 Ü Bauch, seitliche Anteile	Ruhetag oder 45–60 Min. Ausdauer (Laufen, Radfahren, Schwimmen, Rudern etc.)	· 2 Ü Beine & Gesäß · 4 Ü Rumpf, gesamt · 2 Ü Arme & Schultern · 2 Ü Bauch, verschiedene Anteile	60 Min. Ausdauer (Laufen, Radfahren, Schwimmen, Rudern etc.)	· 2 Ü oberer Rücken · 2 Ü Brust · 4 Ü Bauch, verschiedene Anteile · 2 Ü unterer Rücken	Ruhetag oder kurze Ganzkörper-Stretching- & Mobilisations-einheit	60–120 Min. Ausdauer (Laufen, Radfahren, Schwimmen, Rudern etc.) oder Spielsport
oder Stations- oder Zirkeltraining (je 1 Satz / Durchgang)						
· 2 Ü oberer Rücken · 2 Ü Brust · 2 Ü Bauch, untere Anteile · 3 Ü unterer Rücken · 2 Ü Bauch, seitliche Anteile · 2 Ü Schultern & Arme · 2 Ü Bauch, obere Anteile	Ruhetag oder 45–60 Min. Ausdauer (Laufen, Radfahren, Schwimmen, Rudern etc.)	· 1 Ü Brust · 1 Ü oberer Rücken · 2 Ü Beine & Gesäß · 4 Ü Rumpf, gesamt · 3 Ü unterer Rücken · 4 Ü Bauch, beliebig	60 Min. Ausdauer (Laufen, Radfahren, Schwimmen, Rudern etc.)	· 2 Ü Bauch, beliebig · 2 Ü Rumpf, gesamt · 2 Ü Brust · 2 Ü oberer Rücken · 3 Ü unterer Rücken · 2 Ü Rumpf, gesamt · 2 Ü Bauch, beliebig	Ruhetag oder kurze Ganzkörper-Stretching- & Mobilisations-einheit	60–120 Min. Ausdauer (Laufen, Radfahren, Schwimmen, Rudern etc.) oder Spielsport
oder Split-Training (je 1–3 Sätze)						
· 2 Ü oberer Rücken · 2 Ü Brust · 4 Ü Bauch, obere & untere Anteile · 2 Ü unterer Rücken	· 2 Ü Beine & Gesäß · 2 Ü Rumpf, gesamt · 4 Ü Bauch, seitliche Anteile · 2 Ü Schultern & Arme	60 Min. Ausdauer (Laufen, Radfahren, Schwimmen, Rudern etc.)	· 2 Ü Bauch, obere Anteile · 1 Ü oberer Rücken · 2 Ü Bauch, untere Anteile · 1 Ü Brust · 2 Ü Bauch, seitliche Anteile · 2 Ü unterer Rücken	Ruhetag oder 45–60 Min. Ausdauer (Laufen, Radfahren, Schwimmen, Rudern etc.)	· 2 Ü unterer Rücken · 1 Ü Beine & Gesäß · 4 Ü Bauch, beliebig · 2 Ü Rumpf, gesamt · 1 Ü Schultern & Arme	60–120 Min. Ausdauer (Laufen, Radfahren, Schwimmen, Rudern etc.) oder Spielsport

Das Einsteiger-Workout für das beste Sixpack der Welt

Ab jetzt steht niemand mehr planlos vor den Geräten: Hier ist das Workout für (Bauch-) Trainingsanfänger. Es geht ganz einfach: Alle Übungen nacheinander durchführen, dann auf baldige Erfolgserlebnisse freuen!
Form: Zirkeltraining
Anzahl der Durchgänge: 1
Bewegungstempo: kontrolliert zügig, 3–4 Sekunden je Wiederholung (1 Sekunde in der konzentrischen Belastungsphase, 1 Sekunde halten, 1–2 Sekunden in der exzentrischen Belastungsphase)
Pausen zwischen den Übungen: keine
Trainingsgewicht: Körpergewicht, bei Zusatzgewicht 75–80 Prozent der Maximalkraft
Hilfsmittel (ohne Kardiogeräte): Kurzhanteln, Gymnastikball, Trainingsbank, Tube

	Übung	Siehe Seite	Wiederholungen / Zeit pro Satz
WARM-UP	Laufband, Ergometer oder Crosstrainer	–	7 Min. lockeres Tempo
	Hüpfen und Armkreisen	–	1 Min. locker
	Hocksprünge oder Seilspringen	–	1 Min. locker
	Katzenbuckel	164	1–2 Sätze à 8–10 Wdh.
	Übung	**Siehe Seite**	**Wiederholungen / Zeit pro Satz**
ÜBUNGSTEIL	Gerade Crunches	81	10–12 Wdh.
	Umgekehrte Crunches	100	10–12 Wdh.
	Seitneigen mit Kurzhanteln	127	10–14 Wdh.
	Liegestütze auf dem Gymnastikball für Einsteiger	138	10–12 Wdh.
	Schräge Crunches	122	10–12 Wdh.
	Rumpfdrehen mit gestreckten Armen	109	10–14 Wdh.
	Ruder-Crunches im Sitzen	99	10–12 Wdh.
	Rumpfdrehen im Stehen mit Tube	115	8–12 Wdh. für jede Seite
	Rumpfheben auf dem Gymnastikball	150	10–12 Wdh.
	Seitlicher Unterarmstütz	119	20–30 Sek. halten auf jeder Seite
	Schräge Crunches mit gestreckten Beinen	123	10–12 Wdh.
	Unterarmstütz	131	20–30 Sek. halten
	Übung	**Siehe Seite**	**Wiederholungen / Zeit pro Satz**
COOL-DOWN	Laufband, Ergometer oder Crosstrainer	–	7 Min. lockeres Tempo
	Kobra	164	20 Sek. halten
	Rückwärtsrollen auf dem Gymnastikball	165	1–2 Min.

Das Fortgeschrittenen-Workout für das beste Sixpack der Welt

Sie sind schon mit dem einen oder anderen Crunch vertraut? Dann erklimmen Sie mit diesem Intensiv-Workout die nächste Leistungsstufe. Aber Vorsicht: Das Brennen im Bauchbereich werden Sie so schnell nicht vergessen!

Form: Stationstraining
Anzahl der Sätze pro Übung: 2
Bewegungstempo: kontrolliert zügig, 3–4 Sekunden je Wiederholung (1 Sekunde in der konzentrischen Belastungsphase, 1 Sekunde halten, 1–2 Sekunden in der exzentrischen Belastungsphase)
Pausen zwischen den Sätzen / Übungen: 60 Sekunden
Trainingsgewicht: Körpergewicht, bei Zusatzgewicht 80–85 Prozent der Maximalkraft
Hilfsmittel: Kurzhanteln, Hantelscheiben, Gymnastikball, Medizinball, Balance-Kreisel

	Übung	Siehe Seite	Wiederholungen / Zeit pro Satz
WARM-UP	Laufband, Ergometer oder Crosstrainer	–	7 Min. lockeres Tempo
	Seilspringen	–	2 Min. locker
	Schattenboxen	–	1 Min. locker
	Katzenbuckel	164	1 Satz mit 8–10 Wdh.
	Übung	**Siehe Seite**	**Wiederholungen / Zeit pro Satz**
ÜBUNGSTEIL	Hantel-Crunches	85	12–15 Wdh.
	Käfer	126	12–14 Wdh.
	Unterarmstütz mit Überkreuz-Crunches	137	10–12 Wdh. für jede Seite
	Crunches mit Gewicht und Medizinball	101	12–15 Wdh.
	Profi-Rumpfdrehen mit der Hantelscheibe	111	12–14 Wdh.
	Liegestütze auf dem Gymnastikball für Fortgeschrittene	139	10–12 Wdh.
	Seitliches Rumpfheben auf dem Gymnastikball	129	10–12 Wdh. für jede Seite
	Einbeiniges Hüftheben auf dem Balance-Kreisel	143	8–12 Wdh. für jede Seite
	Butterfly-Crunches	86	12–15 Wdh.
	Diagonales Arm- und Beinheben mit Hantelscheiben	149	30 Sek.
	Übung	**Siehe Seite**	**Wiederholungen / Zeit pro Satz**
COOL-DOWN	Laufband, Ergometer oder Crosstrainer	–	7 Min. lockeres Tempo
	Bauchlage auf dem Gymnastikball	165	1 Min.
	Rückwärtsrollen auf dem Gymnastikball	165	1 Satz mit 10–12 Wdh.
	Ganzkörperdehnung in Rückenlage	167	1–2 Min.

Das Hardcore-Workout für das beste Sixpack der Welt

Wer glaubt, seinen Bauch nicht mehr schocken zu können, darf von diesem Workout schockiert sein: Übung für Übung das Übelste (= Intensivste!), was die Trainingswissenschaft hergibt. Aber beschweren Sie sich hinterher bitte nicht, wenn der Kater kommt.
Form: Stationstraining
Anzahl der Sätze pro Übung: 2
Bewegungstempo: kontrolliert zügig, 3–4 Sekunden je Wiederholung (1 Sekunde in der konzentrischen Belastungsphase, 1 Sekunde halten, 1–2 Sekunden in der exzentrischen Belastungsphase)
Pausen zwischen den Sätzen / Übung en: 60 Sekunden
Trainingsgewicht: Körpergewicht, bei Zusatzgewicht 80–85 Prozent der Maximalkraft
Hilfsmittel: Langhantel, Kurzhantel, Gymnastikball, Trainingsbank

	Übung	Siehe Seite	Wiederholungen / Zeit pro Satz
WARM-UP	Laufband, Ergometer oder Crosstrainer	–	7 Min. lockeres Tempo
	Seilspringen	–	1 Min. locker
	Kniependeln	166	1 Satz mit 12–14 Wdh.
	Katzenbuckel	164	1 Satz mit 8–10 Wdh.
	Übung	**Siehe Seite**	**Wiederholungen / Zeit pro Satz**
ÜBUNGSTEIL	Einbeinige Klappmesser auf dem Gymnastikball	105	10–12 Wdh. für jede Seite
	Seitliches Rollen auf dem Gymnastikball	145	10–14 Wdh.
	Profi-Hüftheben auf der Schrägbank	96	12–15 Wdh.
	Schräge Ruder-Crunches im Sitzen	99	12–14 Wdh.
	Crunches mit versetzt gestreckten Beinen	104	12–14 Wdh.
	Seitliches Beinheben	128	12–15 Wdh. für jede Seite
	Langhantel-Rollen	140	10–12 Wdh.
	Kreuzheben mit der Langhantel	152	8–12 Wdh.
	Freies Rumpfdrehen in Bauchlage auf der Bank	154	10–12 Wdh.
	Unterarmstütz mit Hantelwechsel	135	12–14 Wdh.
	Übung	**Siehe Seite**	**Wiederholungen / Zeit pro Satz**
COOL-DOWN	Laufband, Ergometer oder Crosstrainer	–	7 Min. lockeres Tempo
	Katzenbuckel	164	1 Satz mit 10–12 Wdh.
	Kobra	164	2 x 20 Sek. halten
	Dehnung der oberen Rückenmuskulatur mit hochgestreckten Armen	163	je nach Dehnmethode

Das Sixpack-Workout ohne Geräte –
für unterwegs und überall

Das Praktische an der Bauchmuskulatur: Sie lässt sich ohne viel Aufwand schnell und intensiv ansprechen. Mit diesem Programm sind Sie für kommende Wochenendtrips, Urlaubs- oder Geschäftsreisen gerüstet.
Form: Stationstraining
Anzahl der Sätze pro Übung: 2
Bewegungstempo: kontrolliert zügig,
3–4 Sekunden je Wiederholung (1 Sekunde in der konzentrischen Belastungsphase, 1 Sekunde halten, 1–2 Sekunden in der exzentrischen Belastungsphase)
Pausen zwischen den Sätzen / Übungen: 60 Sekunden
Trainingsgewicht: Körpergewicht
Hilfsmittel: –

	Übung	Siehe Seite	Wiederholungen / Zeit pro Satz
WARM-UP	Laufen	–	7 Min. lockeres Tempo
	Hüpfen und Armkreisen	–	1 Min. locker
	Schattenboxen	–	1 Min. locker
	Katzenbuckel	164	1 Satz mit 8–10 Wdh.
	Übung	**Siehe Seite**	**Wiederholungen / Zeit pro Satz**
ÜBUNGSTEIL	V-Crunches	101	10–15 Wdh.
	Crossover-Crunches	124	12–14 Wdh.
	Beinschere	103	10–14 Wdh.
	Unterarmstütz mit gehobenem Arm	132	30 Sek. auf jeder Seite halten
	Gedrehte Liegestütze	121	10–12 Wdh. für jede Seite
	Radfahren am Boden	125	10–14 Wdh.
	Kletter-Crunches	83	12–15 Wdh.
	Beckenrotationen in Rückenlage	97	8–12 Wdh.
	Einbeinige Brücke	144	20–30 Sek. auf jeder Seite halten
	Superman	147	12–15 Wdh.
	Übung	**Siehe Seite**	**Wiederholungen / Zeit pro Satz**
COOL-DOWN	Laufen	–	7 Min. lockeres Tempo
	Katzenbuckel	164	1–2 Sätze à 8–10 Wdh.
	Kindhaltung	167	1 Min.
	Ganzkörperdehnung in Rückenlage	167	1–2 Min.

Das 20-Minuten-Turbo-Sixpack-Workout für Einsteiger

Mit diesem Blitz-Workout nehmen Sie die letzte Hürde auf dem Weg zum regelmäßigen Training: Es passt garantiert in jeden Terminkalender, ohne weniger wirksam zu sein. Führen Sie jede Übung etwa 45 Sekunden lang aus. Und vergessen Sie auf keinen Fall die Pausen zwischen den einzelnen Übungen.

Form: Ein-Satz-Training
Anzahl der Sätze pro Übung: 1
Bewegungstempo: kontrolliert schnell bis zügig, 2–4 Sekunden je Wiederholung (1 Sekunde in der konzentrischen Belastungsphase, eventuell 1 Sekunde halten, 1–2 Sekunden in der exzentrischen Belastungsphase)
Pausen zwischen den Übungen: 30 Sekunden
Trainingsgewicht: Körpergewicht, bei Zusatzgewicht 75–80 Prozent der Maximalkraft
Hilfsmittel: Gymnastikball, Trainingsbank

	Übung	Siehe Seite	Wiederholungen / Zeit pro Satz
WARM-UP	Laufband, Ergometer oder Crosstrainer	–	3 Min. lockeres Tempo
	Hüpfen und Armkreisen	–	1 Min. locker
	Schattenboxen	–	1 Min. locker
	Übung	**Siehe Seite**	**Wiederholungen / Zeit pro Satz**
ÜBUNGSTEIL	Unterarmstütz auf dem Gymnastikball	131	45 Sek. halten
	Crunches auf dem Gymnastikball	88	10–15 Wdh. in 45 Sek.
	Rumpfdrehen auf dem Gymnastikball	114	10–12 Wdh. in 45 Sek.
	Rollen mit dem Gymnastikball	140	10–12 Wdh. in 45 Sek.
	Rückwärtiges Beinheben auf dem Gymnastikball	157	10–12 Wdh. in 45 Sek.
	Schräge Crunches mit gestreckten Beinen	123	10–12 Wdh. in 45 Sek.
	Beinheben auf der Bank	95	10–15 Wdh. in 45 Sek.
	Crunches mit Streckung	104	10–12 Wdh. in 45 Sek.
	Übung	**Siehe Seite**	**Wiederholungen / Zeit pro Satz**
COOL-DOWN	Laufband, Ergometer oder Crosstrainer	–	3 Min. lockeres Tempo
	Katzenbuckel	164	1 Satz mit 8–10 Wdh.
	Ganzkörperdehnung in Rückenlage	167	1 Min.

Das 20-Minuten-Turbo-Sixpack-Workout für Fortgeschrittene

Je länger Sie in Sachen Training dabeibleiben, desto häufiger geraten Sie in Situationen, in denen Sie keine Zeit für ein reguläres Training haben. Fortgeschrittene dürfen sich über dieses Ruckzuck-Training freuen. Es ersetzt verloren geglaubte Einheiten und verhindert die Delle in der Leistungskurve.
Form: Ein-Satz-Training
Anzahl der Sätze pro Übung: 1
Bewegungstempo: kontrolliert schnell bis zügig, 2–4 Sekunden je Wiederholung (1 Sekunde in der konzentrischen Belastungsphase, eventuell 1 Sekunde halten, 1–2 Sekunden in der exzentrischen Belastungsphase)
Pausen zwischen den Übungen:
30 Sekunden
Trainingsgewicht: Körpergewicht, bei Zusatzgewicht 80–85 Prozent der Maximalkraft
Hilfsmittel: Trainingsbank, Medizinball, Tube, Ringband

	Übung	Siehe Seite	Wiederholungen / Zeit pro Satz
WARM-UP	Laufband, Ergometer oder Crosstrainer	–	3 Min. lockeres Tempo
	Hüpfen und Armkreisen	–	1 Min. locker
	Schattenboxen	–	1 Min. locker
	Übung	**Siehe Seite**	**Wiederholungen / Zeit pro Satz**
ÜBUNGSTEIL	V-Crunches	101	10–15 Wdh. in 45 Sek.
	Sit-ups	84	10–12 Wdh. in 45 Sek.
	Beinpendeln mit dem Medizinball	98	12–15 Wdh. in 45 Sek.
	Überkreuz-Crunches	125	10–15 Wdh. in 45 Sek.
	Profi-Hüftheben auf der Schrägbank	96	10–12 Wdh. in 45 Sek.
	Rumpfdrehen mit Tube	110	12–15 Wdh. in 45 Sek.
	Crunches mit gespanntem Ringband	91	10–12 Wdh. in 45 Sek.
	Delfin-Schwimmen	148	10–12 Wdh. in 45 Sek.
	Übung	**Siehe Seite**	**Wiederholungen / Zeit pro Satz**
COOL-DOWN	Laufband, Ergometer oder Crosstrainer	–	3 Min. lockeres Tempo
	Katzenbuckel	164	1 Satz mit 8–10 Wdh.
	Ganzkörperdehnung in Rückenlage	167	1 Min.

Das Sixpack-Workout ganz ohne Crunches

Sie träumen von einem veritablen Waschbrett, sind aber allergisch gegen Crunch-Bewegungen? Kein Problem: Es gibt reichlich Alternativen, wie Sie Ihrer Bauchmuskulatur zusetzen können.

Form: Stationstraining
Anzahl der Sätze pro Übung: 2
Bewegungstempo: kontrolliert zügig, 3–4 Sekunden je Wiederholung (1 Sekunde in der konzentrischen Belastungsphase, 1 Sekunde halten, 1–2 Sekunden in der exzentrischen Belastungsphase)
Pausen zwischen den Sätzen / Übungen: 60 Sekunden
Trainingsgewicht: Körpergewicht, bei Zusatzgewicht 80–85 Prozent der Maximalkraft
Hilfsmittel: Langhantel, Kurzhantel, Hantelscheiben, Gymnastikball, Medizinball, Tube

	Übung	Siehe Seite	Wiederholungen / Zeit pro Satz
WARM-UP	Laufband, Ergometer oder Crosstrainer	–	7 Min. lockeres Tempo
	Seilspringen	–	1 Min. locker
	Schattenboxen	–	1 Min. locker
	Katzenbuckel	164	1–2 Sätze à 8–10 Wdh.
	Übung	**Siehe Seite**	**Wiederholungen / Zeit pro Satz**
ÜBUNGSTEIL	Langhantel-Rollen	140	12–15 Wdh.
	Hüftheben mit wechselnden Beinen	96	10–14 Wdh.
	Rumpfdrehen mit dem Medizinball	111	12–14 Wdh.
	Liegestütze auf dem Gymnastikball für Fortgeschrittene	139	10–12 Wdh.
	Rumpfstrecken mit Tube	118	12–14 Wdh.
	Unterarmstütz mit Hantelwechsel	135	8–12 Wdh.
	Seitlicher Unterarmstütz mit Rumpfrotationen	120	10–12 Wdh. auf jeder Seite
	Käfer ohne Armeinsatz	102	12–15 Wdh.
	Seitneigen mit dem Medizinball	128	12–14 Wdh.
	Schwimmen mit Gewichten	149	10–12 Wdh.
	Übung	**Siehe Seite**	**Wiederholungen / Zeit pro Satz**
COOL-DOWN	Laufband, Ergometer oder Crosstrainer	–	7 Min. lockeres Tempo
	Kobra	164	20 Sek. halten
	Kindhaltung	167	1 Min.
	Dehnung der oberen Rückenmuskulatur mit hochgestreckten Armen	163	je nach Dehnmethode

Das ungewöhnlichste Sixpack-Workout der Welt

Liegestütze, Schulterdrücken, Rudern? Mit einer solchen Übungszusammenstellung haben Sie Ihren Bauch garantiert noch nie trainiert. Und es funktioniert – ausprobieren!
Form: Stationstraining
Anzahl der Sätze pro Übung: 2
Bewegungstempo: kontrolliert zügig, 3–4 Sekunden je Wiederholung (1 Sekunde in der konzentrischen Belastungsphase,

1 Sekunde halten, 1–2 Sekunden in der exzentrischen Belastungsphase)
Pausen zwischen den Sätzen / Übungen: 60 Sekunden
Trainingsgewicht: Körpergewicht, bei Zusatzgewicht 75–85 Prozent der Maximalkraft
Hilfsmittel: Kurzhanteln, Gymnastikball, Medizinball, Tube, Handtuch

	Übung	Siehe Seite	Wiederholungen / Zeit pro Satz
WARM-UP	Laufband, Ergometer oder Crosstrainer	–	7 Min. lockeres Tempo
	Seilspringen oder Hocksprünge	–	1 Min. locker
	Schattenboxen	–	1 Min. locker
	Katzenbuckel	164	1 Satz mit 8–10 Wdh.
	Übung	**Siehe Seite**	**Wiederholungen / Zeit pro Satz**
ÜBUNGSTEIL	Liegestütze auf dem Gymnastikball für Profis	139	12–15 Wdh.
	Wechselseitiges Kurzhantel-Schulterdrücken mit Drehung	119	12–14 Wdh.
	Einbeiniges Kurzhantel-Rudern mit Drehung	157	10–12 Wdh. für jede Seite
	Handtuch-Gleiten	141	10–12 Wdh.
	Gedrehtes Kniehehen im Liegestütz	122	12–14 Wdh.
	Rumpfdrehen im Knien mit dem Medizinball	112	12–14 Wdh.
	Bizeps-Curl-Crunches mit Tube	89	12–15 Wdh.
	Seitliches Rollen auf dem Gymnastikball	145	10–12 Wdh.
	Hund-Kobra-Kombinationen	136	12–15 Wdh.
	Unterarmstütz-Kickbacks	160	12–15 Wdh. für jede Seite
	Übung	**Siehe Seite**	**Wiederholungen / Zeit pro Satz**
COOL-DOWN	Laufband, Ergometer oder Crosstrainer	–	7 Min. lockeres Tempo
	Katzenbuckel	164	1 Satz mit 10–12 Wdh.
	Rückwärtsrollen auf dem Gymnastikball	165	1 Satz mit 10–12 Wdh.
	Kindhaltung	167	1 Min.

Das Intensiv-Workout für die seitlichen Bauchmuskeln

Im Fokus dieses Trainingsprogramms stehen die schrägen und queren Bauchmuskeln. Sie schnüren den Rumpf zu einer schlanken Taille und rahmen seitlich sowie unten die Waschbrett-Pakete mit dem markanten Muskelrand ein – demnächst auch bei Ihnen!
Form: Stationstraining
Anzahl der Sätze pro Übung: 2
Bewegungstempo: kontrolliert zügig, 3–4 Sekunden je Wiederholung (1 Sekunde in der konzentrischen Belastungsphase, 1 Sekunde halten, 1–2 Sekunden in der exzentrischen Belastungsphase)
Pausen zwischen den Sätzen / Übungen: 60 Sekunden
Trainingsgewicht: Körpergewicht, bei Zusatzgewicht 80–85 Prozent der Maximalkraft
Hilfsmittel: Hantelscheibe, Gymnastikball, Trainingsbank, Balance-Kissen, Handtuch

	Übung	Siehe Seite	Wiederholungen / Zeit pro Satz
WARM-UP	Laufband, Ergometer oder Crosstrainer	–	7 Min. lockeres Tempo
	Seilspringen	–	1 Min. locker
	Katzenbuckel	164	1 Satz mit 10–12 Wdh.
	Kniependeln	166	1 Satz mit 12–14 Wdh.
	Übung	**Siehe Seite**	**Wiederholungen / Zeit pro Satz**
ÜBUNGSTEIL	Gedrehtes Knieheben im Liegestütz	122	12–14 Wdh.
	Einbeinige Klappmesser auf dem Gymnastikball	105	10–12 Wdh. für jede Seite
	Rumpfdrehen im Liegen auf dem Gymnastikball	115	12–14 Wdh.
	Gedrehtes Rumpfheben auf dem Gymnastikball	151	12–14 Wdh.
	Schräge Ruder-Crunches im Sitzen	99	12–14 Wdh.
	Seitliches Beinheben	128	12–15 Wdh. für jede Seite
	Käfer	126	12–15 Wdh.
	Gedrehte Liegestütze	121	12–14 Wdh.
	Einbeiniger seitlicher Unterarmstütz	120	30 Sek. halten auf jeder Seite
	Rumpfdrehen im Knien auf dem Balance-Kissen	155	12–14 Wdh.
	Übung	**Siehe Seite**	**Wiederholungen / Zeit pro Satz**
COOL-DOWN	Laufband, Ergometer oder Crosstrainer	–	5 Min. lockeres Tempo
	Einbeiniges Hüftrollen	166	1 Satz mit 6–8 Wdh.
	Dehnung der oberen Rückenmuskulatur mit gestreckten Armen und Seitneigung	163	je nach Dehnmethode für jede Seite
	Ganzkörperdehnung in Rückenlage	167	1–2 Min.

Das 20-Minuten-Turbo-Workout für die seitlichen Bauchmuskeln

Ob als Ersatz für ein vollwertiges Training oder als Ergänzung zu einem Ganzkörper-training: Diese flinke Flanken-Intensiveinheit ist vielseitig einsetzbar und ebenso wirksam. Auf los geht's los!
Form: Ein-Satz-Training
Anzahl der Sätze pro Übung: 1
Bewegungstempo: kontrolliert schnell bis zügig, 2–4 Sekunden je Wiederholung (1 Sekunde in der konzentrischen Belas-

tungsphase, eventuell 1 Sekunde halten, 1–2 Sekunden in der exzentrischen Belas-tungsphase)
Pausen zwischen den Übungen:
30 Sekunden
Trainingsgewicht: Körpergewicht, bei Zusatzgewicht 80–85 Prozent der Maximalkraft
Hilfsmittel: Kurzhantel, Trainingsbank, Medizinball

	Übung	Siehe Seite	Wiederholungen / Zeit pro Satz
WARM-UP	Laufband, Ergometer oder Crosstrainer	–	3 Min. lockeres Tempo
	Hock- und Strecksprünge	–	1 Min. locker
	Schattenboxen	–	1 Min. locker
	Übung	**Siehe Seite**	**Wiederholungen / Zeit pro Satz**
ÜBUNGSTEIL	Beinscheren-Crunches	103	10–12 Wdh. in 45 Sek.
	Crunches mit Streckung	104	10–12 Wdh. in 45 Sek.
	Hüftheben mit wechselnden Beinen	96	10–12 Wdh. in 45 Sek.
	Rumpfdrehen mit Kurzhantel	113	10–12 Wdh. in 45 Sek.
	Crossover-Crunches mit gehobenen Beinen	124	10–12 Wdh. in 45 Sek.
	Seitneigen mit dem Medizinball	128	10–12 Wdh. in 45 Sek.
	Radfahren am Boden	125	10–12 Wdh. in 45 Sek.
	Superman	147	10–12 Wdh. in 45 Sek.
	Übung	**Siehe Seite**	**Wiederholungen / Zeit pro Satz**
COOL-DOWN	Laufband, Ergometer oder Crosstrainer	–	3 Min. lockeres Tempo
	Katzenbuckel	164	1 Satz mit 8–10 Wdh.
	Ganzkörperdehnung in Rückenlage	167	1 Min.

Das Intensiv-Workout für die oberen Bauchmuskelanteile

Eine intensive Stippvisite in Ihrem Sixpack-Penthouse: Dieses Workout modelliert die oberen Bauchpakete. Wer damit ab und an sein Ganzkörpertraining anreichert, kann mit diesem ebenso wie mit den anderen Intensiv-Workouts gezielt Schwerpunkte setzen.
Form: Stationstraining
Anzahl der Sätze pro Übung: 2
Bewegungstempo: kontrolliert zügig, 3–4 Sekunden je Wiederholung

(1 Sekunde in der konzentrischen Belastungsphase, 1 Sekunde halten, 1–2 Sekunden in der exzentrischen Belastungsphase)
Pausen zwischen den Sätzen / Übungen: 60 Sekunden
Trainingsgewicht: Körpergewicht, bei Zusatzgewicht 80–85 Prozent der Maximalkraft
Hilfsmittel: Langhantel, Kurzhantel, Tube, Ringband, Balance-Kreisel, Handtuch

	Übung	Siehe Seite	Wiederholungen / Zeit pro Satz
WARM-UP	Laufband, Ergometer oder Crosstrainer	–	7 Min. lockeres Tempo
	Seilspringen	–	2 Min. locker
	Schattenboxen	–	1 Min. locker
	Katzenbuckel	164	1 Satz mit 8–10 Wdh.
	Übung	**Siehe Seite**	**Wiederholungen / Zeit pro Satz**
ÜBUNGSTEIL	Handtuch-Gleiten	141	10–12 Wdh.
	Crunches mit gedrücktem Ringband	91	12–15 Wdh.
	Profi-Hantel-Crunches	86	12–15 Wdh.
	Einseitige Crunches im Stehen	107	12–15 Wdh. für jede Seite
	Unterarmstütz mit gehobenem Bein auf dem Balance-Kreisel	133	30 Sek. halten auf jeder Seite
	Crunches mit Tube	90	12–15 Wdh.
	Crunches im Knien mit Tube	92	12–15 Wdh.
	Rumpfbeugen mit Tube	117	12–14 Wdh.
	Rumpfbeugen auf dem Balance-Kreisel	155	12–15 Wdh.
	Einbeiniges rückwärtiges Beinheben auf dem Boden	160	12–15 Wdh. für jede Seite
	Übung	**Siehe Seite**	**Wiederholungen / Zeit pro Satz**
COOL-DOWN	Laufband, Ergometer oder Crosstrainer	–	7 Min. lockeres Tempo
	Katzenbuckel	164	1 Satz mit 8–10 Wdh.
	Rückwärtsrollen auf dem Gymnastikball	165	1 Satz mit 10–12 Wdh.
	Ganzkörperdehnung in Rückenlage	167	1 Min.

Das 20-Minuten-Turbo-Workout für die oberen Bauchmuskelanteile

Mit dieser Kurzeinheit sind Sie zeitlich so flexibel, dass Sie unter Garantie keinen Trainingstag mehr sausen lassen müssen: Und Sie fördern neben den oberen geraden Bauchmuskelanteilen auch gleich die mittleren zusätzlich zutage – mehr als die halbe Miete für Ihr Waschbrett! Geben Sie einfach bei jeder Übung 45 Sekunden lang alles.
Form: Ein-Satz-Training
Anzahl der Sätze pro Übung: 1
Bewegungstempo: kontrolliert schnell bis zügig, 2–4 Sekunden je Wiederholung (1 Sekunde in der konzentrischen Belastungsphase, eventuell 1 Sekunde halten, 1–2 Sekunden in der exzentrischen Belastungsphase)
Pausen zwischen den Übungen: 30 Sekunden
Trainingsgewicht: Körpergewicht, bei Zusatzgewicht 80–85 Prozent der Maximalkraft
Hilfsmittel: Gymnastikball, Medizinball

	Übung	Siehe Seite	Wiederholungen / Zeit pro Satz
WARM-UP	Laufband, Ergometer oder Crosstrainer	–	3 Min. lockeres Tempo
	Hock- und Strecksprünge	–	1 Min. locker
	Seilspringen	–	1 Min. locker
	Übung	**Siehe Seite**	**Wiederholungen / Zeit pro Satz**
ÜBUNGSTEIL	Crunches mit Medizinball	87	12–15 Wdh. in 45 Sek.
	Crunches mit Medizinball auf dem Gymnastikball	89	10–12 Wdh. in 45 Sek.
	Rollen mit dem Gymnastikball	140	10–12 Wdh. in 45 Sek.
	Liegestütze auf dem Gymnastikball für Profis	139	10–12 Wdh. in 45 Sek.
	Crunches mit Medizinball für Fortgeschrittene	87	10–12 Wdh. in 45 Sek.
	Stretch-Crunches	82	10–12 Wdh. in 45 Sek.
	Zwei-Punkt-Unterarmstütz	134	25 Sek. halten auf jeder Seite
	Rumpfheben auf dem Gymnastikball mit dem Medizinball	152	10–12 Wdh. in 45 Sek.
	Übung	**Siehe Seite**	**Wiederholungen / Zeit pro Satz**
COOL-DOWN	Laufband, Ergometer oder Crosstrainer	–	3 Min. lockeres Tempo
	Katzenbuckel	164	1 Satz mit 8–10 Wdh.
	Ganzkörperdehnung in Rückenlage	167	1 Min.

Das Intensiv-Workout für die unteren Bauchmuskelanteile

Darauf können Sie bauen: Dies ist das passende Workout für Ihr Waschbrett-Fundament. Übrigens: Die Workouts für die oberen und unteren Anteile der Bauchmuskulatur trainieren jeweils auch die mittleren mit – für die es deshalb kein eigenes Programm gibt.
Form: Stationstraining
Anzahl der Durchgänge: 2
Bewegungstempo: kontrolliert zügig, 3–4 Sekunden je Wiederholung (1 Sekunde in der konzentrischen Belastungsphase, 1 Sekunde halten, 1–2 Sekunden in der exzentrischen Belastungsphase)
Pausen zwischen den Sätzen / Übungen: 60 Sekunden
Trainingsgewicht: Körpergewicht, bei Zusatzgewicht 80–85 Prozent der Maximalkraft
Hilfsmittel: Langhantel, Hantelscheibe, Gymnastikball, Trainingsbank, Medizinball

	Übung	Siehe Seite	Wiederholungen / Zeit pro Satz
WARM-UP	Laufband, Ergometer oder Crosstrainer	–	7 Min. lockeres Tempo
	Hüpfen und Armkreisen	–	2 Min. locker
	Kniependeln	166	1 Satz mit 12–14 Wdh.
	Katzenbuckel	164	1 Satz mit 10–12 Wdh.
	Übung	**Siehe Seite**	**Wiederholungen / Zeit pro Satz**
ÜBUNGSTEIL	Einbeinige Klappmesser auf dem Gymnastikball	105	10–12 Wdh. für jede Seite
	Ruder-Crunches im Sitzen	99	12–15 Wdh.
	Umgekehrte Crunches für Profis	100	12–15 Wdh.
	Liegestütz-Wechselsprünge	106	45 Sek. mit Tempo
	Negative Sit-ups	85	12–15 Wdh.
	Profi-Hüftheben auf der Schrägbank	96	12–15 Wdh.
	Crunches mit Gewicht und Medizinball	101	12–15 Wdh.
	Hüftheben mit wechselnden Beinen	96	12–14 Wdh.
	Beinscheren-Crunches	103	12–14 Wdh.
	Unterarmstütz-Kickbacks	160	12–15 Wdh. für jede Seite
	Übung	**Siehe Seite**	**Wiederholungen / Zeit pro Satz**
COOL-DOWN	Laufband, Ergometer oder Crosstrainer	–	7 Min. lockeres Tempo
	Katzenbuckel	164	1 Satz mit 8–10 Wdh.
	Rückwärtsrollen auf dem Gymnastikball	165	1 Satz mit 10–12 Wdh.
	Ganzkörperdehnung in Rückenlage	167	1 Min.

Das 20-Minuten-Turbo-Workout für die unteren Bauchmuskelanteile

Dieses energiegeladene Training wird Ihre unteren Bauchpakete unter Feuer setzen und so das Waschbrett komplettieren. Also: Nicht lang fackeln, sondern jede Übung 45 Sekunden auskosten, dazwischen wie angegeben Luft schnappen.

Form: Ein-Satz-Training
Anzahl der Sätze pro Übung: 1
Bewegungstempo: kontrolliert schnell bis zügig, 2–4 Sekunden je Wiederholung

(1 Sekunde in der konzentrischen Belastungsphase, eventuell 1 Sekunde halten, 1–2 Sekunden in der exzentrischen Belastungsphase)

Pausen zwischen den Übungen:
30 Sekunden
Trainingsgewicht: Körpergewicht, bei Zusatzgewicht 80–85 Prozent der Maximalkraft
Hilfsmittel: Gymnastikball

	Übung	Siehe Seite	Wiederholungen / Zeit pro Satz
WARM-UP	Laufband, Ergometer oder Crosstrainer	–	3 Min. lockeres Tempo
	Hock- und Strecksprünge	–	1 Min. locker
	Schattenboxen	–	1 Min. locker
	Übung	**Siehe Seite**	**Wiederholungen / Zeit pro Satz**
ÜBUNGSTEIL	Klappmesser auf dem Gymnastikball	105	10–12 Wdh. in 45 Sek.
	Crunches mit versetzt gestreckten Beinen	104	12–15 Wdh. in 45 Sek.
	Umgekehrte Crunches	100	12–15 Wdh. in 45 Sek.
	Beckenrotationen in Rückenlage	97	10–12 Wdh. in 45 Sek.
	Klappmesser-Crunches	102	10–12 Wdh. in 45 Sek.
	Knieheben im Liegen	97	10–12 Wdh. in 45 Sek.
	Gestreckte Crunches	82	10–12 Wdh. in 45 Sek.
	Angewinkeltes rückwärtiges Beinheben	159	10–12 Wdh. in 45 Sek.
	Übung	**Siehe Seite**	**Wiederholungen / Zeit pro Satz**
COOL-DOWN	Laufband, Ergometer oder Crosstrainer	–	3 Min. lockeres Tempo
	Katzenbuckel	164	1 Satz mit 8–10 Wdh.
	Ganzkörperdehnung in Rückenlage	167	1 Min.

Das All-inclusive-Rumpf-Workout für Einsteiger

Ein muskulöser, schmaler Rumpf ist das passende Korsett fürs Waschbrett und unterstreicht die V-Form an einem gut austrainierten Oberkörper. Dass er die Körperhaltung fördert und Rückenbeschwerden verschwinden lässt, sollte jeden überzeugen, dieses Rundum-sorglos-Workout anzugehen.
Form: Zirkeltraining
Anzahl der Durchgänge: 1
Bewegungstempo: kontrolliert zügig, 3–4 Sekunden je Wiederholung (1 Sekunde in der konzentrischen Belastungsphase, 1 Sekunde halten, 1–2 Sekunden in der exzentrischen Belastungsphase)
Pausen zwischen den Übungen: keine
Trainingsgewicht: Körpergewicht, bei Zusatzgewicht 75–80 Prozent der Maximalkraft
Hilfsmittel: Langhantel, Kurzhanteln, Gymnastikball, Physioband

	Übung	Siehe Seite	Wiederholungen / Zeit pro Satz
WARM-UP	Laufband, Ergometer oder Crosstrainer	–	7 Min. lockeres Tempo
	Seilspringen	–	2 Min. locker
	Schattenboxen	–	1 Min. locker
	Katzenbuckel	164	1 Satz mit 8–10 Wdh.
	Übung	**Siehe Seite**	**Wiederholungen / Zeit pro Satz**
ÜBUNGSTEIL	Einarmiges Kurzhantel-Rudern mit Drehung	156	12–14 Wdh. für jede Seite
	Rollen mit dem Gymnastikball	140	10–12 Wdh.
	Liegestütze auf dem Gymnastikball für Einsteiger	138	10–12 Wdh.
	Center-Crunches	81	12–15 Wdh.
	Diagonale Armzüge auf dem Gymnastikball	114	10–12 Wdh. für jede Seite
	Rumpfdrehen mit der Hantelstange	113	12–14 Wdh.
	Negativer Unterarmstütz auf dem Gymnastikball	131	30 Sek. halten
	Seitneigen mit Kurzhanteln	127	12–14 Wdh.
	Gedrehtes Rumpfheben auf dem Gymnastikball	151	10–12 Wdh.
	Rückenstrecken auf dem Gymnastikball	151	10–12 Wdh.
	Übung	**Siehe Seite**	**Wiederholungen / Zeit pro Satz**
COOL-DOWN	Laufband, Ergometer oder Crosstrainer	–	7 Min. lockeres Tempo
	Katzenbuckel	164	1 Satz mit 8–10 Wdh.
	Kobra	164	20 Sek. halten
	Ganzkörperdehnung in Rückenlage	167	1 Min.

Das All-inclusive-Rumpf-Workout für Fortgeschrittene

Krafttraining soll Sie nicht nur attraktiver, sondern auch leistungsfähiger machen, zum Beispiel im Sport. Ob Fußball, Tennis oder einfach Laufen: Ein trainierter Rumpf bringt Sie in jeder Disziplin weiter – und mit diesem Workout besonders weit.

Form: Stationstraining
Anzahl der Sätze pro Übung: 3
Bewegungstempo: kontrolliert zügig, 3–4 Sekunden je Wiederholung (1 Sekunde in der konzentrischen Belastungsphase, 1 Sekunde halten, 1–2 Sekunden in der exzentrischen Belastungsphase)
Pausen zwischen den Sätzen / Übungen: 60 Sekunden
Trainingsgewicht: Körpergewicht, bei Zusatzgewicht 80–85 Prozent der Maximalkraft
Hilfsmittel: Langhantel, Kurzhanteln, Trainingsbank, Physioband, Balance-Kreisel

	Übung	Siehe Seite	Wiederholungen / Zeit pro Satz
WARM-UP	Laufband, Ergometer oder Crosstrainer	–	7 Min. lockeres Tempo
	Seilspringen	–	2 Min. locker
	Hock- und Strecksprünge	–	1 Min. locker
	Katzenbuckel	164	1 Satz mit 8–10 Wdh.
	Übung	**Siehe Seite**	**Wiederholungen / Zeit pro Satz**
ÜBUNGSTEIL	Beckenheben an der Bank	142	10–12 Wdh.
	Einbeiniges Kurzhantel-Rudern mit Drehung	157	10–12 Wdh. für jede Seite
	Crunches im Knien auf dem Balance-Kreisel	92	12–15 Wdh.
	Seitliches Rumpfheben auf dem Gymnastikball	129	12–15 Wdh. für jede Seite
	Liegestütze auf dem Gymnastikball für Fortgeschrittene	139	12–15 Wdh.
	Einbeiniger seitlicher Unterarmstütz	120	30–45 Sek. halten auf jeder Seite
	Rumpfstrecken mit der Langhantel	153	8–12 Wdh.
	Zwei-Punkt-Liegestütz	134	30–45 Sek. halten auf jeder Seite
	Rumpfrotationen mit dem Physioband	117	12–15 Wdh. für jede Seite
	Rückwärtiges Beinheben mit angewinkelten Beinen auf der Bank	158	12–15 Wdh.
	Übung	**Siehe Seite**	**Wiederholungen / Zeit pro Satz**
COOL-DOWN	Laufband, Ergometer oder Crosstrainer	–	7 Min. lockeres Tempo
	Katzenbuckel	164	1 Satz mit 8–10 Wdh.
	Kobra	164	20 Sek. halten
	Kindhaltung	167	1 Min.
	Rückwärtsrollen auf dem Gymnastikball	165	1 Satz mit 10–12 Wdh.

Das All-inclusive-Rumpf-Workout ohne Geräte – für unterwegs und überall

Darauf hat Ihre Körpermitte sehnsüchtig gewartet: Ihr persönliches Rumpf-Workout für den Rastplatz, den Strand, das Hotelzimmer oder wo Sie sich sonst gerade herumtreiben ohne Fitnessstudio in greifbarer Nähe.
Form: Stationstraining
Anzahl der Sätze pro Übung: 2
Bewegungstempo: kontrolliert zügig, 3–4 Sekunden je Wiederholung (1 Sekunde in der konzentrischen Belastungsphase, 1 Sekunde halten, 1–2 Sekunden in der exzentrischen Belastungsphase)
Pausen zwischen den Sätzen / Übungen: 60 Sekunden
Trainingsgewicht: Körpergewicht
Hilfsmittel: –

	Übung	Siehe Seite	Wiederholungen / Zeit pro Satz
WARM-UP	Laufen	–	7 Min. lockeres Tempo
	Schattenboxen	–	2 Min. locker
	Hock- und Strecksprünge	–	1 Min. locker
	Katzenbuckel	164	1 Satz mit 8–10 Wdh.
	Übung	**Siehe Seite**	**Wiederholungen / Zeit pro Satz**
ÜBUNGSTEIL	Seitlicher Unterarmstütz mit Rumpfrotationen	120	12–15 Wdh. für jede Seite
	Einbeiniges Beckenheben	142	10–12 Wdh. für jede Seite
	Klappmesser-Crunches	102	12–15 Wdh.
	Vorwärtslaufen auf dem Boden	141	12–15 Wdh.
	Rumpfdrehen mit gestreckten Armen	109	12–15 Wdh.
	Schräge Crunches mit überkreuzten Beinen	123	10–12 Wdh. für jede Seite
	Dynamischer Unterarmstütz	136	10–12 Wdh.
	Überkreuz-Crunches im Stehen	107	12–15 Wdh. für jede Seite
	Delfin-Schwimmen	148	12–15 Wdh.
	Beinüberkreuzen im Vierfüßlerstand	161	12–15 Wdh. für jede Seite
	Übung	**Siehe Seite**	**Wiederholungen / Zeit pro Satz**
COOL-DOWN	Laufen	–	7 Min. lockeres Tempo
	Katzenbuckel	164	1 Satz mit 8–10 Wdh.
	Kobra	164	20 Sek. halten
	Ganzkörperdehnung in Rückenlage	167	1 Min.

Das Wampe-weg-Waschbrett-her-Fatburning-Workout für Einsteiger

Die größte Barriere auf dem Weg zum Waschbrett: der wabbelige Wanst darüber. Dieses Workout bringt das Fett von außen zum Schmelzen, während es von innen die Muskeln aufbaut. Für noch schnellere Erfolge führen Sie es als Sequenzentraining aus (siehe Seite 33), die Ausdauereinheit immer nach Übung 3 und Übung 7 einbauen.

Form: Zirkeltraining
Anzahl der Durchgänge: 2
Bewegungstempo: kontrolliert zügig, 3–4 Sekunden je Wiederholung (1 Sekunde in der konzentrischen Belastungsphase, 1 Sekunde halten, 1–2 Sekunden in der exzentrischen Belastungsphase)

Pausen zwischen den Übungen: keine
Pause zwischen den Durchgängen: 2 Minuten
Trainingsgewicht: Körpergewicht, bei Zusatzgewicht 75–85 Prozent der Maximalkraft
Hilfsmittel: Langhantel, Kurzhantel, Hantelscheibe, Gymnastikball, Trainingsbank, Medizinball

	Übung	Siehe Seite	Wiederholungen / Zeit pro Satz
WARM-UP	Laufband, Ergometer oder Crosstrainer	–	7 Min. lockeres Tempo
	Seilspringen	–	2 Min. locker
	Hock- und Strecksprünge	–	1 Min. locker
	Katzenbuckel	164	1 Satz mit 8–10 Wdh.
	Übung	**Siehe Seite**	**Wiederholungen / Zeit pro Satz**
ÜBUNGSTEIL	Radfahren am Boden	125	12–14 Wdh.
	Liegestütze auf dem Gymnastikball für Einsteiger	138	12–15 Wdh.
	Kurzhantel-Überzüge	93	10–12 Wdh.
	Crunches mit Medizinball auf dem Gymnastikball	89	10–12 Wdh.
	Medizinballwerfen aus der Hocke	145	45–60 Sek. mit Tempo
	Kreuzheben mit der Langhantel	152	10–12 Wdh.
	Liegestütz-Wechselsprünge	106	45–60 Sek. mit Tempo
	Rumpfdrehen mit der Hantelscheibe	110	12–14 Wdh.
	Ruder-Crunches im Sitzen	99	10–12 Wdh.
	Diagonales Rumpfstrecken mit dem Medizinball	116	10–12 Wdh. für jede Seite
	Übung	**Siehe Seite**	**Wiederholungen / Zeit pro Satz**
COOL-DOWN	Laufband, Ergometer oder Crosstrainer	–	7 Min. lockeres Tempo
	Seilspringen	–	2 Min. locker
	Katzenbuckel	164	1 Satz mit 8–10 Wdh.
	Ganzkörperdehnung in Rückenlage	167	1 Min.

Das Wampe-weg-Waschbrett-her-Fatburning-Workout für Fortgeschrittene

Leider versperren auch dünne Fettschichten die Sicht auf die edlen Muskelriegel. Hier hilft nur eine Mehrfachstrategie: das Sixpack gezielt stählen, mit Kardio-Elementen den Fettabbau beschleunigen und große Muskelgruppen aufbauen, die dauerhaft reichlich Energie benötigen. Da kommt dieses Workout gerade recht.

Form: Zirkeltraining
Anzahl der Durchgänge: 3
Bewegungstempo: kontrolliert zügig, 3–4 Sekunden je Wiederholung (1 Sekunde in der konzentrischen Belastungsphase, 1 Sekunde halten, 1–2 Sekunden in der exzentrischen Belastungsphase)
Pausen zwischen den Übungen: keine
Pausen zwischen den Durchgängen: 2 Minuten
Trainingsgewicht: Körpergewicht, bei Zusatzgewicht 80–85 Prozent der Maximalkraft
Hilfsmittel: Langhantel, Kurzhanteln, Hantelscheiben, Gymnastikball, Trainingsbank, Medizinball, Tube

	Übung	Siehe Seite	Wiederholungen / Zeit pro Satz
WARM-UP	Laufband, Ergometer oder Crosstrainer	–	7 Min. lockeres Tempo
	Seilspringen	–	2 Min. locker
	Schattenboxen	–	1 Min. locker
	Katzenbuckel	164	1 Satz mit 8–10 Wdh.
	Übung	**Siehe Seite**	**Wiederholungen / Zeit pro Satz**
ÜBUNGSTEIL	Einbeiniges Kurzhantel-Rudern mit Drehung	157	10–12 Wdh. für jede Seite
	Klappmesser auf dem Gymnastikball	105	12–15 Wdh.
	Liegestütze auf dem Gymnastikball für Fortgeschrittene	139	12–15 Wdh.
	Hüftheben mit wechselnden Beinen	96	12–14 Wdh.
	Schräge Ruder-Crunches im Sitzen	99	12–14 Wdh.
	Rumpfstrecken mit der Langhantel	153	8–12 Wdh.
	Medizinballwerfen aus der Hocke	145	60 Sek. mit Tempo
	Rumpfbeugen mit Tube	117	12–14 Wdh.
	Rumpfstrecken mit Tube	118	12–14 Wdh.
	Diagonales Arm- und Beinheben mit Hantelscheiben	149	45–60 Sek.
	Übung	**Siehe Seite**	**Wiederholungen / Zeit pro Satz**
COOL-DOWN	Laufband, Ergometer oder Crosstrainer	–	7 Min. lockeres Tempo
	Seilspringen	–	2 Min. locker
	Schattenboxen	–	1 Min. locker
	Ganzkörperdehnung in Rückenlage	167	1 Min.

Das Workout für eine bessere Körperhaltung

Der Waschbrettbauch kann erst dann richtig zur Geltung kommen, wenn die Körperhaltung stimmt. Wer aufrecht durchs Leben geht, wirkt dynamischer, größer und schlanker, und ein gerader Rücken setzt die Bauchmuskulatur mehr unter Spannung und somit in Szene. Höchste Zeit, dass Sie Haltung annehmen!

Form: Stationstraining
Anzahl der Sätze pro Übung: 2
Bewegungstempo: kontrolliert zügig, 3–4 Sekunden je Wiederholung (1 Sekunde in der konzentrischen Belastungsphase, 1 Sekunde halten, 1–2 Sekunden in der exzentrischen Belastungsphase)
Pausen zwischen den Sätzen / Übungen: 60 Sekunden
Trainingsgewicht: Körpergewicht, bei Zusatzgewicht 75–80 Prozent der Maximalkraft
Hilfsmittel: Langhantel, Kurzhanteln, Gymnastikball, Trainingsbank, Medizinball

Übung	Siehe Seite	Wiederholungen / Zeit pro Satz
WARM-UP		
Laufband, Ergometer oder Crosstrainer	–	7 Min. lockeres Tempo
Seilspringen	–	2 Min. locker
Hüpfen und Armkreisen	–	1 Min. locker
Katzenbuckel	164	1 Satz mit 8–10 Wdh.
Übung	**Siehe Seite**	**Wiederholungen / Zeit pro Satz**
ÜBUNGSTEIL		
Negative Sit-ups	85	12–15 Wdh.
Einbeiniges Kurzhantel-Rudern mit Drehung	157	10–12 Wdh. für jede Seite
Seitliches Rollen auf dem Gymnastikball	145	10–12 Wdh.
Schräge Crunches auf dem Gymnastikball	127	12–14 Wdh.
Gedrehte Liegestütze	121	10–12 Wdh. für jede Seite
Rumpfheben im Liegen	147	10–12 Wdh.
Rumpfstrecken mit der Langhantel	153	10–12 Wdh.
Wechselseitiges Kurzhantel-Schulterdrücken mit Drehung	119	12–14 Wdh.
Rumpfdrehen im Stehen mit dem Medizinball	116	12–15 Wdh.
Einbeiniges rückwärtiges Beinheben auf der Bank	159	10–12 Wdh. für jede Seite
Übung	**Siehe Seite**	**Wiederholungen / Zeit pro Satz**
COOL-DOWN		
Laufband, Ergometer oder Crosstrainer	–	7 Min. lockeres Tempo
Katzenbuckel	164	1 Satz mit 8–10 Wdh.
Kobra	164	20 Sek. halten
Rückwärtsrollen auf dem Gymnastikball	165	1 Satz mit 10–12 Wdh.
Ganzkörperdehnung in Rückenlage	167	1 Min.

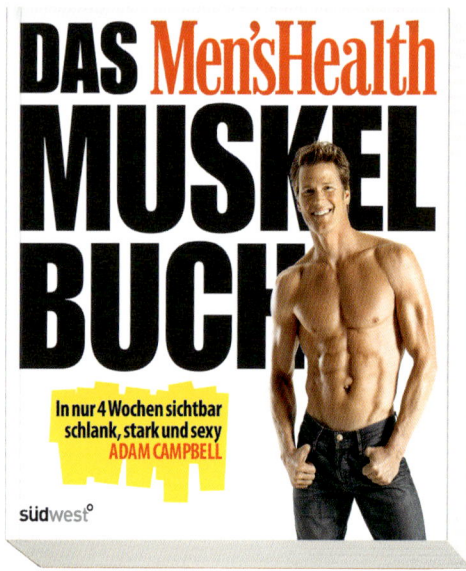
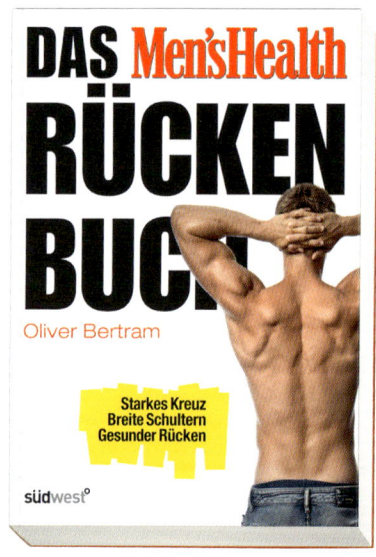

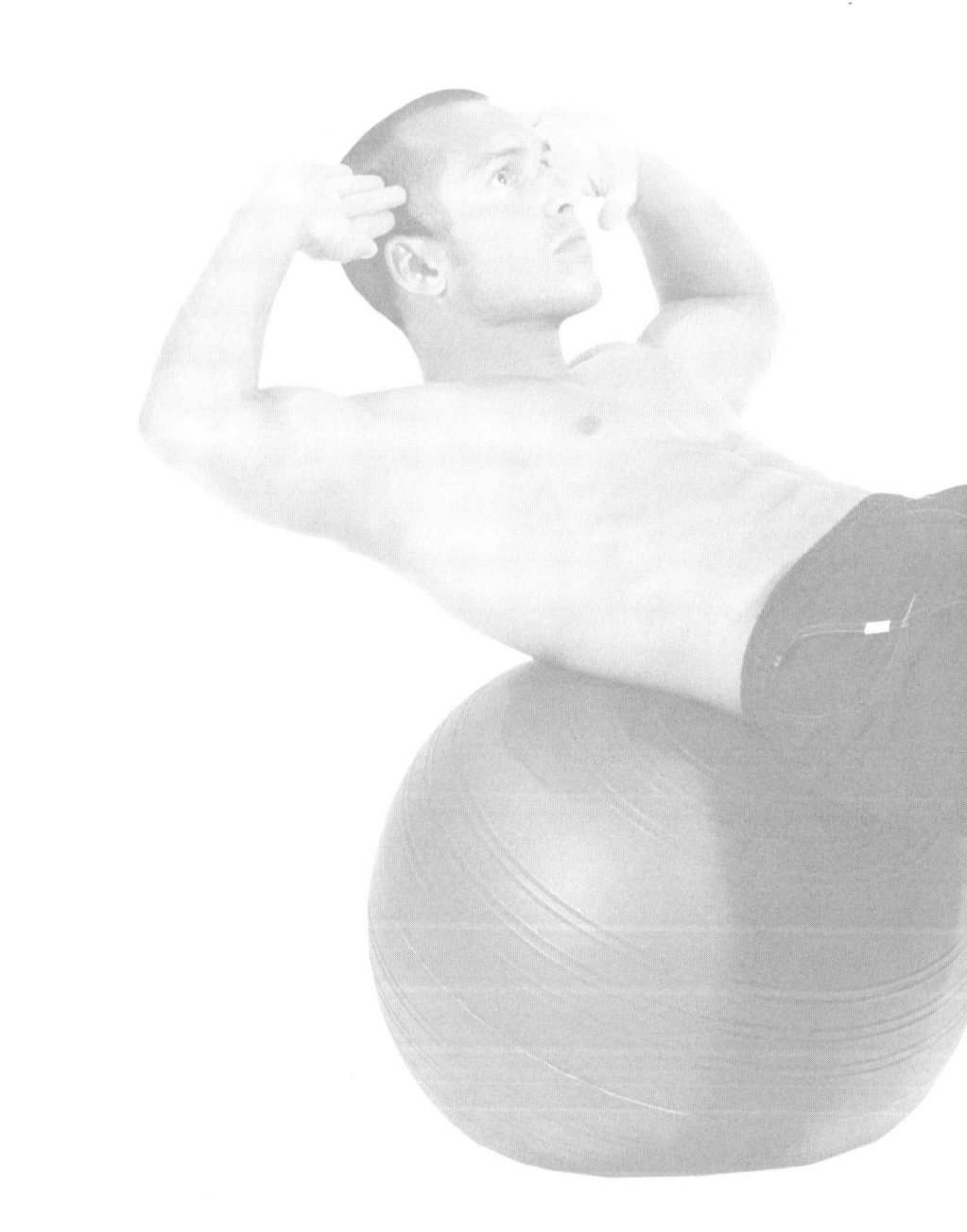